日本薬学会編

薬学生・薬剤師のための
知っておきたい生薬100
― 含 漢方処方 ―

第3版

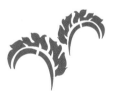

東京化学同人

序

　日本薬学会では“薬学教育モデル・コアカリキュラム”を作成し，近年の医療技術，医薬品開発の進歩に対応でき，信頼される薬剤師，質の高い薬学研究者の教育・育成に全国の薬系大学が一丸となって取組むための指針を示した．そのなかで，生薬および天然物化学領域における内容は，化学系薬学領域において，“自然が生み出す薬物”として位置づけられている．自然界に存在する物質を医薬品として利用するために，代表的な天然物質の起源，特色，臨床応用および天然物質の含有成分の単離，構造，物性，生合成系などについての基本的知識と，それらを活用するための基本的技能の修得を目標として，薬になる動植鉱物，薬の宝庫としての天然物を理解し，さらに現代医療で使用される生薬・漢方薬についての理解，漢方医学の考え方，代表的な漢方処方の適用，薬物評価法を修得することが要求されている．

　これらのカリキュラムを具体的に実践するために，大学教育で扱うべき生薬などの範囲を示すべく，“薬学生・薬剤師のための知っておきたい生薬 100──含漢方処方”を 2004 年に刊行した．

　折しも各大学医学部で，東洋医学・漢方医学の教育がカリキュラム化されている現状をみて，薬学教育においても，その必要性をいまさらながらひしひしと感じる．しかしながら，生薬・漢方薬については，すべてが科学的に解明されているわけではなく，少なからず難問をかかえてはいる．

　中国の伝統医学が漢時代に体系化され，日本に渡来して以来，歴史的に紆余曲折を経ながらも，1976 年に漢方処方が健康保険に薬価収載されてから，時代の要望に応える医療としてみなされるようになり，第十七改正日本薬局方およびその第一追補においては新たに 6 処方が収載され，34処方の漢方エキスが収載されて，一定レベルで標準化されたことになる．

　この第 3 版では，一般用漢方 294 処方および医療用漢方 148 処方に汎用されているもの，過去十数年の薬剤師国家試験に出題されたもの，日常よく使用されているもの，そして漢方処方における構成要素ではないが天然物起源の医薬品として重要なものを基準として約 100 種の生薬を

精選した.

　各生薬の解説はできるだけわかりやすく，基原植物，語源，植物形態，薬用部分，生薬の性状，採集・保存法，主要成分化合物，日本薬局方記載の確認試験，薬効・薬理と重要事項に限って詳述した.さらに，個々の生薬の用途・配合処方を説明するなかで，関連漢方処方を挿入，あるいは疾病に対する漢方処方もピックアップした.

　薬学部学生の教科書・参考書として，また臨床現場における薬剤師をはじめ医療関係者の日常業務の手引きとして，ぜひとも活用していただきたい.

　2018 年 8 月

編集委員長　竹　田　忠　紘

編 集 委 員 会

編 集 委 員 長

竹　田　忠　紘　　慶應義塾大学名誉教授，薬学博士

編 集 委 員

奥　山　　　徹　　明治薬科大学名誉教授，薬学博士
正　山　征　洋　　長崎国際大学特任教授，
　　　　　　　　　　　　　九州大学名誉教授，薬学博士
羽　田　紀　康　　東京理科大学薬学部 教授，博士(薬学)
山　田　陽　城　　北里大学名誉教授，薬学博士
吉　川　雅　之　　京都薬科大学名誉教授，薬学博士

執　筆　者

奥　山　　　徹　　　正　山　征　洋　　　竹　田　忠　紘
羽　田　紀　康　　　山　田　陽　城　　　吉　川　雅　之

凡　例

1．**生薬の選定基準:** 以下の基準により 106 種（関連生薬を含めると 134 種）の生薬を精選した．
　　① 一般用漢方 294 処方および医療用漢方 148 処方に汎用されているもの
　　② 過去十数年の間に，薬剤師国家試験に出題されたもの
　　③ 日常よく使用されているもの
　　④ 漢方処方における構成要素ではないが，天然物起源の医薬品として重要なもの

2．**見出し:** 生薬名は和名を片仮名書きで示した．第十七改正日本薬局方第一追補までの収載済み生薬は匾を付けて示した．**(局外生規)** は日本薬局方外生薬規格である．

3．**配　列:** 見出しの生薬の和名の五十音順とした．なお，103〜106 章には近年天然物由来の医薬品として（比較的）注目されている生薬 4 種を加えた．

4．各生薬について以下のような項目を記載した．
　a.　圓，ラ，漢　見出しの生薬の英名，ラテン名，漢名（日本薬局方収載生薬については日本名別名）をそれぞれ示した．
　b.　**基原植物**　基原植物を和名と学名（ラテン名）で示した．ラテン名は最初に属名，つぎに種小名を示し，最後に命名者名を示している．
　c.　**語源**　ラテン名に関して一部語源を加え，親しみやすくした．
　d.　**形態**　平均的な植物の形態を記載した．専門的な用語については付録の用語図解に示した．
　e.　**薬用部分**　植物由来のものは，薬用部分を根，葉，花，果実，全草などのように示した．動物由来のものは体の部位名か分泌物などと記載し，鉱物由来のものは無機化合物として記載した．
　f.　**性状**　生薬の判定基準または判断基準となる特徴的な要素，色，形，味，においなどを示した．
　g.　**採集・保存**　採集の時期や方法，保存の際の留意点などを示した．修治（生薬の毒性軽減，性能の改変，薬効の増強などを目的として二次的に加工・調製し，生薬をより効果的に作用させること）が必要なものについては採集・修治としてここで示した．
　h.　**産地**　おもな生産地を示した．
　i.　**主要成分**　原則としてその生薬中の主要成分のうち代表的な化合物をあげ，重要な成分に関しては構造式を記載し，多少なりとも構造と活性と

の相関を導きやすくした.

j. **確認試験** 日本薬局方の記載に準じ,成分との関連を示した.

k. **薬効・薬理** 薬用部分,生薬あるいは含有成分について薬理学的研究データに裏づけられた薬効・薬理のうちおもなものを記載した.

l. **用途・配合処方** 漢方処方上の用途,あるいは見出し生薬が配合される漢方処方をピックアップした.医薬品原料となるものは医薬品名と用途を示した.なお,㋻は麻薬,㋬は劇薬,㋶は毒薬,㋕は医師の指導のもと服薬すべき処方箋医薬品である.

m. **漢方処方**は,一般用,医療用漢方を取上げ,各見出し生薬にできるだけまんべんなく配置されるようにした.第十七改正日本薬局方第一追補までの収載済み処方は㋱を付けて示した.漢方処方名の後に,〔 〕内に配合生薬を示し,おもな適応症を示した(▶印).

n. **ノート** その他の注意事項などを示した.また,日本薬局方収載の加工製剤についてもここに示した.おもな加工方法は以下のとおりである.**末**:生薬を均質な粉末としたもの,またはこれにデンプンもしくは乳糖を加えたもの.**散剤**:生薬粉末をそのまま,または賦形剤,結合剤,崩壊剤またはその他の適切な添加剤を加え,粉末または微粒剤としたもの.**エキス剤**:適切な大きさとした生薬に適切な浸出剤を加え,一定時間冷浸(15〜25℃),温浸(35〜45℃),またはチンキ剤のパーコレーション法に準じて浸出し,ろ過し,適切な方法で濃縮または乾燥.軟エキス剤は水あめ様の稠度とし,乾燥エキス剤は砕くことができる固塊,粒状または粉末とした半固形または固形の製剤である.主成分含量の規定があるものは,必要に応じて適切な賦形剤を加え,規定の含量に調節する.**チンキ剤**:生薬をエタノールまたはエタノールと精製水の混液で浸出(冷浸法またはパーコレーション法)して製した液状の製剤.

5. 全体的に生薬と漢方処方との関連を見やすく理解しやすいように配慮した.

6. 口絵に各生薬のカラー写真を配置し,鑑別の用に供するとともに,親しみやすくした.

7. 付録として,**漢方薬を各疾患別**に一義的にまとめて示した.また,掲載されている主要成分の構造に由来する**生合成経路**を体系的にまとめ,その成分の成り立ちを理解しやすくした.さらに,初学者に配慮し**植物用語図解**,**漢方医学用語解説**にて専門用語を説明した.また,**生薬一覧表**には収載生薬とその他のおもな生薬の基原植物名と薬用部位をまとめた.

目　　次

1. アヘン (阿片) ……………………………………………………………… 1
2. アロエ (蘆薈) ……………………………………………………………… 2
3. インチンコウ (茵蔯蒿) ………………………………………………… 3
4. ウイキョウ (茴香) ……………………………………………………… 4
5. ウコン (鬱金)・ガジュツ (莪蒁) ……………………………………… 5
　　5・1　ウ コ ン …………………………………………………………… 5
　　5・2　ガジュツ …………………………………………………………… 6
6. ウワウルシ ………………………………………………………………… 7
7. エンゴサク (延胡索) …………………………………………………… 7
8. オ ウ ギ (黄耆) …………………………………………………………… 8
9. オウゴン (黄芩) …………………………………………………………… 10
10. オウバク (黄柏) ………………………………………………………… 11
11. オウレン (黄連) ………………………………………………………… 12
12. オ ン ジ (遠志)・セネガ ……………………………………………… 13
　　12・1　オ ン ジ …………………………………………………………… 13
　　12・2　セ ネ ガ …………………………………………………………… 14
13. ガイヨウ (艾葉) ………………………………………………………… 15
14. カッコン (葛根) ………………………………………………………… 16
15. カロコン (栝楼根)・カロニン (栝楼仁) …………………………… 17
16. カンゾウ (甘草) ………………………………………………………… 18
17. キキョウ (桔梗根) ……………………………………………………… 20
18. キ　ナ …………………………………………………………………… 21
19. キョウカツ (羌活) ……………………………………………………… 22
20. キョウニン (杏仁) ……………………………………………………… 23

21. クジン (苦参) ……………………………… 24

22. クラーレ ……………………………………… 25

23. ケイガイ (荊芥穂) ………………………… 26

24. ケイヒ (桂皮) ……………………………… 27

25. ケツメイシ (決明子) ……………………… 28

26. ゲンノショウコ …………………………… 29

27. コウイ (膠飴)・コウベイ (粳米) ……… 30

   27・1　コウイ …………………………… 30

   27・2　コウベイ ………………………… 31

28. コウカ (紅花) ……………………………… 31

29. コウブシ (香附子) ………………………… 32

30. コウボク (厚朴) …………………………… 33

31. コカヨウ …………………………………… 34

32. ゴシツ (牛膝) ……………………………… 35

33. ゴシュユ (呉茱萸) ………………………… 36

34. ゴマ (胡麻)・ゴマ油 (胡麻油) ………… 37

35. ゴミシ (五味子) …………………………… 38

36. コルヒクム ………………………………… 39

37. サイコ (柴胡) ……………………………… 40

38. サイシン (細辛) …………………………… 41

39. サイチャ (細茶) …………………………… 43

40. サフラン (番紅花) ………………………… 44

41. サンキライ (山帰来) ……………………… 45

42. サンシシ (山梔子) ………………………… 46

43. サンシュユ (山茱萸) ……………………… 47

44. サンショウ (山椒) ………………………… 48

45. サンヤク (山薬) …………………………… 49

46. ジオウ (地黄) ……………………………… 50

47. ジギタリス・ケジギタリス ……………… 51

   47・1　ジギタリス ……………………… 51

   47・2　ケジギタリス …………………… 52

48. シコン (紫根) ……………………………… 53

49. シ ナ カ ･･ 54

50. シャクヤク (芍薬) ････････････････････････････････････ 54

51. シャゼンシ (車前子)・シャゼンソウ (車前草) ･･････････ 56

   51・1 シャゼンシ ･･････････････････････････････････ 56

   51・2 シャゼンソウ ････････････････････････････････ 57

52. ジュウヤク (十薬) ････････････････････････････････････ 58

53. シュクシャ (縮砂) ････････････････････････････････････ 59

54. ショウキョウ (生姜)・カンキョウ (乾姜) ･･････････････ 60

55. ショウボク (樟木) ････････････････････････････････････ 61

56. ショウマ (升麻) ･･････････････････････････････････････ 62

57. シンイ (辛夷) ･･ 63

58. セッコウ (石膏)・リュウコツ (竜骨) 〔鉱物生薬〕 ･･････ 64

   58・1 セッコウ ････････････････････････････････････ 64

   58・2 リュウコツ ･･････････････････････････････････ 65

59. センソ (蟾酥)・ゴオウ (牛黄)・ボレイ (牡蛎)・

           ユウタン (熊胆) 〔動物生薬〕 ･･････ 65

   59・1 センソ ･･････････････････････････････････････ 65

   59・2 ゴオウ ･･････････････････････････････････････ 66

   59・3 ボレイ ･･････････････････････････････････････ 67

   59・4 ユウタン ････････････････････････････････････ 68

60. センナ ･･ 68

61. センブリ (当薬)・ゲンチアナ・リュウタン (竜胆) ･･････ 69

   61・1 センブリ ････････････････････････････････････ 69

   61・2 ゲンチアナ ･･････････････････････････････････ 70

   61・3 リュウタン ･･････････････････････････････････ 70

62. ソウハクヒ (桑白皮) ･･････････････････････････････････ 71

63. ソヨウ (紫蘇葉) ･･････････････････････････････････････ 72

64. ダイオウ (大黄) ･･････････････････････････････････････ 74

65. ダイズ (大豆)・ダイズ油 (大豆油) ････････････････････ 75

66. タイソウ (大棗)・サンソウニン (酸棗仁) ･･････････････ 76

   66・1 タイソウ ････････････････････････････････････ 76

   66・2 サンソウニン ････････････････････････････････ 77

67. タイマ（大麻）・マシニン（火麻仁）……………………78

  67・1　タイマ………………………………………78

  67・2　マシニン………………………………………79

68. タクシャ（沢瀉）…………………………………………80

69. チ　モ（知母）……………………………………………81

70. チョウジ（丁香）…………………………………………82

71. チョウトウコウ（釣藤鉤）………………………………83

72. チョレイ（猪苓）…………………………………………85

73. トウキ（当帰）・センキュウ（川芎）…………………86

  73・1　トウキ………………………………………86

  73・2　センキュウ…………………………………87

74. トウニン（桃仁）…………………………………………88

75. トウヒ（橙皮）・キジツ（枳実）〔キコク（枳殻）〕・

　　　　　　　　　　　　　　　　チンピ（陳皮）……89

  75・1　トウヒ………………………………………89

  75・2　キジツ（キコク）…………………………90

  75・3　チンピ………………………………………90

76. ドクカツ（独活）・トウドクカツ（唐独活）…………91

  76・1　ドクカツ……………………………………91

  76・2　トウドクカツ………………………………92

77. トコン（吐根）……………………………………………93

78. トチュウ（杜仲）…………………………………………93

79. ニンジン（人参）・コウジン（紅参）・

　　　　　　　　　　　　チクセツニンジン（竹節人参）……94

  79・1　ニンジン……………………………………94

  79・2　コウジン……………………………………96

  79・3　チクセツニンジン…………………………96

80. バクモンドウ（麦門冬）…………………………………97

81. ハッカ（薄荷）……………………………………………98

82. バッカク（麦角）…………………………………………99

83. ハンゲ（半夏）……………………………………………100

84. ビャクシ（白芷）…………………………………………101

xiii

85. ビャクジュツ（白朮）・ソウジュツ（蒼朮） ……………………… 102

　85・1　ビャクジュツ ……………………………………………… 102

　85・2　ソウジュツ ………………………………………………… 103

86. ブクリョウ（茯苓） …………………………………………………… 104

87. ブ　シ（附子） ………………………………………………………… 106

88. ボ ウ イ（防已） ……………………………………………………… 108

89. ボウフウ（防風）・ハマボウフウ（浜防風） ……………………… 109

　89・1　ボウフウ …………………………………………………… 109

　89・2　ハマボウフウ ……………………………………………… 110

90. ボタンピ（牡丹皮） …………………………………………………… 111

91. ポドフィルムコン ……………………………………………………… 111

92. ホ ミ カ（馬銭子） …………………………………………………… 112

93. マ オ ウ（麻黄） ……………………………………………………… 113

94. マ ク リ（海人草） …………………………………………………… 114

95. モクツウ（木通） ……………………………………………………… 115

96. モッコウ（木香） ……………………………………………………… 116

97. ヤ ク チ（益智） ……………………………………………………… 117

98. ヤボランジョウ ………………………………………………………… 118

99. ヨクイニン（薏苡仁） ………………………………………………… 119

100. ラウオルフィア（印度蛇木） ……………………………………… 120

101. レンギョウ（連翹） …………………………………………………… 120

102. ロートコン・ダツラ・ベラドンナコン …………………………… 122

　102・1　ロートコン ……………………………………………… 122

　102・2　ダツラ …………………………………………………… 123

　102・3　ベラドンナコン ………………………………………… 123

103. キ ジ ュ（喜樹） ……………………………………………………… 124

104. セイヨウイチイ（西洋一位） ……………………………………… 125

105. ニチニチソウ（長春花） …………………………………………… 126

106. プラウノイ ……………………………………………………………… 126

付録1　漢方医学用語解説 ……………………………………………… 128

付録2　漢方薬と疾患 …………………………………………………… 131

付録3 二次代謝産物の生合成経路 …………………………………… 138
付録4 植物用語図解 ……………………………………………………… 143
付録5 生薬一覧表 ………………………………………………………… 145

和文索引 ………………………………………………………………… 151
欧文索引 ………………………………………………………………… 164

口絵: 生薬写真

写真は生薬名の五十音順に並べ，本文の解説ページを示した．

試料提供: 北里大学東洋医学総合研究所
写真撮影: 小林一成

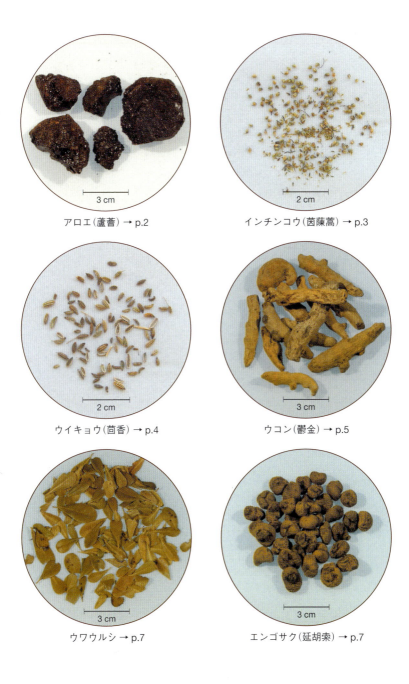

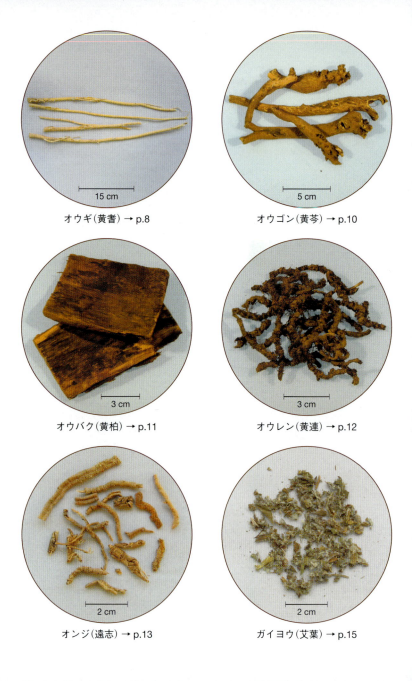

オウギ(黄耆) → p.8

オウゴン(黄芩) → p.10

オウバク(黄柏) → p.11

オウレン(黄連) → p.12

オンジ(遠志) → p.13

ガイヨウ(艾葉) → p.15

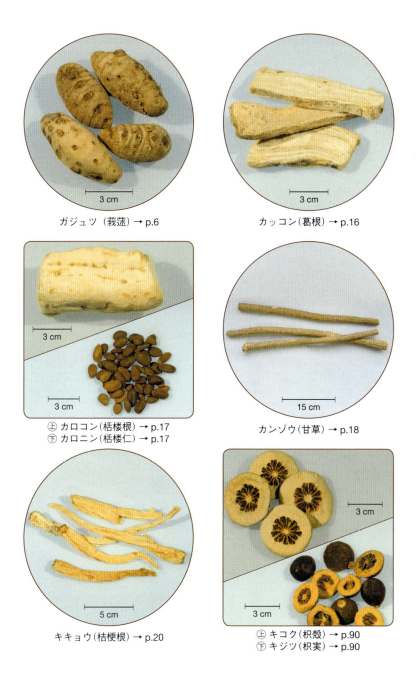

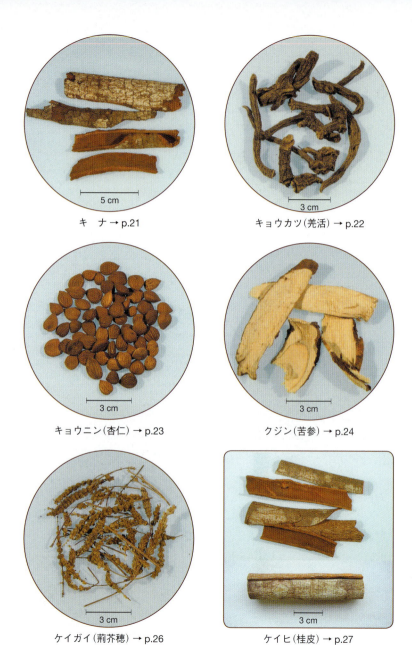

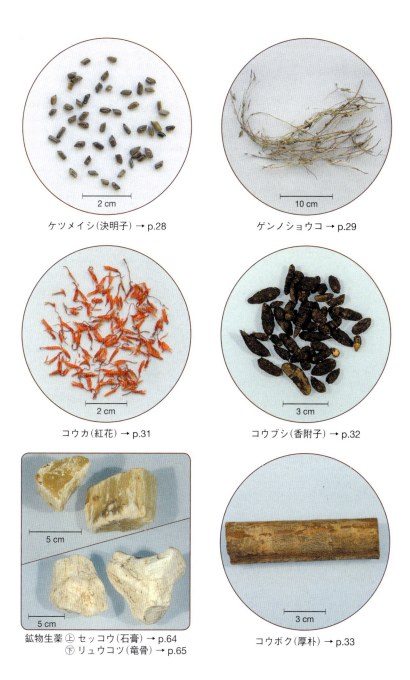

ケツメイシ(決明子) → p.28

ゲンノショウコ → p.29

コウカ(紅花) → p.31

コウブシ(香附子) → p.32

鉱物生薬 ㊤ セッコウ(石膏) → p.64
㊦ リュウコツ(竜骨) → p.65

コウボク(厚朴) → p.33

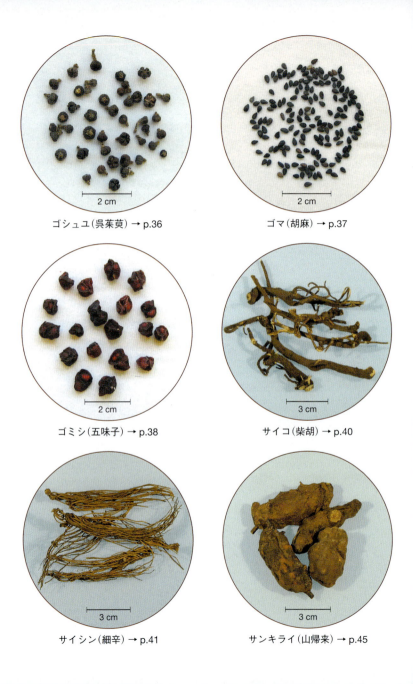

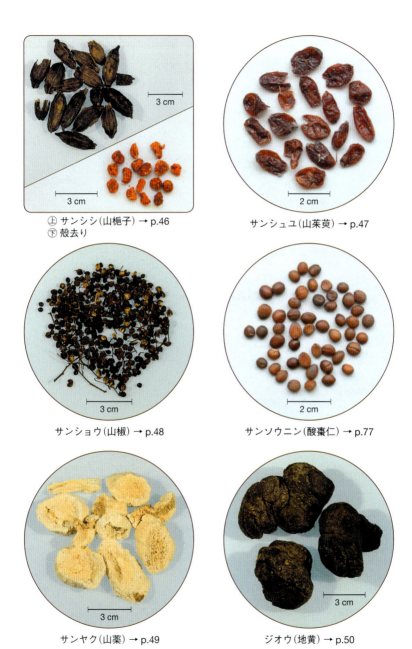

⊕ サンシシ(山梔子) → p.46
⊖ 殻去り

サンシュユ(山茱萸) → p.47

サンショウ(山椒) → p.48

サンソウニン(酸棗仁) → p.77

サンヤク(山薬) → p.49

ジオウ(地黄) → p.50

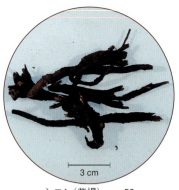

シコン（紫根）→ p.53
〔コウシコン（硬紫根）〕

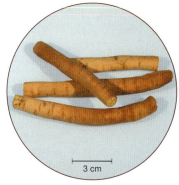

シャクヤク（芍薬）→ p.54

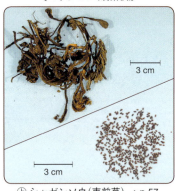

㊤ シャゼンソウ（車前草）→ p.57
㊦ シャゼンシ（車前子）→ p.56

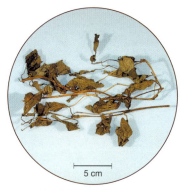

ジュウヤク（十薬）→ p.58

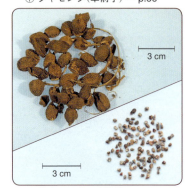

㊤ シュクシャ（縮砂）→ p.59
㊦ 皮去り

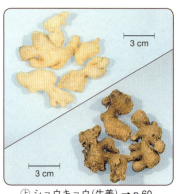

㊤ ショウキョウ（生姜）→ p.60
㊦ カンキョウ（乾姜）→ p.60

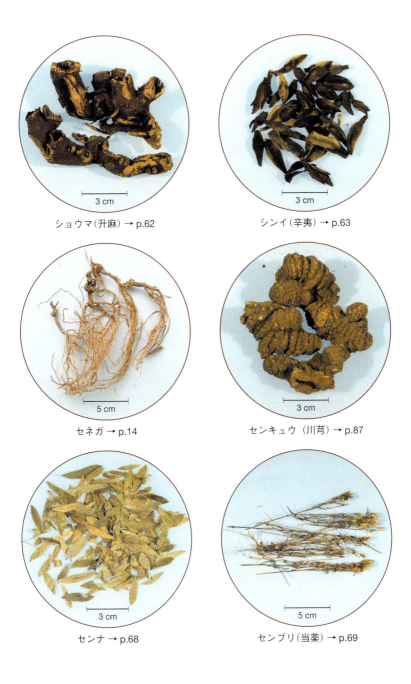

ショウマ（升麻）→ p.62
シンイ（辛夷）→ p.63
セネガ → p.14
センキュウ（川芎）→ p.87
センナ → p.68
センブリ（当薬）→ p.69

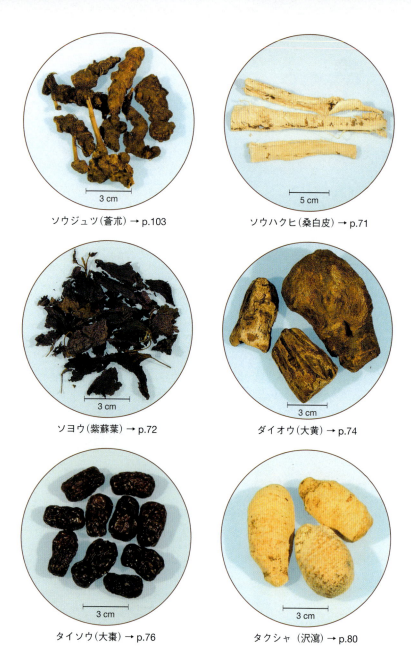

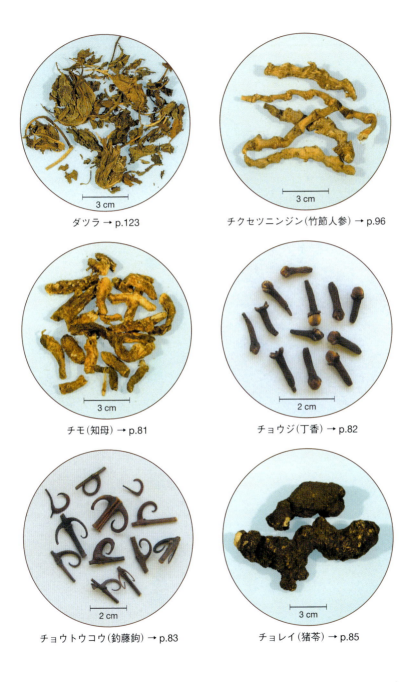

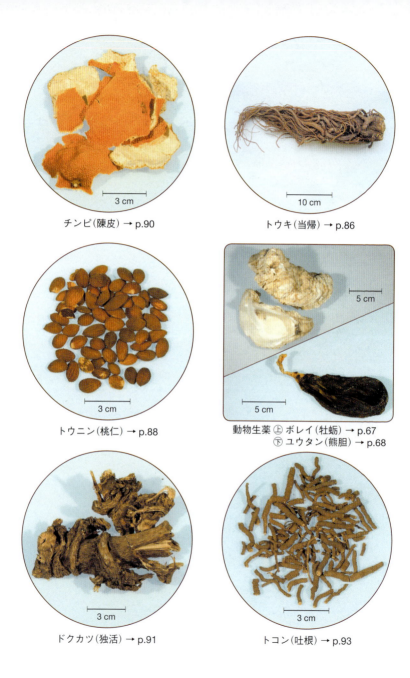

チンピ（陳皮）→ p.90

トウキ（当帰）→ p.86

トウニン（桃仁）→ p.88

動物生薬 上 ボレイ（牡蛎）→ p.67
　　　　 下 ユウタン（熊胆）→ p.68

ドクカツ（独活）→ p.91

トコン（吐根）→ p.93

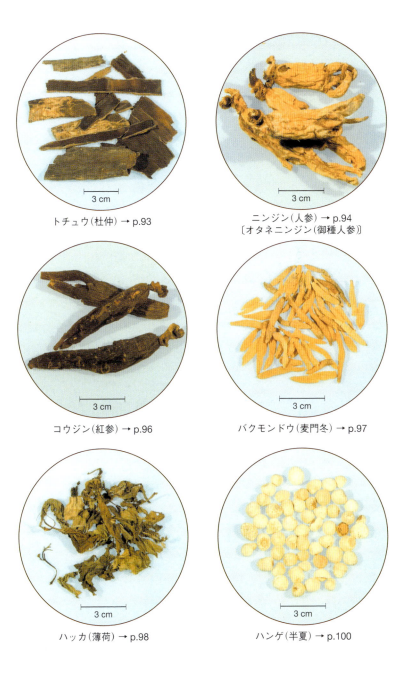

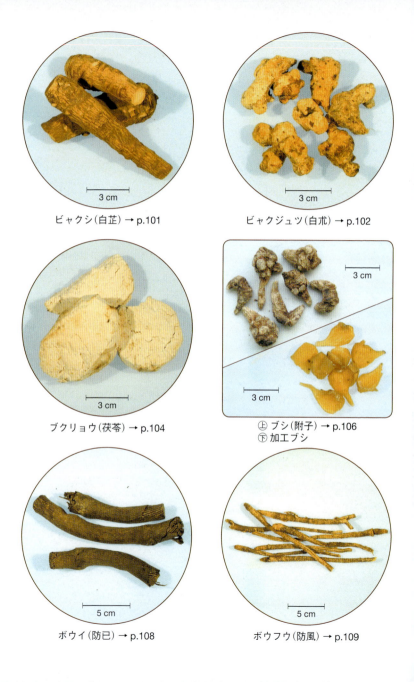

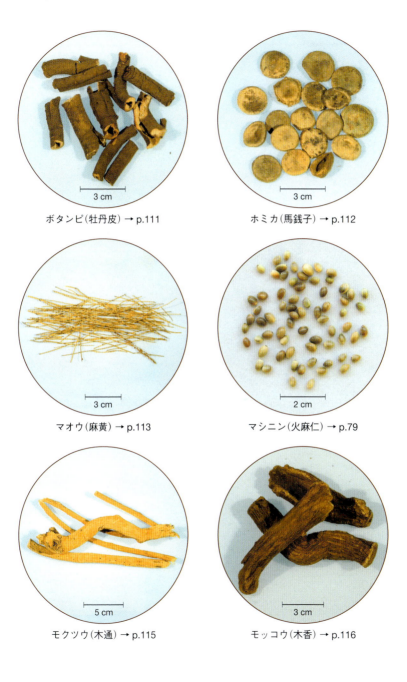

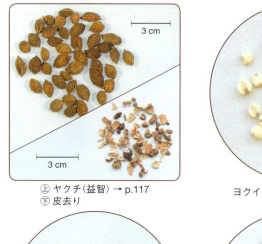

⊕ ヤクチ(益智) → p.117
⊖ 皮去り

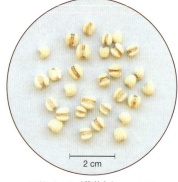

ヨクイニン(薏苡仁) → p.119

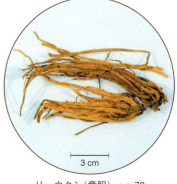

リュウタン(竜胆) → p.70

レンギョウ(連翹) → p.120

1. ア ヘ ン (劇)(麻)

[医] Opium
[ラ] OPIUM
[漢] 阿 片

基原植物 ケシ *Papaver somniferum* Linné (ケシ科 Papaveraceae)

語源 *Papa*: 粥に由来. verum: 真の. *somniferum*: 催眠性の.

形態 ヨーロッパ東南部, 地中海沿岸地方原産の二年生または一年生草本. 高さ 1～1.5 m. 茎は太く直立, 茎葉とも粉白色, 無毛. 葉は互生. 無柄で抱茎. 5月上旬頃大形の白～紅紫色花を頂生, 花後, さく果†は肥大, 未熟期に傷をつけると乳液が流出, 味はきわめて苦い. 果実は多数の小さな種子を内蔵.

†さく果: 裂果の一種で成熟後開裂して種子を出す果実. 例: ユリ, ツツジ.

薬用部分 未熟果の乳液を乾燥したもの

性状 褐色～暗褐色の粉末で, なめるときわめて苦い.

採集・保存 花弁が落ちた後にナイフで果実へ縦に傷を付け流出する乳液を集めて乾燥する. 気密容器に入れ, 施錠可能な金庫に保存.

産地 インド, イラク, トルコ

主要成分 ベンジルイソキノリンアルカロイド: モルヒネ, コデイン, パパベリン, ノスカピン

確認試験 ① 本品に水を加え, ろ液に塩酸ヒドロキシアンモニウム溶液および塩化鉄(Ⅲ)試液を加えて振り混ぜるとき, 液は赤褐色. この液に, 直ちにジエチルエーテルを加えて振り混ぜると, ジエチルエーテル層は赤紫色を呈しない (メコン酸). ② 薄層クロマトグラフ法: 薄めたエタノール抽出液を, アセトン・トルエン・エタノール・アンモニア水混液で展開. ドラーゲンドルフ試液を均等に噴霧するとき, モルヒネ, コデイン, パパベリン, ノスカピンのそれぞれと一致するスポット.

薬効・薬理 モルヒネ: 最強の鎮痛作用. コデイン: 鎮咳作用. パパベリン: 平滑筋弛緩作用. ノスカピン: 鎮咳作用.

用途・配合処方 鎮痛薬 (モルヒネ塩酸塩水和物(局)(処)(劇)(麻)), 鎮咳薬 (コデインリン酸塩水和物(局)(処)(劇)(麻)), 鎮痙薬 (パパベリン塩酸塩(局)(処)(劇)) 原料.

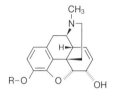

図1・1 モルヒネ (R=H), コデイン (R=H₃C)

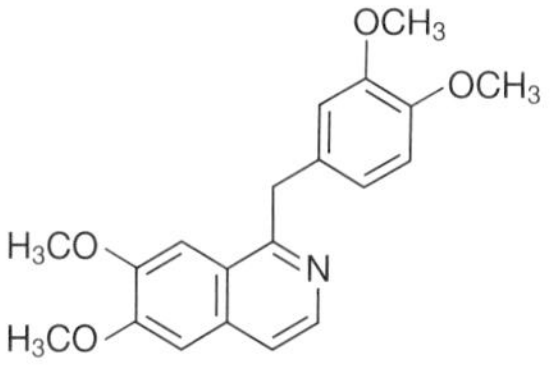

図1・2 パパベリン

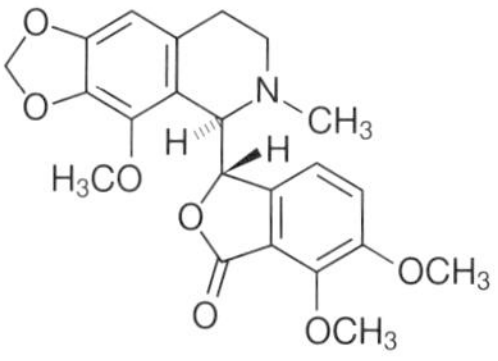

図1・3 ノスカピン

ノート ① ケシはアヘンをとるために紀元前から栽培されてきた. 世界には200種以上の品種があるといわれる. 不法栽培も後を絶たず, アフガニスタンではタリバン政権崩壊により年間1500tにも及ぶアヘンを密輸出していた事実が発覚した. アヘンにはモルヒネが最も多く含有されるので, モルヒネの90%前後はメチル化して

コデインとして使用される．また，モルヒネをアセチル化することによりヘロインとして不法使用される．② 完熟した果実を割ると多くの小粒の種子が詰まっている．種子を取除いたものがおう粟殻で，麻薬である．種子はポピーシードと称しクッキー，ケーキ，パンなどの菓子類や肉，魚料理などに煎って食用とする．七味唐辛子にも使用．③ アツミゲシ *P. setigerum* は南ヨーロッパ原産で，日本各地に自生化．花は紅紫色のみでケシと比べ小さく，果実も小さい．ケシとともに麻薬原料植物として日本ではケシ栽培許可書が必要．④ アヘン末局劇麻（モルヒネ含量を 9.5〜10.5% に調製したアヘンの均質な粉末．原料に用いるアヘンのモルヒネ含量がこの範囲を超えるときは，モルヒネ含量の低いアヘン，デンプンまたは乳糖を加える），アヘン散局劇麻（デンプンを賦形剤としアヘン末 10% を含む散剤．モルヒネ 0.9〜1.1% を含む），アヘンチンキ局劇麻（アヘン末を 35 vol%エタノールにてチンキ剤の製法により製したもの．モルヒネ 0.93〜1.07 w/v%を含む）

2. ア ロ エ 局

英 Aloe
ラ ALOE
漢 蘆薈

基原植物 *Aloe ferox* Miller またはこれと *A. africana* Miller または *A. spicata* Baker との種間雑種（ユリ科 Liliaceae）

語源 *Aloe*: Alloeh（苦味）に由来．*ferox*: 大きなとげのある．

形態 大形の木本性多肉植物．高さ 6 m に達し，葉はロゼット†状，長披針形．円錐状総状花序を頂生．

†ロゼット：根生葉が重なり合って円座形となり，地上へへばりついたようなもの．例：オオバコ，タンポポ．

薬用部分 葉の液汁を乾燥したもの

性状 黒褐色〜暗褐色の不整形の塊で，ときに黄色の粉で覆われ，破砕面は平滑でガラス様．特異なにおいがあり，味はきわめて苦い．

採集・保存 葉から出る液を煮詰めて濃縮後乾燥．気密容器にて保存．

産地 南アフリカ（ケープ地方）

主要成分 アントラキノン誘導体：アロエエモジン．アントロン配糖体：バルバロイン（4.0%以上を含む），イソバルバロイン，アロイノシド A, B（バルバロインとイソバルバロイン，アロイノシド A と B はいずれも光学異性体）．

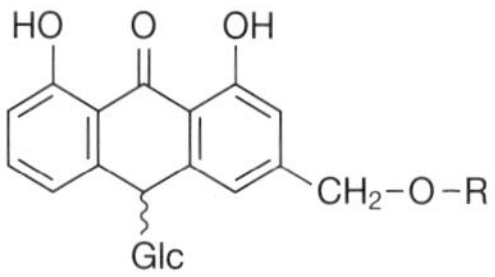

図 2・1 バルバロイン（10*S*, R=H），イソバルバロイン（10*R*, R=H），アロイノシド A（10*S*, R=Rha），アロイノシド B（10*R*, R=Rha）

確認試験 ① 本品に水を加え，加温して溶かし，冷後，ケイソウ土を加えてろ過，ろ液をつぎの試験に供する．(i) 四ホウ酸ナトリウム液数滴を滴加して振り混ぜると緑色の蛍光．(ii) 硝酸を加えて振り混ぜると，液は黄褐色を呈し，徐々に緑色に変化，加温すると赤褐色．② 薄層クロマトグラフ法：メタノール抽出液を酢酸エチル・アセトン・水・酢酸混液で展開．紫外線（主波長 365 nm）照射によりバルバロインと一致する赤色の蛍光スポット．

薬効・薬理 アントロン配糖体は腸内細菌により加水分解され，また，アントラキノン配糖体は腸内細菌により加水分解・還元を受けアントロン類となり，大腸を刺激して瀉下作用を呈する．

用途・配合処方 緩下剤として，粉末 1 回 0.125〜0.25 g，1 日 1〜3 回服用．アロエ

末として用いることもある. アロイン（苦味質）を抽出除去して用いることもある. 大量の服用は腹部の疝痛と骨盤内臓器の充血を起こすので，妊娠時，月経時，腎炎，痔疾の場合などには要注意.

ノート ① 日本で民間薬として用いられるアロエはキダチアロエ *A. arborescens* var. *natalensis*. ② アロエ末⓪

3. インチンコウ⓪

英 Artemisia Capillaris Flower
ラ ARTEMISIAE CAPILLARIS FLOS
漢 茵蔯蒿，茵陳蒿

基原植物 カワラヨモギ *Artemisia capillaris* Thunberg（キク科 Compositae）

語源 *Artemisia*：ヨモギ属．ギリシャ神話の女神 Artemis（Diana）に由来．*capillaris*：毛細の，毛のように細い．

形態 双子葉植物合弁花類の多年生草本．茎頂に大型の円錐花序．多数の長卵型小花．花は黄色．花期は夏〜秋．海浜や川岸の砂地を好む．

薬用部分 頭花

性状 卵形〜球形の頭花．しばしば糸状の葉と花序軸が混在．頭花の外面は淡緑色〜淡黄褐色，葉は緑色〜緑褐色．弱い特異なにおいがあり，味はやや辛味があって，わずかに麻痺性．

採集・保存 秋から冬にかけて地上部を刈り取り，乾燥後に脱穀機で花穂を集める．

産地 日本（長野，群馬，新潟，徳島，香川など），中国（江蘇，浙江，湖北など），韓国

主要成分 クロモン：カピラリシン．クマリン：エスクレチンジメチルエーテル．フェニルプロパノイド：カピラルテミシン A，B，デオキシカピラルテミシン．

確認試験 薄層クロマトグラフ法：メタノール抽出液をアセトン・ヘキサン混液で展開．紫外線（主波長 365 nm）照射により，R_f 値 0.5 付近にエスクレチンジメチルエーテルと一致する青色の蛍光スポット．

薬効・薬理 各種抽出エキス，カピラルテミシン A，B，カピラリシン，エスクレチンジメチルエーテル：ラットへの十二指腸投与で，胆汁分泌の促進作用．カピラリシン，エスクレチンジメチルエーテル：マウスでの四塩化炭素およびガラクトサミン肝障害抑制作用．

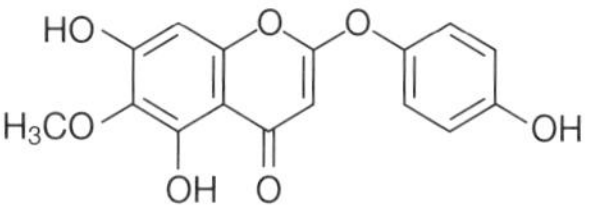

図3・1 カピラリシン

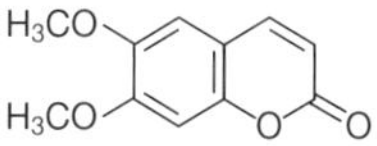

図3・2 エスクレチンジメチルエーテル

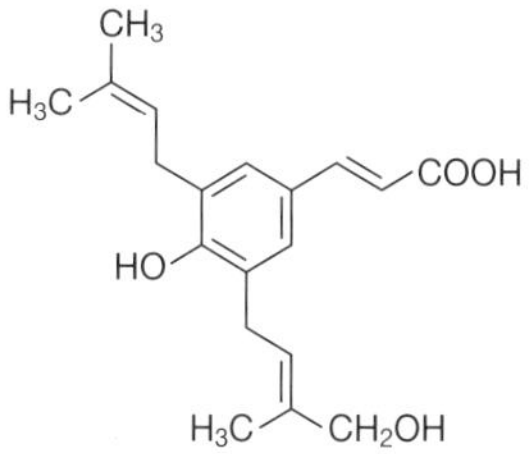

図3・3 カピラルテミシン A

用途・配合処方 主として黄疸の治療や肝臓，胆嚢の症状改善を目的に配剤される．歯周病や結膜炎の治療に適用される甘露飲に配剤されるほか，民間薬として黄疸やじんま疹の治療に用いられている．配合処方：茵蔯蒿湯，茵蔯五苓散，加味解毒湯．

関連漢方処方

■ 茵蔯蒿湯（いんちんこうとう）
〔茵蔯蒿，山梔子，大黄〕
▶体力中等度以上の人で，口渇があり，尿量が少なく，便秘気味のものの黄疸，肝硬変，じんま疹，口内炎など．

■ 茵蔯五苓散（いんちんごれいさん）
〔沢瀉，白朮（蒼朮も可），猪苓，茯苓，桂皮，茵蔯蒿〕
▶体力中等度以上の人で，口渇があって尿量が少ないものの嘔吐，じんま疹，二日酔いのむかつき，むくみ，黄疸．

ノート　中国では春に採取した幼苗を綿茵蔯と称し，これを多用する．

4. ウイキョウ 局

英 Fennel
ラ FOENICULI FRUCTUS
漢 茴香

基原植物　ウイキョウ *Foeniculum vulgare* Miller（セリ科 Umbelliferae）

語源　*Foeniculum*：ラテン名 faenum（乾燥の意）に由来．葉の形が干し草に似ることによる．*vulgare*：普通の．

形態　ヨーロッパ原産の多年生草本．高さ 1～2 m，茎は直立し上部で分枝する．全草黄緑色．葉は互生，二回羽状複葉で裂片が深裂するため葉身は糸状．葉柄は根生葉では長く，茎生葉では上部のものほど短くなるが，基部はいずれも鞘となる．複散形花序を枝端に付け，多数の黄色の小花を開く．果実は卵状楕円形の双懸果で，香りが強い．花期夏．

薬用部分　果実

性状　双懸果で長円柱形を呈する．外面は灰黄緑色～灰黄色で，互いに密接する 2 個の分果のおのおのには 5 本の隆起線がある．双懸果はしばしば果柄を付ける．特

異なにおいがあり，味はやや甘い．

採集・保存　栽植して翌年から結実，2 年目から多くの収穫が可能となり，3～5 年が最盛期，7 年以降は結実が衰える．収穫は緑色の果実が成熟し，黄緑色に変わり始める 8 月上旬から 9 月上旬が適期で，順次採取し，乾燥する．熟度が過ぎると果実は黒色となり，においもなくなり，品質は落ちる．

産地　中国（山西，内蒙古），インド，欧米各国，日本（長野，鳥取）

主要成分　精油：3～8%，精油含量 0.7 mL/50 g 以上．フェニルプロパノイド：*trans*-アネトール（50～60%），エストラゴール，*d*-リモネン，*l*-リモネン．テルペン類：フェンコン，α-ピネン，カンフェン，ジペンテン．

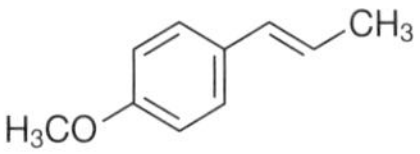

図 4・1　アネトール

確認試験　薄層クロマトグラフ法：ヘキサン抽出液をヘキサン・酢酸エチル混液で展開，紫外線（主波長 254 nm）照射により，R_f 値 0.4 付近にアネトールと一致する暗紫色スポット．

薬効・薬理　ウイキョウエキス：利胆作用，抗消化性潰瘍作用．アネトール：消化機能亢進，抗アニサキス作用．

用途・配合処方　芳香性健胃，駆風，去痰，利尿薬，香味料．漢方では理気，鎮痛薬として陰寒の小腹疼痛・疝気などに応用．配合処方：安中散，丁香柿蒂湯．

関連漢方処方

■ 安中散（あんちゅうさん）
〔桂皮，延胡索，牡蛎，茴香，縮砂，甘草，良姜〕
▶神経性胃炎，慢性胃炎，胃アトニー，胃潰瘍，十二指腸潰瘍．

ノート　① ウイキョウには　　subsp.

pipertium Coutinho と subsp. *capillaceum* Holmboe の2亜種があり，後者は苦茴香 bitter fennel（var. *α-vulgare*）と甘茴香（ローマ茴香）sweet fennel（var. *β-dulce*）の2変種に分けられる．② 主として香辛原料で薬用としての利用割合は約20%である．③ 大茴香 *Ilicium verum* Hooker fillus（シキミ科 Illiciaceae）はスター（八角），これに対しフェンネルを小茴香とよぶことがある．④ ウイキョウ末⑮，ウイキョウ油⑮（ウイキョウの果実を水蒸気蒸留して得た精油）

5. ウコン⑮・ガジュツ⑮

5・1　ウ コ ン ⑮

英 Turmeric
ラ CURCUMAE LONGAE RHIZOMA
漢 鬱 金

基原植物　ウコン　*Curcuma longa* Linné（ショウガ科 Zingiberaceae）

語源　*Curcuma*：kurkum（黄色）に由来．*longa*：長い．

形態　単子葉植物唇形花の多年生草本．秋に葉間から穂状花序を出し，白色～淡紅色の美花．熱帯アジアが原産．

薬用部分　根茎をそのままままたはコルク層を除いたもの

性状　卵形の主根茎（径約3 cm）と円柱形の側根茎（径1 cm）．外面は黄褐色で切面は黄褐色～赤褐色．わずかに芳香があり，味はやや苦くて刺激性．唾液を黄色に染める．

採集・保存　晩秋から初冬にかけて収穫する．掘り出したものを水洗後，熱湯で湯通しする．乾燥した後，研磨して外皮を取る．

産地　日本（沖縄，九州南部など），インド，中国南部（四川，福建，広東，広西，雲南など），インドネシア，ベトナムなど東南アジア各国，メキシコなど南米諸国

主要成分　セスキテルペン：ツルメロン類を主成分とする精油（1.5～5.5%）とクルクミンを主成分とする橙黄色色素（1.0～5.0%）．精油含量 0.5 mL/50 g 以上．

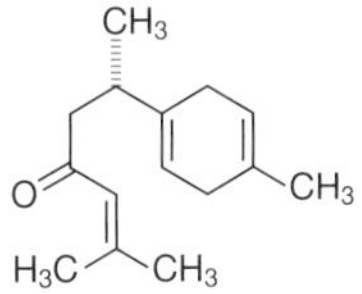

図5・1　ツルメロン

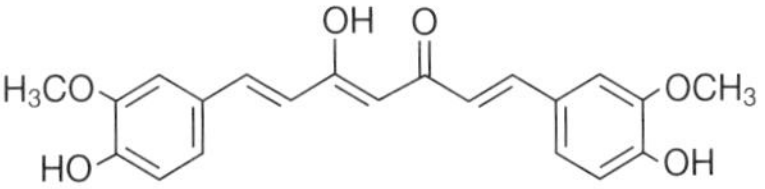

図5・2　クルクミン

確認試験　薄層クロマトグラフ法：メタノール抽出液を酢酸エチル・ヘキサン・酢酸混液で展開．R_f 値 0.4 付近にクルクミンと一致する黄色スポット．

薬効・薬理　クルクミンなどのジアリルヘプタノイド類：利胆作用（イヌ，静脈投与），抗菌作用（黄色ブドウ球菌），肝保護作用（マウス，初代培養肝細胞），抗腫瘍作用，リポ多糖刺激によるマクロファージからの一酸化窒素産生抑制作用および血管拡張作用（高濃度カリウムイオンおよびノルアドレナリン誘発血管収縮の抑制作用）．

用途・配合処方　漢方医学では，利胆，芳香性健胃，消炎止血，通経薬（月経不通を通じさせる治療薬）として肝臓炎，胆道炎，胆石症，吐血，血尿，閉経痛，胸脇部や腹部の痛みの治療に用いる．また，民間薬として肝炎の治療に用いられる．クルクマ試験紙やカレー粉原料，たくあんの色素など食品としても繁用される．漢方処方としては中黄膏にのみ処方．

関連漢方処方

■ **中黄膏**（ちゅうおうこう）
〔胡麻油, 黄蝋, 鬱金, 黄柏〕
▶急性化膿性皮膚疾患（腫れもの）の初期, 打ち身, ねんざの外用薬.

ノート　① 中国産ウコン類生薬において, *C. longa*（中国名: 姜黄）は根茎の一般名を姜黄, 塊根の一般名を郁金, 日本での市場名として根茎の一般名を鬱金と称する. 一方, 日本産ウコンにおいては, 根茎の一般生薬名をウコンまたは鬱金, 根茎の別名をアキウコンと称し, 塊根の一般名はない. ② 春に桃赤色の花を咲かせるハルウコン *C. aromatica* Salisbury もウコンの一種として用いられる. 根茎の一般名はハルウコン, 別名をキョウオウと称す. そのクルクミン含量はアキウコンよりも少ないが, 精油が多く良品とされる. ③ ウコン末㊐

5・2　ガジュツ㊐

英 Curcuma Rhizome
ラ CURCUMAE RHIZOMA
漢 莪蒁, 莪朮

基原植物　1) ガジュツ *Curcuma zedoaria* Roscoe, 2) *Curcuma phaeocaulis* Valeton または, 3) *Curcuma kwangsiensis* S. G. Lee et C. F. Liang（ショウガ科 Zingiberaceae）

語源　*zedoaria*: アラビア語 zadwār（ウコン属植物の意）より.

形態　単子葉植物唇形花の多年生草本. 根茎から円柱形の穂状花序を出し, 淡黄色の花が密着. 花期は夏. インド, ヒマラヤ地域が原産.

薬用部分　根茎

性状　卵形で, 外面は灰黄褐色～灰褐色, 切面は 1) に由来するものは灰褐色, 2) に由来するものは淡黄色～灰黄色または淡黄緑色～灰黄緑色, 3) に由来するものは帯紫褐色～暗紫褐色を呈する. 清涼感のある特異な香気があり（シネオール）, 味はわずかに辛くて苦い.

採集・保存　晩秋から冬に掘り上げ, 毛根を取り水洗, 熱湯で湯通し後に乾燥する.

産地　中国南部（広西壮族自治区, 四川, 福建など）, 日本（屋久島）

主要成分　セスキテルペノイド: クルクメノン, クルジオン, クルクメノール. モノテルペン: 1,4-シネオール, α-ピネンを主成分とする精油（0.5～1.5%）. 精油含量 0.5 mL/50 g 以上.

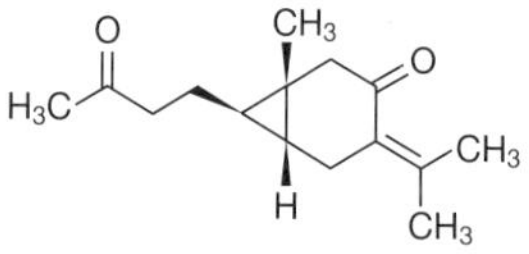

図 5・3　クルクメノン

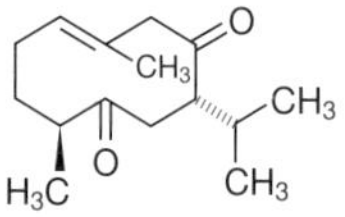

図 5・4　クルジオン

薬効・薬理　セスキテルペン類: 水浸拘束ストレス潰瘍, 塩酸潰瘍, インドメタシン潰瘍などの胃潰瘍に対する保護作用および四塩化炭素誘発急性肝障害, D-ガラクトサミンとリポ多糖による急性肝障害の抑制作用, リポ多糖刺激によるマクロファージからの一酸化窒素産生の抑制作用および血管拡張作用（高濃度カリウムイオンおよびノルアドレナリン誘発の血管収縮抑制作用）.

用途・配合処方　一般用漢方処方には配剤されておらず, 芳香性健胃薬として胃腸薬の原料とされている.

ノート　中国では *C. kwangsiensis* S. G. Lee et C. F. Liang（広西莪蒁, 広西省産）, *C. wenyujin* Y. H. Chen et C. Ling（温莪蒁, 浙江省産）, *C. phaeocaulis* Val.（蓬莪蒁, 四川省産）などが用いられる. インドでは

古代から健胃薬として薬用に供された．

6. ウワウルシ 局

英 Bearberry Leaf
ラ UVAE URSI FOLIUM

基原植物 クマコケモモ *Arctostaphylos uva-ursi* Sprengel（ツツジ科 Ericaceae）

語源 *uva*：ブドウ．*ursi*：熊．

形態 常緑小低木で，茎は地上に伏して伸び，大きなマット状になる．葉は互生し，短い葉柄がある．枝先に総状花序を付け，花冠はつぼ状で淡緑白色〜淡紅色．

薬用部分 葉

性状 倒卵形〜へら形を呈し，上面は黄緑色〜暗緑色，下面は淡黄緑色である．全縁で鈍頭または円頭でときにはくぼみ，葉脚はくさび形で，葉柄はきわめて短い．葉身は厚く，上面に特異な網状脈がある．折りやすい．弱いにおいがあり，味はわずかに苦く，収れん性である．

採集・保存 開花期（4〜6月）に自生する葉をとり，陽乾または火力乾燥する．葉柄が少なく，破砕しておらず，葉身が厚く緑色の濃いものがよい．栽培は困難．

産地 ヨーロッパの山岳地帯（アルプス），ノルウェー，カナダ，アメリカ北部

主要成分 フェノール配糖体：アルブチン（5〜7％），メチルアルブチン．タンニン：1,2,6-，1,3,6-，2,3,6-トリガロイルグルコース，1,2,3,6-テトラガロイルグルコースなど．フラボノイド：ヒペロシド，クエルセチン．

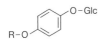

図 6・1 アルブチン（R=H），メチルアルブチン（R=H$_3$C）

確認試験 ① 熱水抽出液をろ紙に滴下．塩化鉄(III)試液で暗紫色（タンニン）．② 薄層クロマトグラフ法：エタノール・水抽出液をギ酸エチル・水・ギ酸混液にて展開，希硫酸を噴霧して加熱，アルブチンと一致する黄褐色〜黒褐色スポット．

薬効・薬理 アルブチンおよびその加水分解生成物であるヒドロキノン：黄色ブドウ球菌，大腸菌増殖阻止作用．アルブチン：接触性皮膚炎に対する治療効果．水製エキス：ヘルペス，インフルエンザウイルスなどに対する抗ウイルス作用．クエルセチン：利尿作用．

用途 煎剤あるいはウワウルシ流エキスとして尿路殺菌薬とし，腎盂炎，尿道炎，膀胱炎などに用いる．

ノート ① コケモモ *Vaccinium vitis-ideaea* Linné の葉は，かつてはウワウルシの代用とされたが，現在ではほとんど用いられない．② ウワウルシ流エキス 局（粗末を熱精製水を用いて流エキス剤製法により浸出液を製し，アルブチン含量 3.0 w/v% 以上含むよう調製）

7. エンゴサク 局

英 Corydalis Tuber
ラ CORYDALIS TUBER
漢 延胡索

基原植物 *Corydalis turtschaninovii* Besser forma *yanhusuo* Y. H. Chou et C. C. Hsu（ケシ科 Papaveraceae）

語源 *Corydalis*：ギリシャ語のヒバリ．*turtschaninovii*：ロシアの植物分類学者名より．

形態 多年生草本．葉は数枚を互生し，長柄があり二回三出複葉．春，総状花序を頂生し，淡紅紫色で距のある花を付ける．

薬用部分 塊茎

性状 ほぼ扁球形またはやや多角形で，数個のこぶ状突起をもち，その先端に茎の跡．外面は灰黄色または灰褐色，質は硬く，破砕面は平滑で黄色または粒状で灰黄緑

色. においはなく, 味は苦い.

採集・保存 初夏の頃, 茎葉が枯れたら根を掘り上げる. 泥を除き, 外側の薄皮を切り取ってから洗浄. 沸騰した湯に入れ内部の白い芯がなくなり, 黄色になったら取出し陽乾. 異物の混入を防ぎ, 十分乾燥したものを密閉容器に入れ保存.

産地 中国 (浙江, 河北, 江蘇, 山東)

主要成分 イソキノリンアルカロイド (0.4〜0.6%): d-コリダリン, dl-テトラヒドロパルマチン, プロトピン, l-テトラヒドロコプチシンなど.

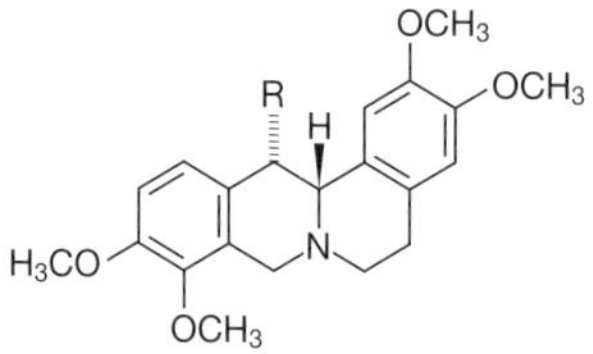

図7・1 dl-テトラヒドロパルマチン
(R=H), d-コリダリン (R=CH₃)

確認試験 薄層クロマトグラフ法: メタノール抽出液をメタノール・酢酸アンモニウム・酢酸混液で展開. 紫外線 (主波長365 nm) 照射により黄緑色の蛍光スポット. 噴霧用ドラーゲンドルフ試液噴霧後, 亜硝酸ナトリウム溶液を噴霧するとき, R_f 値0.6付近に褐色のスポット (デヒドロコリダリン).

薬効・薬理 コリダリン, プロトピン: 鎮痙作用. テトラヒドロコプチシン: 中枢抑制作用, 鎮痛, 鎮痙作用. デヒドロコリダリン: 胃液分泌抑制作用, 抗消化性潰瘍作用.

用途・配合処方 鎮痛, 鎮痙薬. 主要作用 ① 鎮痛作用: 関節痛・腹痛・生理痛など各種の痛みの疾患に用い, 緊張を緩和し止痛する. ② 駆瘀血作用: 月経不順をはじめとする各種の瘀血性疾患に用いる. 配合処方: 安中散, 芎帰調血飲第一加減, 牛膝散, 折衝飲.

関連漢方処方

■ 牛膝散 (ごしつさん)

〔牛膝, 桂皮, 芍薬, 桃仁, 当帰, 牡丹皮, 延胡索, 木香〕

▶比較的体力があるものの月経困難, 月経不順, 月経痛.

■ 安中散 (あんちゅうさん)

→ ウイキョウの項 (p.4) 参照.

ノート ① 延胡索はすべて中国や韓国からの輸入品で, 日本産のものは市販されていない. 一方, エゾエンゴサクは, アイヌ民族がその球茎を "トマ" と称し, 食料としてきた. ② エンゴサク末⑤

---

8. オ ウ ギ ⑤

英 Astragalus Root

ラ ASTRAGALI RADIX

漢 黄耆

基原植物 キバナオウギ Astragalus membranaceus Bunge または A. mongholicus Bunge (マメ科 Leguminosae)

語源 Astragalus: ゲンゲ属植物のギリシャ名に由来. 茎や根は結節が多く骨状. membranaceus: 膜質の (莢果が膜質である). mongholicus: モンゴルの (蒙古黄耆ともいわれる).

形態 双子葉植物合弁花類の多年生草本. 穂状花序を頂部に腋生. 黄色〜淡黄色の蝶形花を付ける. 花期7〜8月.

薬用部分 根

性状 ほぼ円柱形を呈し, ところどころに小さい側根 (p.10) の基部と, 根頭部の近くにねじれ. 外面は淡灰黄色〜淡褐黄色. 弱いにおいがあり, 味は甘い.

採集・保存 山地栽培した四〜六年生の根を洗浄後, 軽く湯通しまたはそのまま陽乾する.

8. オ ウ ギ 9

産地 中国（陝西，山西，河北，内蒙古自治区など），北朝鮮，韓国

主要成分 イソフラボン：ホルモノネチン，3-ヒドロキシ-9,10-ジメトキシプテロカルパン．サポニン：アストラガロシドI〜Ⅷ など．多糖体：A Mon-S（アラビノ-3,6-ガラクタン）．その他：γ-アミノ酪酸．

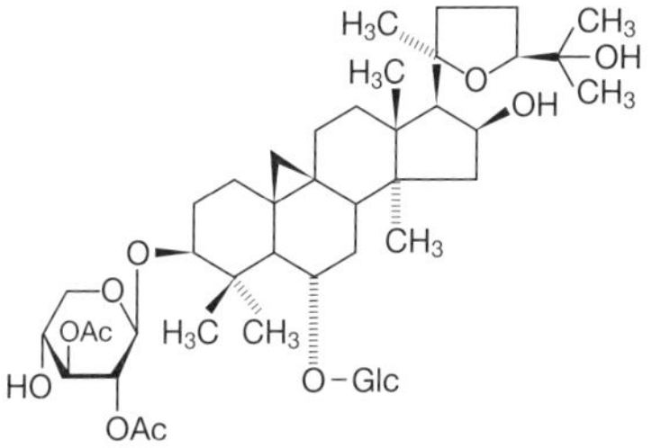

図 8・1 アストラガロシド I

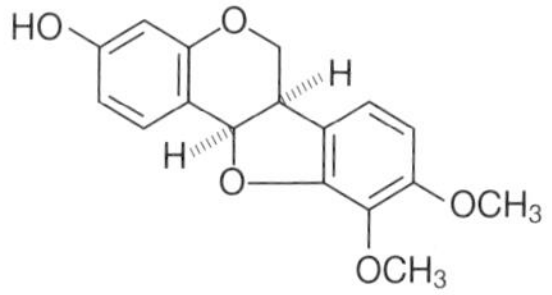

図 8・2 3-ヒドロキシ-9,10-ジメトキシプテロカルパン

確認試験 薄層クロマトグラフ法：水酸化カリウム試液・アセトニトリル等量混液抽出液を酢酸エチル・メタノール・水混液で展開．希硫酸噴霧後加温するとき，紫外線（主波長 365 nm）照射すると黄褐色スポット（アストラガロシドⅣ）．

薬効・薬理 γ-アミノ酪酸：ウレタン麻酔下ラットによる降圧作用試験において血圧降下活性本体として単離された．サポニン類：ストレス負荷による学習行動の低下を防ぐ作用．多糖体：腹腔マクロファージ産生促進作用．A Mon-S：炭素粒末クリアランス法での細網内皮系の活性化作用．

用途・配合処方 漢方医学では，強壮，強心，止汗，排膿，利水を目的に配剤される．配合処方：黄耆建中湯，帰耆建中湯，帰脾湯，桂枝加黄耆湯，七物降下湯，十全大補湯，清暑益気湯，当帰飲子，当帰湯，人参養栄湯，半夏白朮天麻湯，防已黄耆湯，補中益気湯など．

関連漢方処方

■ **黄耆建中湯** (おうぎけんちゅうとう)
〔桂皮，生姜，大棗，芍薬，甘草，黄耆，膠飴（膠飴はなくても可）〕
▶体力が低下して疲労倦怠感が著しいものの虚弱体質の改善や病後の衰弱，疲労感，寝汗．

■ **帰耆建中湯** (きぎけんちゅうとう)
〔当帰，桂皮，生姜，大棗，芍薬，甘草，黄耆，膠飴（膠飴はなくても可）〕
▶身体虚弱で疲労しやすいものの虚弱体質の改善，病後の衰弱，創傷治癒の遷延，寝汗．

■ **半夏白朮天麻湯** (はんげびゃくじゅつてんまとう)
〔半夏，陳皮，茯苓，白朮，麦芽，天麻，生姜，神麹，黄耆，人参，沢瀉，黄柏，乾姜（神麹はなくても可）〕
▶冷え症で胃腸虚弱で体力も低下したものの頭痛，めまい，頭重感．

■ **補中益気湯**㊞ (ほちゅうえっきとう)
〔人参，白朮（蒼朮も可），黄耆，当帰，大棗，陳皮，柴胡，甘草，生姜（または乾姜），升麻〕
▶胃腸機能が減退し，四肢倦怠感と食欲不振で体力が低下したものの体力増強や夏やせ，疲労倦怠，病後・術後の衰弱，感冒，寝汗，痔，胃下垂．

ノート 中国には，*Hedysarum polybotrys* Handel-Mazzetti を基原とする唐黄耆（紅耆，束耆）があるが，これは局外生規として**束耆**の名前で輸入が認められている．

10　9. オウゴン

9. オウゴン 局

英 Scutellaria Root
ラ SCUTELLARIAE RADIX
漢 黄芩

基原植物　コガネバナ *Scutellaria baicalensis* Georgi（シソ科 Labiatae）

語源　*Scutellaria*：scutella（杯）に由来．*baicalensis*：バイカル地方に由来．

形態　多年生草本，高さ 50 cm，葉は対生，披針形．夏に紫色の穂状花序を付ける．根は黄色で太く，円錐形で木質．

薬用部分　周皮を除いた根

性状　円錐形，半管状または平板状．外面は黄褐色，粗雑で著明な縦じわと，ところどころに側根†の跡および褐色の周皮を残す．上端には茎の跡または茎の残基を付ける．老根は中心部の木部は腐朽し，またしばしばうろとなる．質は硬いが折れやすく，折面は黄色．ほとんどにおいがなく，味はわずかに苦い．

　†側根：主根の表皮などを貫通して表面に出た根．肥大生長して木の枝状になるものもある．一方，ひげ根は主根と側根の区別がなく，すべて細根状をしている根で，イネ，ムギなど単子葉植物の根はほとんどがこれに属する．

採集・保存　栽培 2〜3 年目の秋に掘り取り周皮を除去して陽乾後，風通しのよい涼しい場所，または気密容器にて保存．

産地　中国（山西），モンゴル，韓国

主要成分　バイカリン（10％以上），バイカレイン，オウゴノシド，オウゴニン．

確認試験　①　ジエチルエーテルエキスをエタノールに溶かし，希塩化鉄(III)試液 1〜2 滴を加えると灰緑色を呈し，後に紫褐色（オウゴニン）．②　薄層クロマトグラフ法：メタノール抽出液を 1-ブタノール・水・酢酸混液で展開．塩化鉄(III)メタノール溶液を均等に噴霧．バイカリンと一致する暗緑色スポット．

薬効・薬理　エキスに緩下，利尿，抗炎症，抗アレルギー作用などが認められており，その主活性成分としてバイカリンが見いだされている．

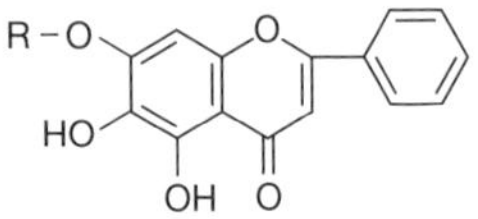

図 9・1　バイカレイン（R＝H），バイカリン（R＝GlcA）

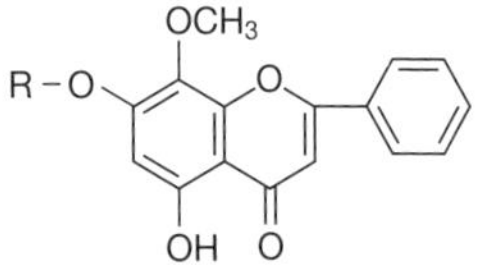

図 9・2　オウゴニン（R＝H），オウゴノシド（R＝GlcA）

用途・配合処方　炎症，胃部のつかえ，下痢，腹痛などを伴う疾患に対して種々の漢方方剤に配合．配合処方：三黄瀉心湯，黄連解毒湯，大柴胡湯，小柴胡湯など．

関連漢方処方

■ 黄芩湯 （おうごんとう）
〔黄芩，大棗，甘草，芍薬〕
▶体力中等度で腹痛，みぞおちのつかえがあり，ときに寒気，発熱があるものの下痢，胃腸炎．細菌性腸炎にも有効なことが多い．

■ 三黄瀉心湯 （さんおうしゃしんとう）
〔大黄，黄芩，黄連〕
▶三黄とは，苦味の消炎，瀉下剤（大便を下す薬）である大黄，黄芩，黄連をひとまとめに表現したものである．実証患者で，高血圧症とともに耳鳴，のぼせ感，不眠などを伴う便秘を対象とする．便通の正常化とともに，血圧もコントロールされ，高血

圧症の随伴症状も軽快することが多い.

■ **小柴胡湯**㊔（しょうさいことう）
→ サイコの項（p.41）参照.

■ **補気建中湯**（ほきけんちゅうとう）
〔白朮，蒼朮，茯苓，陳皮，人参，黄芩，厚朴，沢瀉，麦門冬〕
▶虚証で胃腸の弱いものの腹部膨満感，むくみ.

ノート ① バイカリンをリード化合物としてマスト細胞からのヒスタミン遊離阻害，ロイコトリエン受容体のアンタゴニスト作用などをもつ，多機能性抗アレルギー薬であるアンレキサノクスが合成された．また，最近バイカリン自体が傷害時に発生する酸化バーストの基質となり，傷害により生じた過剰の過酸化水素を除去する，コガネバナ植物自体の生体防御反応にかかわっていることが判明．② オウゴン末㊔

10. オウバク ㊔

[英] Phellodendron Bark
[ラ] PHELLODENDRI CORTEX
[漢] 黄　柏

基原植物 キハダ *Phellodendron amurense* Ruprecht または *P. chinense* Schneider （ミカン科 Rutaceae）

語源 *Phellodendron*: phellos（コルク）+ dendron（樹木）．*amurense*: amur（アムール地方）+ ense（所有格）．キハダ: 皮部が黄色いことに由来．

形態 日本各地の山地，中国北部，朝鮮半島に自生する落葉性の高木．太い幹は厚い周皮に覆われて黒味を帯び，多数の縦溝．葉は対生し，奇数羽状複葉で小葉2～6 対，狭卵形～卵状長楕円形．初夏，円錐花序を枝端に生じ黄緑色の小花を付ける．

薬用部分 周皮を除いた樹皮

性状 板状または巻き込んだ半管状の皮片．厚さ 2～4 mm，外面は灰黄褐色～灰褐色で多数の皮目の跡があり，内面は黄色～暗黄褐色，細かい縦線あり．折面は繊維性で鮮黄色．弱いにおいがあり，味はきわめて苦く，粘液性で，唾液を黄色に染める．

採集・保存 梅雨頃に樹皮をはいだ後，コルク層を取除き陽乾．

産地 中国，北朝鮮，日本（九州～北海道）．

主要成分 イソキノリンアルカロイド: ベルベリン（1.2% 以上），パルマチン，ジャテオリジン，フェロデンドリンなど．変形苦味トリテルペノイド: オウバクノン，リモニン．フィトステロール類: β-シトステロール，カンペステロールなど．

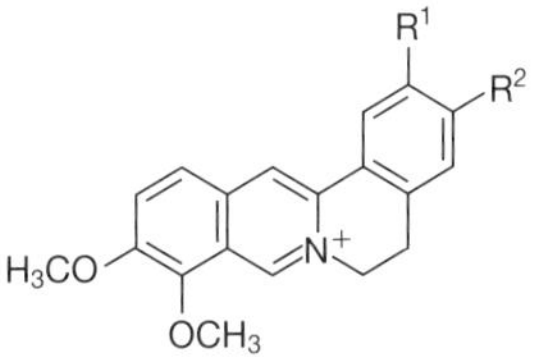

図 10・1　ベルベリン（R^1, R^2=-O-CH$_2$-O-），パルマチン（R^1=R^2=OCH$_3$）

確認試験 ① ジエチルエーテル冷浸後の残渣をエタノールで抽出．塩酸を加え，過酸化水素試液の滴加で赤紫色（ベルベリン）．② 薄層クロマトグラフ法: ① で得たエタノールの抽出液を 1-ブタノール・水・酢酸混液で展開．紫外線（主波長 365 nm）照射でベルベリン塩化物水和物と一致する黄色～黄緑色の蛍光スポット．③ 粉末に水を加えてかき混ぜると，液は粘度のためゲル状になる（オウレン末との区別に利用）．

薬効・薬理 ベルベリン: 各種グラム陽性菌，陰性菌に幅広く抗菌作用を示す．そのほかに血圧降下，中枢神経抑制，鎮痙，

11. オウレン 局

利胆作用などが認められている．またラット皮下投与により，顕著な胃液分泌抑制作用を示し，ストレスによる胃出血，胃潰瘍を抑制．

用途・配合処方　苦味健胃整腸薬，家庭薬原料，ベルベリン塩化物水和物局製造原料．主要作用 ① 健胃・消炎作用：胃腸炎および炎症性の下痢．② 外用法：打ち身・ねんざ・リウマチ・関節炎などの炎症性の疾患に対して湿布薬として用いる．配合処方：温清飲，黄連解毒湯，荊芥連翹湯，七物降下湯，中黄膏など．

関連漢方処方

■ **黄連解毒湯**局（おうれんげどくとう）
〔黄連，黄柏，黄芩，山梔子〕
▶体力中等度以上で，のぼせ気味で顔色が赤く，いらいらする傾向の人の，鼻出血，不眠症，神経症，胃炎，二日酔い，血の道症，めまい，動悸，更年期障害，湿疹・皮膚炎，皮膚のかゆみ．

■ **加味解毒湯**（かみげどくとう）
〔黄連，黄芩，黄柏，山梔子，柴胡，茵蔯蒿，竜胆，木通，滑石，升麻，甘草，燈心草，大黄(大黄はなくても可)〕
▶血色のよい比較的体力がある人で，小便がしぶって出にくいもの，痔疾（いぼ痔，痔痛，痔出血）．

■ **中 黄 膏**（ちゅうおうこう）
→ ウコンの項（p.6）参照．

■ **楊 柏 散**（ようはくさん）
〔楊梅皮，黄柏，犬山椒〕
▶ねんざ，打撲．

ノート　① 百草丸，陀羅尼助などは，いずれもオウバクを主薬とした胃腸薬で，日本の民間経験薬として今でも多く用いられている．② オウバク末局，パップ用複方オウバク散局（オウバク末，サンシシ末，dl-カンフル，dl-メントール：局所収れん薬）

英 Coptis Rhizome
ラ COPTIDIS RHIZOMA
漢 黄 連

基原植物　オウレン　*Coptis japonica* Makino, *C. chinensis* Franchet, *C. deltoidea* C. Y. Cheng et Hsiao　または　*C. teeta* Wallich（キンポウゲ科 Ranunculaceae）

語源　*Coptis*：ギリシャ語の切片の意．*japonica*：日本の．オウレン：根茎が節状に連なり，横断面が黄色であることに由来．

形態　多年生草本．根茎は肥厚し，地下を斜めにはい，黄色でひげ根も黄色．葉は束生し，長柄があり，三出複葉，小葉は広卵形でさらに羽状に切れ込む．花期は3～4月，根元から高さ10 cm位に花茎を出し，2～3個の白色花を付ける．雄性花と両性花がある．

薬用部分　根をほとんど除いた根茎

性状　多少わん曲した円柱形で，結節があり，しばしば分枝する．外面は灰黄褐色で輪節があり，多数の根の残基がある．弱いにおいがあり，味はきわめて苦く残留性で唾液を黄色に染める．

採集・保存　8～11月頃に地上部を刈り取り，株の間を切り分けて掘り取る．根茎は1本ごとにはぐして陽乾．虫が付きにくいので，さらし干しし，乾燥した場所に保管すればよい．

産地　日本（北海道，本州），中国

主要成分　イソキノリンアルカロイド：ベルベリン（4.2%以上），パルマチン，コプチシン，ジャテオリジンなど．その他：マグノフロリン，フェルラ酸．

確認試験　① 水浸出液に，塩酸ついで過酸化水素試液の滴加で赤紫色．② 薄層クロマトグラフ法：メタノール抽出液を1-ブタノール・水・酢酸混液で展開．紫外線（主波長 365 nm）を照射するとき，標準溶

液（ベルベリン塩化物水和物）から得られた黄色～黄緑色の蛍光スポットと一致.

（薬効・薬理） オウバクの項参照.

（用途・配合処方） 苦味健胃整腸薬，漢方では上半身の炎症，精神不安，心窩部のつかえ，下痢などに用いる．主要作用①②オウバクの項参照．③ 止瀉作用：炎症性の下痢に用いる．④ 治血熱作用：瘀血性の各種炎症性疾患を治す（血熱：瘀血で炎症の強い状態）．⑤ 精神安定作用：血熱および胃部の炎症が原因として起こる精神不安・不眠・煩悶感・意識混濁などを治す．配合処方：温清飲，黄連湯，黄連解毒湯，葛根黄連黄芩湯，甘草瀉心湯，三黄瀉心湯など．

関連漢方処方

■ 黄連湯（おうれんとう）
〔黄連，甘草，桂皮，大棗，乾姜，人参，半夏〕
▶胃部の停滞感や重圧感，食欲不振のある急性胃炎，二日酔い，口内炎．

■ 黄連阿膠湯（おうれんあきょうとう）
〔黄連，芍薬，黄芩，阿膠，卵黄1個〕
▶冷え症でのぼせ気味なものの不眠症，かさかさした皮膚のかゆみ．

（ノート） ① オウレンは小葉の分裂の程度によってキクバオウレン，セリバオウレン，コセリバオウレンの3変種があり，薬用に栽培されているのはセリバオウレン *C. japonica* Makino var. *dissecta* Nakai である．② オウレン末局

12. オンジ局・セネガ局

12・1 オンジ局

英 Polygala Root
ラ POLYGALAE RADIX
漢 遠志
（基原植物） イトヒメハギ *Polygala tenui-*

folia Willdenow（ヒメハギ科 Polygalaceae）

（語源） *Polygala*：poly（多い）＋ gala（乳）．乳牛の乳量を増す．*tenuifolia*：細葉の．

（形態） 多年生草本，葉は互生し披針形，総状花序に緑白色の花，さく果は心臓形．

（薬用部分） 根または根皮

（性状） 屈曲した細長い円柱形または円筒形を呈し，主根は長さ10～20 cmで，ときには1～数個の側根(p.10)が付いている．外面は淡灰褐色で，粗い縦じわがある．折りやすく，折面は繊維性ではない．横切面は辺縁が不規則に起伏し，皮部は比較的厚く，ところどころ大きな裂け目があり，木部は円形～楕円形，淡褐色で，しばしばさび形に裂けている．弱いにおいがあり，味はわずかにえぐい．

（採集・保存） 5～7月に収穫して陽乾の後，木心を抜き去って小口切りにする．

（産地） 中国（山西，陝西，河北，北京近郊，河南など）．陝西省産のものが最良の品質．

（主要成分） サポニン類（4%）：オンジサポニン A～G（A：セネギン IV，B：セネギン III）．これらはアルカリ分解でテヌイホリン（プレセネギン-3β-グルコシド）を生じる．その他：フェノール配糖体，キトサン誘導体，オリゴ糖などが含まれており，オンジサポニン類，オリゴ糖はケイ皮酸誘導体をその分子内に含んでいる．

（確認試験） ① 水を加え，激しく振り混ぜるとき，持続性の微細な泡を生じる．② 無水酢酸抽出液に硫酸を穏やかに加えるとき，境界面は赤褐色を呈し，上層は淡青緑色～褐色を呈する．（オンジサポニン類）

（薬効・薬理） テヌイゲニン A, B：唾液および気管支粘膜の分泌物増加作用．温浸液：ハトの気道分泌亢進作用．オンジサポニン B, E, F：cAMP ホスホジエステラーゼ阻害作用．オンジサポニン F：ヘキソバ

ルビタールによる睡眠延長作用．オンジサポニン A, E, F, G：マウスに経鼻接種インフルエンザワクチンや百日咳・ジフテリア・破傷風三種混合ワクチンと同時に投与することにより，鼻腔や肺で抗原特異的 IgA, IgG 抗体価を上昇させるアジュバント作用．オンジサポニン A, B, E, F, G：ラットのアストログリア培養細胞の神経成長因子（NGF）合成促進作用．オンジサポニン F：ラット前脳基底野細胞のアセチルコリン合成酵素の転写促進作用．

用途・配合処方 去痰薬として用いる．薬能として精神安定作用があり，健忘症の治療などに用いられる．配合処方：加味温胆湯，帰脾湯，人参養栄湯など．

関連漢方処方

■ 加味温胆湯 (かみうんたんとう)
〔半夏，茯苓，陳皮，竹筎，生姜，枳実，甘草，人参，遠志，玄参，地黄，大棗，酸棗仁〕（衆方規矩）

▶臨床では古来より胃腸が虚弱な神経症，不眠症などに用いられてきたが，アルツハイマー病患者への加味温胆湯投与により平均 9 ヵ月間認知機能が改善されることも報告されている．加味温胆湯は動物実験でも睡眠増強作用，抗ストレス潰瘍作用，ラット睡眠覚醒サイクルへの影響などが報告されている．ラット中隔野の初代培養細胞のアセチルコリン合成酵素（ChAT）活性の強い増加作用が認められている．老齢ラットや前脳基底核破壊ラットに対する投与は大脳皮質 ChAT 活性を有意に増加させるとともに低下した記憶保持能力を改善させる．また老齢ラットへの投与で神経栄養因子の NGF が mRNA レベルで増加する．これらのことから加味温胆湯はアルツハイマー病などコリン作動性神経の脱落により生じると考えられる疾患に対し認知機能改善作用が期待されている．なお万病回春にも加味温胆湯が収載されているが，構成生薬は異なる．

■ 加味帰脾湯 (かみきひとう)
〔人参，白朮（蒼朮も可），茯苓，酸棗仁，竜眼肉，黄耆，当帰，山梔子，遠志，柴胡，大棗，甘草，木香，生姜，牡丹皮（牡丹皮はなくても可）〕

▶虚弱体質で心身が疲れ血行の悪いものの貧血，不眠症，精神不安，神経症．

ノート オンジ末⑥

12・2 セ ネ ガ ⑥

英 Senega

ラ SENEGAE RADIX

基原植物 セネガ *Polygala senega* Linné またはヒロハセネガ *P. senega* Linné var. *latifolia* Torrey et Gray（ヒメハギ科 Polygalaceae）

語源 *senega*：北米原住のインディアン seneka 族が用いたことに由来．

形態 平滑な茎を短い根茎部より多数

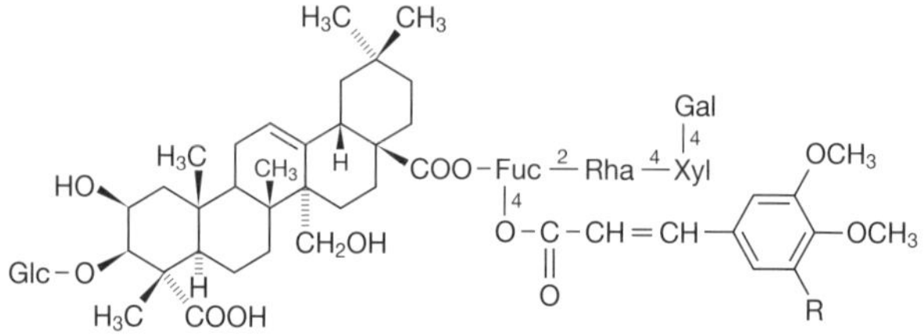

図12・1 オンジサポニン E（R＝OCH₃），セネギンⅡ（R＝H）

生じ，葉は互生，無柄，披針形〜線状披針形．葉の両端は共に鋭形で，辺縁には微細な毛状歯がある．花は白色の蝶形花冠で，披針形紅紫色の早落性の小苞をもつ．

薬用部分　根

性状　細長い円錐形を呈し，多くは分枝する．外面は淡灰褐色〜灰褐色を呈し，多くの縦じわがあり，ときにはねじれた隆起線がある．根頭部は塊状で，茎の残基および赤色の芽を付けることがある．分枝した側根はねじれて屈曲する．

採集・保存　2年目の秋収穫するか，生育がよければ1年目の秋の終わりに収穫できる．以前は2〜4年栽培であったが，現在中部以南では1年栽培がほとんどである．収穫した根は水洗いして土砂を除き，陽乾する．

産地　カナダ，アメリカ，日本（北海道，兵庫）

主要成分　サポニン（6〜10％）：セネギンII，セネギンIII（オンジサポニンB）．

確認試験　① 粉末に水を加え，激しく振り混ぜるとき，持続性の微細な泡を生じる．② 水抽出液を水で薄め，吸光度測定法により吸収スペクトルを測定するとき，波長317 nm付近に吸収の極大を示す．

薬効・薬理　エタノールエキス：咽頭などの粘膜刺激により舌咽神経を介して反射的に気道液分泌を増加し，分泌された粘液の排出機能をも亢進して去痰作用を現すものと推定されている．50％メタノールエキス：ラット経口投与でうっ血性浮腫抑制および利尿作用．サポニン：ストレス性胃潰瘍発生予防効果を示す．

用途・配合処方　去痰薬．セネガシロップ⑮（セネガに10 vol％エタノール400 mLを加え，1〜2日浸漬し，浸出液をろ過し，全量を500 mLとし，これに白糖を加え，さらに精製水を加え1000 mLとして製する）

ノート　セネガ末⑮

---

13. ガイヨウ ⑮

英 Artemisia Leaf
ラ ARTEMISIAE FOLIUM
漢 艾葉

基原植物　ヨモギ　*Artemisia princeps* Pampanini またはオオヨモギ *A. montana* Pampanini（キク科 Compositae）

語源　*Artemisia*：ヨモギ属．ギリシャ神話の女神 Artemis に由来．*princeps*：最上の．

形態　多年草草本．茎は多数分枝し，地下茎は横につる枝状に伸びる．葉は楕円形で羽状に分裂し，裏面には白毛を密生し白く見える．夏から秋にかけて，茎の頂で分枝した黄褐色の小さな頭状花を多数付ける．

薬用部分　葉および枝先

性状　縮んだ葉およびその破片から成り，しばしば細い茎を含む．特異なにおいがあり，やや苦い．

採集・保存　5月頃に採取し，陰乾する．

産地　日本各地

主要成分　精油0.02％を含む．モノテルペノイド：シネオール，α-ツジョン．セスキテルペノイド：アルタブシン，ブルガ

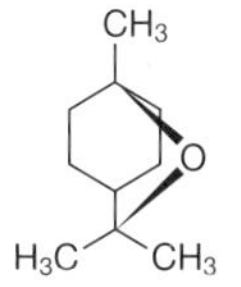

図13・1　シネオール

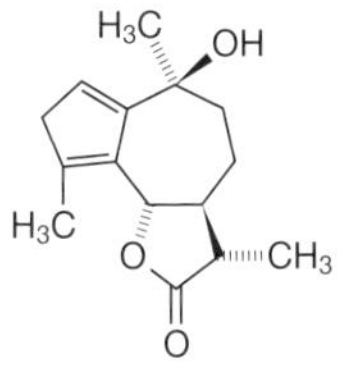

図13・2　アルタブシン

リン．クマリン：ウンベリフェロン，スコポレチン．その他：アルカロイド，アデニン，コリンなど．

確認試験 薄層クロマトグラフ法：メタノール・水抽出液を酢酸エチル・ヘキサン・酢酸混液で展開．紫外線（主波長365 nm）を照射するとき数個のスポットのうち2個のスポットは青白色の蛍光スポットと一致（ウンベリフェロン，スコポレチン）．

薬効・薬理 腸管および心臓の運動を抑制，呼吸促進，血圧降下，毛細血管の透過性を抑制．多糖体（AAFIIb-2：アラビノガラクタン）：抗補体活性．

用途・配合処方 健胃，胃痛，腹痛，下痢，喘息，貧血，止血薬とする．配合処方：芎帰膠艾湯．

関連漢方処方

■ **芎帰膠艾湯**（きゅうききょうがいとう）
〔川芎，甘草，艾葉，阿膠，当帰，芍薬，地黄〕
▶体力中等度以下で，冷え症で，出血傾向があるものの止血効果を目的とし，子宮出血，子宮内膜症，産後の出血，月経過多などに用いられる．

ノート ①日本の伝統行事・伝統文化と深くつながっており，端午の節句にはショウブと一緒に軒端にさしたり，風呂に入れたりして，邪気を払い無病息災を願う．②桃の節句に草餅にして食べる．ビタミンA，Cを含み栄養価が高く，あえものなど食用とされる．③**もぐさ**は5月頃に葉を採集し，陽乾後うすでつき砕き，ふるいにかけて，毛だけを集めたものである．お灸に用いる．④*Artemisia*属植物として，ヤマヨモギ，オトコヨモギ，イヌヨモギ，ニガヨモギ，カワラヨモギ，クソニンジンなど，わが国で20種程度知られている．

ガジュツ → ウコン・ガジュツ（p.6）

---

14. カッコン 局

英 Pueraria Root

ラ PUERARIAE RADIX

漢 葛根

基原植物 クズ *Pueraria lobata* Ohwi（マメ科 Leguminosae）

語源 *Pueraria*：スイスの植物学者Puerari に由来．*lobata*：lobatus（浅裂した）に由来．

形態 東アジア温帯各地に自生．つる性の木本で，長く伸びる貯蔵根をもつ．夏期に赤紫色の蝶形花を総状に付ける．

薬用部分 周皮を除いた根

性状 通例，不正六面体または板状．外面は淡灰黄色〜灰白色を呈する．横切面は形成層の特殊な発育によってできた同心性の輪層を認める．縦に割れやすく，折面はきわめて繊維性である．無臭で，味はわずかに甘く，後にやや苦い．

採集・保存 8月頃採集し，風通しのよいところに保存．

産地 中国（四川，湖南，浙江），韓国，日本（京都，奈良，静岡，長野など）

主要成分 デンプン10〜14%．イソフラボノイド類：ダイゼイン，ダイジン，プエラリン，ゲニステイン，ホルモノネチンな

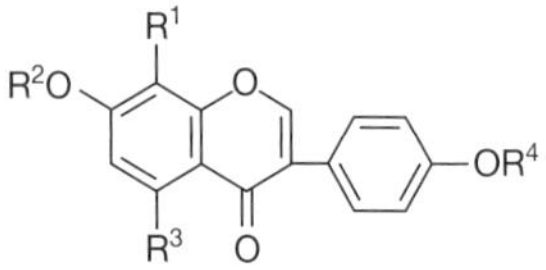

	R¹	R²	R³	R⁴
ダイゼイン	H	H	H	H
ダイジン	H	Glc	H	H
プエラリン	Glc	H	H	H
ゲニステイン	H	H	OH	H
ホルモノネチン	H	H	H	CH₃

図14・1 ダイゼイン，ダイジン，プエラリン，ゲニステイン，ホルモノネチン

ど，サポニン類：ソヤサポゲノール配糖体，クズサポゲノール配糖体．その他：プエロシド A, B, D，マンニトールなど．

確認試験 薄層クロマトグラフ法：メタノール抽出液を酢酸エチル・メタノール・水混液で展開．紫外線（主波長 365 nm）照射により，数個のスポットのうち 1 個の青白色スポット（プエラリン）．

薬効・薬理 鎮痙作用が認められる．ダイゼインの量に比例して抗アセチルコリン作用を示す．イソフラボノイド：乳がん抑制効果が認められる．イソフラボノイド画分およびダイゼイン：マウスの学習効果増強作用．プエラリン：血糖降下作用．

用途・配合処方 漢方処方薬として解熱，鎮痙を目標に用いられる．配合処方：葛根湯，葛根黄連黄芩湯，葛根加川芎辛夷，葛根紅花湯，桂枝加葛根湯など．

関連漢方処方

■ 葛根湯㊜ (かっこんとう)

〔葛根，麻黄，大棗，生姜，桂皮，芍薬，甘草〕

▶悪寒または悪風があって，発熱し，頸部から背にかけてこる症状があり，脈は浮いて力があるものに用いる．比較的体力があるもので発汗がなく，肩こり，筋肉痛，神経痛，じんま疹，熱性疾患の初期，炎症性疾患．頭痛，発熱，悪寒がして，自然発汗がなく肩や背などがこるもの，あるいは下痢するもの（風邪症候群，慢性副鼻腔炎，扁桃炎，中耳炎，結膜炎，乳腺炎，神経痛，五十肩，肩こり）．

■ 葛根黄連黄芩湯 (かっこんおうれんおうごんとう)

〔葛根，黄連，黄芩，甘草〕

▶体力中等度のものの急性胃腸炎，口内炎，舌炎，肩こり，不眠．

ノート ① クズデンプンの原料．② クズの花は葛花とよばれ，二日酔いの予防および治療に用いられる．

15. カロコン㊀・カロニン

(局外生規)

英 Trichosanthes Root

ラ TRICHOSANTHIS RADIX

漢 栝楼根

基原植物 *Trichosanthes kirilowii* Maximowicz，キカラスウリ *T. kirilowii* Maximowicz var. *japonica* Kitamura またはオオカラスウリ *T. bracteata* Voigt（ウリ科 Cucurbitaceae）

語源 *Trichosanthes*：thrix（毛）＋ anthos（花）．*kirilowii*：採集家 Kirilow に由来．

形態 ① *T. kirilowii* Maxim.：つる性多年生草木．根は肥大．果実は広卵状楕円形～球形．橙黄色に熟す．② キカラスウリ：わが国各地に自生するつる性多年草．雌雄異株．根は肥大．葉は互生し無毛．果実は広楕円球形～卵形で黄熟．③ オオカラスウリ：日本から東南アジアに分布するつる性多年草．葉の上面に密毛がある．果実は朱赤色．

薬用部分 皮層を除いた根

性状 不整の円柱形，しばしば縦割．無臭，微苦味．

採集・保存 秋から初冬にかけて採集し，風通しのよいところに保存．

産地 中国，韓国，日本

主要成分 デンプンを豊富に含む（天花粉）．トリテルペン類：11-オキソ-ククルビタ-5-エン-3,24,25-トリオール，α-スピナステロール．脂肪酸：トリコサント酸．タンパク質：トリコサンチン，カラスリン A，B，C．多糖体：トリコサン A～E．

確認試験 薄層クロマトグラフ法：メタ

$$CH_3(CH_2)_3-C\overset{H}{\underset{Z}{=}}C-\overset{H}{\underset{Z}{=}}C-\overset{H}{\underset{E}{=}}C-(CH_2)_7COOH$$

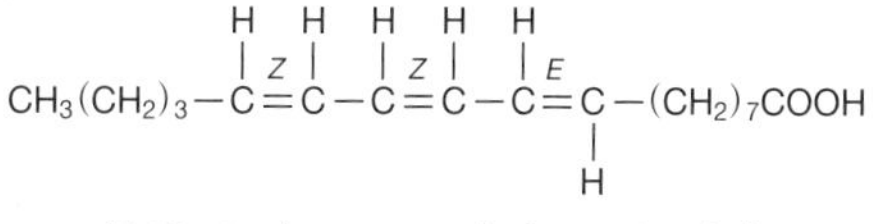

図 15・1 （9*E*, 11*Z*, 13*Z*）-トリコサント酸

ノール抽出液をヘキサン・酢酸エチル・酢酸混液で展開. 希硫酸噴霧し加熱後, 紫外線 (主波長 365 nm) 照射により R_f 値 0.4 付近に α-スピナステロールと一致する淡黄色～淡黄緑色の蛍光スポット.

薬効・薬理 血糖降下作用 (トリコサン A～E), 抗消化性潰瘍作用, アルコール代謝促進作用. カラスリン B, C: ウサギ網状赤血球系でのリソソーム不活性化を抑制.

用途・配合処方 漢方で止渇, 解熱, 鎮咳, 排膿, 催乳を目標に用いる. 配合処方: 柴陥湯, 柴胡桂枝乾姜湯, 柴胡清肝湯.

関連漢方処方

■ **柴陥湯** (さいかんとう)
〔柴胡, 半夏, 黄芩, 大棗, 栝楼仁, 人参, 甘草, 生姜, 黄連〕
▶小柴胡湯と小陥湯の合方である. 体力中等度以上で脇腹からみぞおちにかけて苦しく, ときに胸痛があるものの気管支炎, 咽頭炎, 肺炎, 肋膜炎, 感冒, 気管支喘息.

■ **柴胡桂枝乾姜湯** (さいこけいしかんきょうとう)
〔柴胡, 桂皮, 栝楼根, 黄芩, 牡蛎, 乾姜, 甘草〕
▶体力中等度以下で冷え症, 貧血気味, 神経過敏で, 動悸, 息切れ, ときに寝汗, 頭部の発汗, 口の乾きのあるもののつぎの諸症: 感冒後期症状, 血の道症, 更年期障害, 不眠症, 神経症.

■ **柴胡清肝湯** (さいこせいかんとう)
→ サンシシの項 (p.46) を参照.

ノート ① 薬用部位の異なる生薬に, 栝楼実 (果実: 解熱, 止渇), **栝楼仁** (種子: 局外生規. 解熱, 止渇, 消腫薬. 呼吸器の消炎などに応用), 栝楼皮 (果皮) がある. ② 天花粉 (撒布薬として幼児の皮膚病や止汗に用いる) の製造原料. ③ 同属植物としてチョウセンカラスウリ (中国, 朝鮮半島, ベトナムに分布するつる性多年草. 形状はキカラスウリに似るが, 葉が円形～心臓形で五～七深裂し, 果実は黄褐色) がある.

カンキョウ →
　ショウキョウ・カンキョウ (p.60)

---

16. カンゾウ 局

英 Glycyrrhiza
ラ GLYCYRRHIZAE RADIX
漢 甘草

基原植物 *Glycyrrhiza uralensis* Fisher または *G. glabra* Linné (マメ科 Leguminosae)

語源 *Glycyrrhiza*: glycys (甘い) + rhiza (根). *uralensis*: ウラル地方の.

形態 多年生草本, 高さ 1～3 m で茎の下部は木質化. ストロン†が伸びて茎を出し増殖. 茎の枝には稜がある. 蝶形花は淡紫色, 豆果 (p.28) は茶褐色でわん曲し剛毛があり, 中に種子数個.

†ストロン: つるになって地中をはい, 節から根や茎を出して繁殖する茎. 例: ユキノシタ, オランダイチゴ.

薬用部分 根およびストロンで, ときには周皮を除いたもの (皮去りカンゾウ)

性状 ほぼ円柱状, 径 0.5～3 cm, 長さ 1 m に及ぶ. 外面は暗褐色～赤褐色で縦じわがあり, しばしば皮目, 小芽を付ける. 周皮を除いたものは外面が淡黄色で繊維性. 横切面は, 皮部と木部の境界が明らかで, 放射状の構造を示し, しばしば放射状に裂け目がある. 髄はストロンで認めるが, 根には認めない. 弱いにおいがあり, 味は甘い.

採集・保存 2～3 年目の秋に根を掘り取りよく陽乾する. よく乾燥したものを風通しのよい場所で保存. 虫の食害に要注意.

産地 中国東北部, モンゴル, シベリアに自生する.

主要成分 グリチルリチン (2.0%以上: 日本薬局方ではグリチルリチン酸を採用), イソリキリチン, イソリキリチゲニン, リ

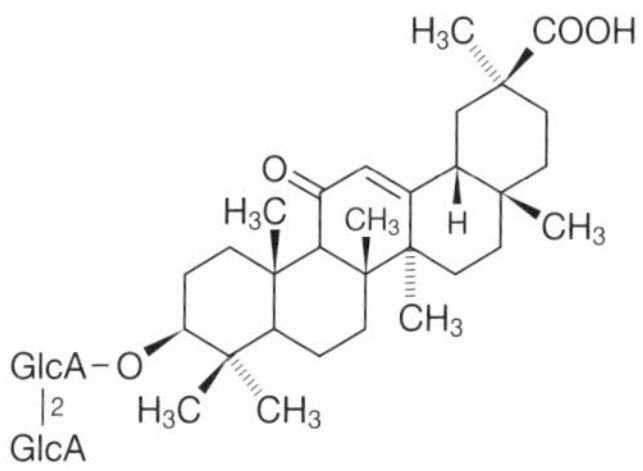

16. カンゾウ　19

図 16・1　グリチルリチン

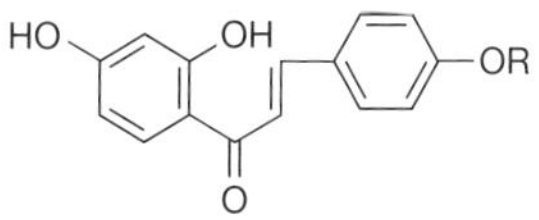

図 16・2　イソリキリチゲニン (R=H),
　　　　　イソリキリチン (R=Glc)

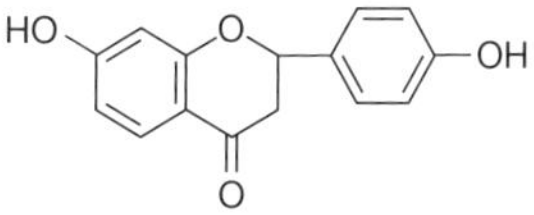

図 16・3　リキリチゲニン

キリチゲニン，ペクチン性多糖.

確認試験　薄層クロマトグラフ法：エタノール・水抽出液を 1-ブタノール・水・酢酸混液で展開. 紫外線 (主波長 254 nm) 照射によりグリチルリチンと一致する暗紫色スポット.

薬効・薬理　エキス：抗潰瘍，抗炎症，抗アレルギー，鎮咳，中枢制御の各作用. グリチルリチン：肝保護作用，抗アレルギー，抗腫瘍活性. ペクチン性多糖：抗補体活性，リンパ球 B 細胞幼若化作用.

用途・配合処方　鎮咳，去痰，粘滑，緩和，矯味を目的に，またリウマチ，関節炎，扁桃炎，アレルギー，消化性潰瘍，アジソン病などの治療を目的にエキス製剤のおよそ 7 割に配合. また，カンゾウエキスやグリチルリチンが製剤となっているので，抽出原料として大量に消費. 配合処方：甘草瀉

心湯，甘草湯，炙甘草湯，大黄甘草湯，調胃承気湯，黄芩湯，乙字湯，人参湯など.

関連漢方処方

■ 甘草瀉心湯 (かんぞうしゃしんとう)
〔半夏，黄芩，乾姜，人参，甘草，大棗，黄連〕
▶体力中等度でみぞおちがつかえた感じがあり，上腹部痛，悪心・嘔吐，もたれ感，下痢などを伴う症状.

■ 甘草湯 (かんぞうとう)
〔甘草〕
▶虚実陰陽の中間状態で炎症の激しくない咽頭喉頭痛，しわがれ声，局所の発作性疼痛 (痔疾，胃痙攣，排尿痛).

■ 炙甘草湯 (しゃかんぞうとう)
〔炙甘草，生姜，桂皮，麻子仁，大棗，人参，地黄，麦門冬，阿膠〕
▶体力中等度以下で動悸，息切れ，脈は結脈あるいは頻数で，不整脈が認められ，皮膚の乾燥，手足のほてり，易疲労感，口渇などの症状を伴うもの.
　†炙甘草：甘草の根を火で炙ったもの (修治).

■ 大黄甘草湯㊞ (だいおうかんぞうとう)
〔大黄，甘草〕
▶虚証に傾いた患者でないかぎり，証に関係なく常習便秘を目的に適用.

■ 調胃承気湯 (ちょういじょうきとう)
〔大黄，甘草，芒硝〕
▶体力中等度なものの便秘，便秘に伴う頭重，のぼせ，皮膚炎，ふきでもの，腹満と硬い便のある常習便秘.

ノート　① カンゾウは菓子，つくだ煮，醤油や味噌，清涼飲料水などの甘味料として大量に消費される. カンゾウは砂漠に近い環境に自生しているが，栽培化は進んでおらず自生種の採取が主体をなしている. カンゾウの需要は世界的にみてきわめて大であり，自生種の過剰採取がなされ，特に中国で砂漠化を惹起しているとの中国政府の見解から，マオウ同様 2000 年から厳し

い輸出規制がひかれ，生薬資源の枯渇問題に波紋をよんでいる．② カンゾウを1日量2.5 g 以上含む漢方薬を服用する場合，低カリウム血症，血圧上昇，ナトリウム・体液の貯留，浮腫，体重増加などのためアルドステロン症状が現れる場合がある．その場合は服用を中止する．特に合方の場合カンゾウの総量に注意を要する．③ カンゾウ末⑮，カンゾウエキス⑮，カンゾウ粗エキス⑮

17. キ キ ョ ウ ⑮

[英] Platycodon Root
[ラ] PLATYCODI RADIX
[漢] 桔梗根

基原植物 キキョウ *Platycodon grandiflorus* A. De Candolle（キキョウ科 Campanulaceae）

語源 *Platycodon*: platy（広い）+ codon（鐘），花の形に由来．*grandiflorus*: 大形花の．

形態 多年生草本．草丈 40〜100 cm，根は太く多肉で黄白色，茎は上部で分枝．葉は互生し，卵形で鋭鋸歯縁．花期は8〜9月．茎頂に青紫色の鐘形花を直生．

薬用部分 根

性状 不規則なやや細長い紡錘形〜円錐形．外面は，皮付きは灰褐色（生干桔梗），皮去りは白色〜淡褐色（晒桔梗）．わずかなにおいがあり，味は初めなく，後にえぐくて苦い．

採集・保存 根を6〜7月または秋に地上部が枯れた頃掘り取り，水洗い後，皮を除いて陽乾する．虫が付きやすいので，乾燥し，風通しのよい場所で保管する．

産地 日本各地，中国，韓国

主要成分 サポニン類：プラチコジンA，C，D およびポリガラシンD．その他：ベツリン，イヌリンなど．

確認試験 ① 熱水抽出液を冷後激しく振り混ぜると持続性の微細な泡を生じる（サポニンの起泡試験）．② 無水酢酸の加温溶液に，硫酸を穏やかに加えると，境界面は赤〜赤褐色，上層は青緑色〜緑色を呈する（Liebermann-Burchard 反応）．

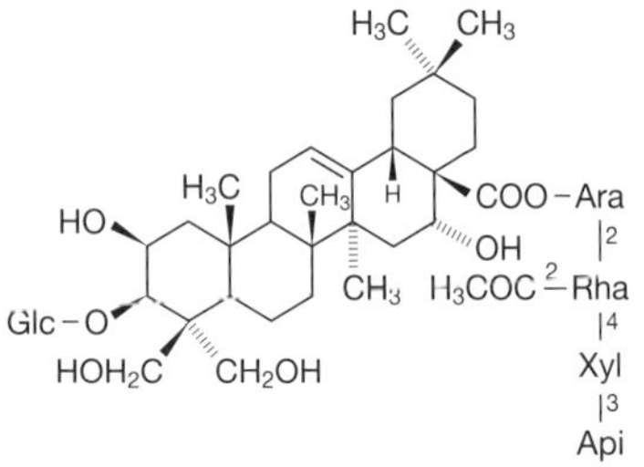

図17・1 プラチコジンA

薬効・薬理 エキス：舌下または経口適用で，ウサギ，イヌ，ラット，ハトにおいて唾液分泌や気道粘液分泌促進．粗サポニン：鎮静，鎮痛，鎮咳，去痰，抗炎症，抗アレルギー，胃液分泌抑制，抗潰瘍，末梢血管拡張作用など．

用途・配合処方 去痰薬として配合剤原料．漢方で，消炎・排膿薬，鎮咳・去痰薬とみなされる処方およびその他の処方に配合される．主要作用 ① 鎮咳・去痰作用：感冒，肺炎，気管支炎に用い，粘性の痰を伴う咳嗽を治す．② 排膿作用：蓄膿症，排膿瘍，その他の化膿性疾患に用い，排膿を促す．③ 咽痛治療作用：扁桃腺炎，急性咽喉炎などに用い，咽痛を治す．配合処方：延年半夏湯，桔梗湯，荊芥連翹湯，参蘇飲，十味敗毒湯，清上防風湯，排膿散，防風通聖散など．

関連漢方処方

■ **桔梗湯**（ききょうとう）
〔桔梗，甘草〕
▶咽喉が腫れて痛む扁桃炎，扁桃周囲炎．

■ **小柴胡湯加桔梗石膏**（しょうさいことうかききょうせっこう）
〔柴胡，半夏，生姜，黄芩，桔梗，大棗，人参，甘

草, 石膏〕

▶比較的体力があり, ときに脇腹からみぞおちあたりにかけて苦しく, 喉が腫れて痛むものの喉の痛み, 扁桃炎, 耳下腺炎, 中耳炎.

■ **排膿散** (はいのうさん)

〔芍薬, 枳実, 桔梗, 卵黄1個 (卵黄はなくても可)〕

▶体力中等度以上, 化膿性皮膚疾患の初期または軽いもので, 疼痛を伴う化膿性疾患で, 患部の緊張硬結が強いものに用いる.

■ **排膿湯** (はいのうとう)

〔甘草, 桔梗, 生姜, 大棗〕

▶体力中等度以下で, 化膿性皮膚疾患の初期または軽いもの.

■ **排膿散及湯** (はいのうさんきゅうとう)

〔桔梗, 甘草, 枳実, 芍薬, 大棗, 生姜〕

▶排膿散と排膿湯を合方した処方. 体力にかかわらず, 皮膚, 粘膜の化膿性疾患の初期または軽いものの歯肉炎, 化膿性リンパ節炎, 扁桃炎などに用いる.

ノート ① 韓国でキキョウの根は "トラジ" とよばれ, 食用にされている. ② キキョウ末⓾, キキョウ流エキス⓾

キジツ (キコク) → トウヒ・キジツ (キコク)・チンピ (p. 89)

キ ジ ュ → p. 124

---

18. キ ナ

英 Cinchona Bark

ラ CINCHONAE CORTEX

基原植物 アカキナノキ *Cinchona succirubra* Pavon et Klotzsch またはその他同属植物 (アカネ科 Rubiaceae)

語源 *Cinchona*: ペルー総督夫人の Chinchon 伯爵夫人の名にちなむ. *succirubra*: succiruber (赤い汁の) に由来. キナノキ: キナはこの木の樹皮のインカ名 "キナキナ" に由来.

形態 常緑高木. 樹高20m以上. 葉は対生し, 広楕円形, 有柄, 全縁. 集散花序に淡紅色, 筒状で先が五裂している小花を付ける. 果実はさく果 (p.1) で, 種子は翼があって小さい.

薬用部分 樹皮

性状 基原植物の品種により外観, 色沢が異なる. *C. succirubra* 種系統種は管状, 半管状または板状の皮片. 外面は暗褐色, 通常白色～灰色の地衣類を付着している. 内面は黄赤色～灰褐色, 縦線を認める. 折面の外部はもろく, 粒状で, 内部は短繊維性である. わずかににおいがあり, 味は渋くきわめて苦い.

採集・保存 7～8年目の主幹または枝, ときには根の皮をはぎ採取. 十分乾燥したものを密閉容器に入れて保存. 風通しのよい暗所に保管.

産地 インドネシア (ジャワ, スマトラ), ペルー, ボリビア, コロンビア

主要成分 キノリンアルカロイド: キニーネ, キニジン, シンコニン, シンコニジンなど. その他: タンニン, シンコナレッド, キナ酸など.

薬効・薬理 キニーネ, キニジンとも抗マラリア作用, 解熱作用, 抗不整脈作用, クラーレ様作用, 子宮収縮作用をもつが, キニジンの抗不整脈作用はキニーネより強い. さらに苦味健胃薬, 強壮薬としての作用もあるといわれている.

用途・配合処方 解熱薬, マラリア治療薬, 苦味強壮薬, キニーネ塩酸塩水和物⓾⓿, キニジン硫酸塩水和物⓾⓿の製剤原料. 生薬として輸入されることはきわめて少ない.

ノート ① キナ皮はマラリアの特効薬として約100年の間よく使われてきた. また, 明治時代にはあらゆる疾病に万能薬として用いられた. 1971年以降副作用の問

題で風邪薬など家庭薬に配合することが禁止され，また近年は合成マラリア薬が使われるようになり，需要は激減した．② キニーネ塩酸塩水和物，キニーネ硫酸塩水和物は抗マラリア薬として，キニジン硫酸塩水和物は不整脈治療薬として，半合成品であるキニーネエチル炭酸エステル⑩は抗マラリア薬，解熱薬として使用される．

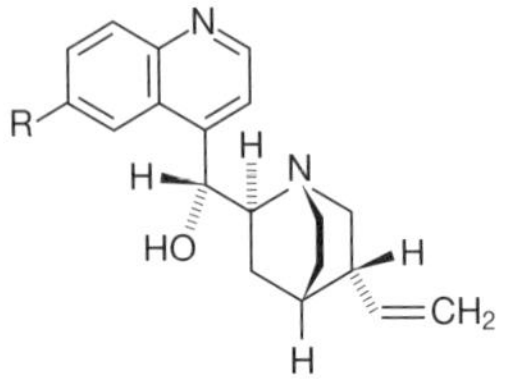

図18・1 キニーネ（R＝H₃CO），
シンコニジン（R＝H）

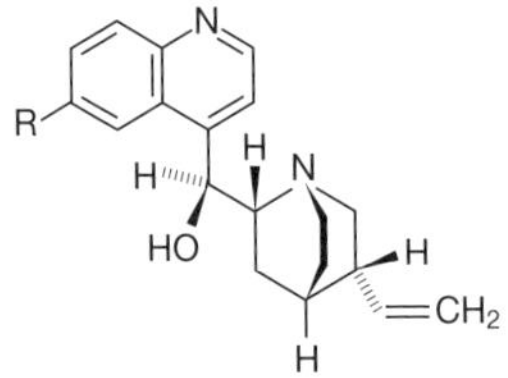

図18・2 キニジン（R＝H₃CO），
シンコニン（R＝H）

19. キョウカツ ⑩

英 Notopterygium
ラ NOTOPTERYGII RHIZOMA
漢 羌 活

基原植物 *Notopterygium incisum* Ting ex H. T. Chang または N. *forbesii* Boissieu（セリ科 Umbelliferae）

形態 多年生草本で高さ 60〜120 cm．根茎は大きく竹節状に伸びる．根頭部の葉は枯れて，鞘状に残る．茎は直立し，中空で紫色を帯びる．根生葉は有柄で，葉柄下部は葉鞘となる．

薬用部分 根茎および根

性状 ややわん曲して円柱形〜円錐形を呈し，ときに根茎は分枝する．外面は黄褐色〜暗褐色で，根茎はその頂端にやや円形にくぼんだ茎の跡があり，ときには短い茎の残基を付け，外面には隆起した節がある．特異なにおいがあり，味は初めはわずかに酸味があり，後にやや辛く，わずかに麻痺性である．

採集・保存 春または秋に，根茎または根を掘り取り，陽乾またはあぶって乾燥する．栽培では春期または秋期に種子をまくか，根茎の株分けで増殖することもできる．

産地 中国（四川，青海，甘粛）

主要成分 イソインペラトリン，ベルガプテン，クニジリン，*p*-ヒドロキシフェネチルアニサート，ノトプテロール，ノトプトール，ベルガプトール，ノダケネチン，ノダケニン，6′-*O*-(*trans*-フェルロイル)-ノダケニン，ベルガプトール-*O*-β-グルコピラノシド．

確認試験 薄層クロマトグラフ法：ヘキサン抽出液をメタノール・水混液でオクタデシルシリル化シリカゲル（蛍光剤入り）薄層板展開．紫外線（主波長 365 nm）照射により，R_f 値 0.5 付近に青白色の蛍光スポット．このスポットは紫外線（主波長 254 nm）照射により暗紫色を呈する（イソインペラトリン）．

薬効・薬理 鎮痛作用，脂質過酸化抑制作用．ノトプテロール：抗炎症，血管透過性亢進抑制作用．

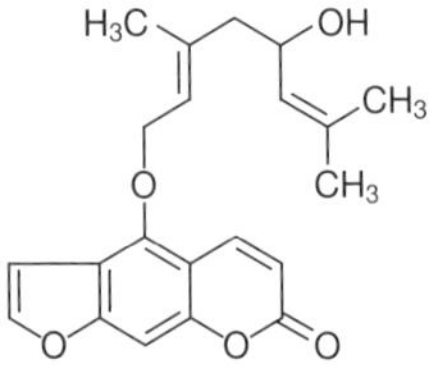

図19・1 ノトプテロール

用途・配合処方 表症に多く用い，発汗，解熱，鎮痛，鎮痙，新陳代謝賦活薬として

頭痛，関節痛，リウマチ，身体不随，身体疼痛などに応用する．配合処方：秦芁羌活湯，川芎茶調散，疎経活血湯，大防風湯，二朮湯など．

関連漢方処方

■ **秦芁羌活湯**（じんぎょうきょうかつとう）
〔秦芁，黄耆，羌活，防風，升麻，甘草，麻黄，柴胡，藁本，細辛，紅花〕
▶体力中等度でかゆみのある痔疾．

■ **川芎茶調散**（せんきゅうちゃちょうさん）
→ サイチャの項（p.44）参照．

■ **疎経活血湯**（そけいかっけつとう）
→ ボウイの項（p.109）参照．

ノート　形態が蚕に似ているので蚕芁，竹節芁ともいわれる．

20. キョウニン 局

英 Apricot Kernel
ラ ARMENIACAE SEMEN
漢 杏 仁

基原植物　ホンアンズ *Prunus armeniaca* Linné，アンズ *P. armeniaca* Linné var. *ansu* Maximowicz または *P. sibirica* Linné（バラ科 Rosaceae）

語源　*Prunus*：ギリシャ語のモモの木（prune）に由来．*armeniaca*：小アジアのアルメニア．

形態　落葉性高木で高さ 4〜9 m．樹皮は暗紅褐色で縦に細い裂け目がある．葉は互生，葉柄は帯紅色，葉身は卵円形．花は小枝の頂に単生，白色〜淡紅色で五弁．核果は心臓卵円形．

薬用部分　種子

性状　扁圧した左右やや不均等な卵形を呈する．一端は鋭くとがり，他の一端は丸みを帯びてここに合点がある．種皮は褐色で，外面にはすれて落ちやすい石細胞となった表皮細胞があって，粉をふいたよう

である．においがなく，味は苦く，油様である．

採集・保存　夏期の果実が熟したときに核を取り，風通しのよい日陰で乾燥する．9〜10 月頃，核を割り，種子を取出し，さらして乾燥する（この時期に取出した種子は膨らみが大きい）．

産地　中国，北朝鮮，日本（長野，山梨）

主要成分　青酸配糖体：アミグダリン．ステロイド：エストロン，エストラジオール-17β．油脂油（30〜50％）．酵素：エムルシン（β-グルコシダーゼ）．

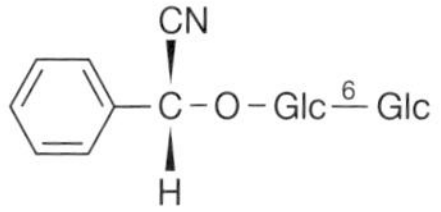

図 20・1　アミグダリン

確認試験　① 薄層クロマトグラフ法：メタノール抽出液を酢酸エチル・メタノール・水混液で展開．紫外線（主波長 365 nm）を照射するとき，R_f 値 0.7 付近に青白色の蛍光スポット．噴霧用チモール・硫酸・メタノール試液を噴霧し，加熱するとアミグダリンと一致する赤褐色スポット．② 水を加えて突き砕くとベンズアルデヒドのにおいを発する（アミグダリン）．

薬効・薬理　青酸：微量で呼吸興奮．アミグダリン：マウスに経口投与で亜硫酸ガスによる咳を鎮静する．煎出エキス：ビール酵母による発熱ラットに対して解熱作用を示し，モルモット摘出回腸の自動運動を亢進し，モルモット気管平滑筋のヒスタミンによる収縮を抑制し，エフェドリンによる弛緩反応を増強する．

用途・配合処方　鎮咳去痰薬として喘息，咳嗽，呼吸困難などを目標に用いる．キョウニン水局（キョウニンエキス）として去痰薬，杏仁油の原料．配合処方：桂麻各半湯，五虎湯，清肺湯，潤腸湯，神秘湯，麻黄湯，麻杏甘石湯，麻杏薏甘湯，麻子仁丸など．

関連漢方処方

■ 桂麻各半湯 (けいまかくはんとう)
〔桂皮, 芍薬, 生姜, 甘草, 麻黄, 大棗, 杏仁〕
▶太陽病ではあるが日数がかなり経過して体力中等度またはやや虚弱なものの感冒, 皮膚掻痒症, じんま疹など.

■ 神秘湯 (しんぴとう)
〔麻黄, 杏仁, 厚朴, 陳皮, 甘草, 柴胡, 蘇葉〕
▶体力中等度で慢性の咳や喘息発作で静かに座ったり寝ていることができず, 喘鳴があり呼吸困難のものを治療する. 気管支喘息, 小児喘息, 肺気腫, 気鬱など.

■ 潤腸湯 (じゅんちょうとう)
〔当帰, 地黄, 麻子仁, 桃仁, 厚朴, 杏仁, 黄芩, 枳実, 大黄, 甘草〕
▶体力中等度またはやや虚弱で血熱, 血虚が原因の常習性便秘, 便秘を伴う肌荒れ.

■ 麻杏甘石湯 (まきょうかんせきとう)
〔石膏, 麻黄, 杏仁, 甘草〕
▶体力中等度以上, 咳鳴, 痰が切れにくいもの, 口渇, 自然発汗を伴う気管支喘息, 肺炎等に用いる. 発作時の頓服によく用いられる. 乳幼児に頻用. 胃腸の弱い人に適さない.

ノート ① 水蒸気蒸留の直後の留液中ではマンデロニトリルがベンズアルデヒドとシアン化水素 (HCN) に分解して存在するが, 時間が経つと両者が結合しマンデロニトリルとなって存在する. ② キョウニンはトウニンと形態が非常に似ているが, トウニンとは別の目的で用いられることに注意する (p.88を参照).

---

21. クジン 局

英 Sophora Root
ラ SOPHORAE RADIX
漢 苦参

基原植物 クララ *Sophora flavescens* Aiton (マメ科 Leguminosae)

語源 *Sophora*: 蝶形花植物を示すアラビア語. *flavescens*: 帯黄色になる. クララ: 漢名"眩草"は根をかむと目がくらむくらい苦いことに由来.

形態 多年生草本. 茎は双生し, 直立して1m以上になる. 葉は互生し, 奇数羽状複葉, 小葉は6~10対で卵状披針形, 鈍頭, 茎, 葉ともに細い毛がある. 初夏総状花序を頂生し, 淡黄緑色まれに帯紫色の蝶形花を密に付ける.

薬用部分 根 (しばしば周皮を除いたもの)

性状 円柱状, 外面は暗褐色~黄褐色で, 明瞭な縦じわと短い横紋状の皮目がある. 周皮を除いたものは淡褐色で表面はやや繊維性. 横断面では皮部と木部の境界は色がやや濃いので両部分の区別はたやすい. かすかににおいがあり, 破片をかむと硬く, 残留性の苦みがある.

採集・保存 7~9月に根を掘り上げ, 水洗いして陽乾した後, ひげ根を除き外皮をはぐ. 小さく刻んで陽乾. 十分乾燥させた後, 密閉容器に入れ保存.

産地 中国, 韓国, 日本 (長野, 富山, 徳島)

主要成分 キノリチジンアルカロイド: マトリン, オキシマトリン, ソホラノール, アナギリンなど. フラボノイド: クラリノール, クラリジノール, クラリノンなど.

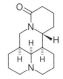

図 21・1 *d*-マトリン

確認試験 希酢酸抽出ろ液にドラーゲンドルフ試液を加えると直ちに橙黄色の沈殿を生じる.

薬効・薬理 マトリン: 解熱作用や血管

運動中枢の抑制により血圧降下作用を示す. また抗ストレス潰瘍作用を示す. オキシマトリン: 抗潰瘍作用, 胃液分泌抑制作用, 中枢抑制作用を示す.

用途・配合処方 苦味健胃薬, 消炎止瀉薬, 寄生性皮膚疾患などに煎液を外用. 主要作用 ① 清熱去湿作用: 膀胱炎などに用い, 清熱 (汗をかかせず炎症・発熱などを鎮める) し利尿をはかる. 湿熱性の皮膚炎に用い消炎し, かゆみを止める. ② 外用法: 皮膚瘙痒症に用い, 外用して皮膚の炎症を鎮めかゆみを止める. 配合処方: 苦参湯, 三物黄芩湯, 蛇床子湯, 消風散, 当帰貝母苦参丸料.

関連漢方処方

■ **苦参湯** (くじんとう)
〔苦参〕
▶たむし, ただれ, あせも, かゆみ.

■ **三物黄芩湯** (さんもつおうごんとう)
〔地黄, 黄芩, 苦参〕
▶体力中等度またはやや虚弱で手足のほてりがあるもの, 湿疹, 不眠症, 産褥熱, 更年期障害.

■ **蛇床子湯** (じゃしょうしとう)
〔蛇床子, 当帰, 威霊仙, 苦参〕
▶ただれ, かゆみ, たむし.

■ **当帰貝母苦参丸料** (とうきばいもくじんがんりょう)
〔当帰, 貝母, 苦参〕
▶体力中等度以下で小便がしぶって出にくいもの, 排尿困難.

ノート ① クジンは毒性が強いので民間の薬用は避けるべきである. ② クジン末㊖

---

22. ク ラ ー レ

英 Curare
ラ CURARE

基原植物 (1) ツヅラフジ科クラーレ: *Chondodendron tomentosum* Ruiz et Pavon (ツヅラフジ科 Menispermaceae) を主とする.

(2) マチン科クラーレ: *Strychnos toxifera* Bentham (マチン科 Loganiaceae) を主とする.

形態 (1) 南米ペルー地方に分布するつる性の低木. 葉は互生し, 長柄を有し, 心形, 鋭先, 全縁. 円錐花序を腋出し, 小花を付ける.

(2) アマゾン, オリノコ河上流に分布するつる性の木本で, 茎の径は 10 cm に達する. 葉は対生し, 楕円形, 鋭先, 全縁, 全体に赤褐色の毛を密生する. 複集散花序を頂生し, 細長い円筒状の花を付ける.

薬用部分 樹皮またはつるから得た濃縮水製エキス.

性状 暗褐色～黒色の塊状で, わずかなにおいと, 強い芳味がある. 従来, 蓄えておく容器によって竹筒入りの竹筒クラーレ (tubo-curare, bamboo-curare), 素焼きのつぼ入りのつぼクラーレ (pot-curare), ヒョウタンの果実の空洞に入れたヒョウタンクラーレ (calabash-curare) の名称が使用されてきた. 現在では, 竹筒クラーレおよびつぼクラーレは上記(1), (2)の基原植物を主原料としてつくられるので, 主作用成分の由来する植物に基づいて, ツヅラフジ科クラーレ, マチン科クラーレとよばれる.

産地 (1) ブラジル, ペルー, エクアドル. (2) ギアナ, ベネズエラ, コロンビア.

主要成分 (1) ビスベンジルイソキノリンアルカロイド: *d*-ツボクラリン, メチルイソコンドデンドリン, *l*-クリン, コンドデンドリン. (2) インドールアルカロイド: *C*-クラリン, トキシフェリン, *C*-フルオロクリン.

薬効・薬理 ツボクラリン塩化物: 末梢性骨格筋弛緩薬の代表的薬物. 神経筋接合部において終板に対するアセチルコリンの

作用と競合的に拮抗することにより神経筋伝達を遮断し、骨格筋の弛緩作用を示す。また局所麻酔剤中毒、破傷風などに鎮痙薬として用いられる。マチン科クラーレはツヅラフジ科クラーレ同様、筋弛緩、運動神経末端麻痺作用を示す。

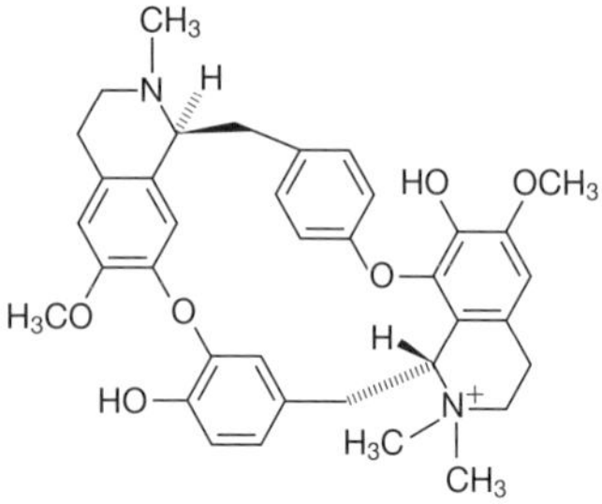

図22・1 *d*-ツボクラリン

(用途・配合処方) *C. tomentosum* の樹皮は、ツボクラリン塩化物塩酸塩水和物(毒)の製剤原料。

(ノート) クラーレは南米アマゾン河流域に住むインディオが種々の植物の水抽出エキスからつくった矢毒の名称で、"鳥を殺す"という意味をもち、狩猟のために使用された。消化管からはほとんど吸収されないので、クラーレで倒した動物をすぐ食べても中毒しない。

23. ケイガイ (局)

[英] Schizonepeta Spike
[ラ] SCHIZONEPETAE SPICA
[漢] 荊芥穂

(基原植物) ケイガイ *Schizonepeta tenuifolia* Briquet (シソ科 Labiatae)

(語源) *Schizonepeta*: schizo (裂ける) + nepeta (Nepeta 属に近縁)。*tenuifolia*: 細葉の。

(形態) 一年生草本で高さ60〜90 cm。茎は方形で直立し上部は多分枝。葉は対生、羽状に深裂。穂状の輪散花序を頂生、淡紫紅色の小花を密に付ける。小堅果は卵形〜楕円形。

(薬用部分) 花穂

(性状) 細長い穂状を呈し、帯紫緑褐色〜緑褐色である。花穂は細かい唇形花またはしばしば果実を含むがく筒を付ける。花穂の下部にはときに葉を付けることがあり、葉は線状または狭披針形である。花軸は方柱形で紫褐色を呈する。特異な芳香があり、口に含むとわずかに清涼感がある。

(採集・保存) 8月になると花穂の下から開花し始め、順次上へ開花していく。この花穂の開花が半分以上を過ぎた頃、地際から刈り取る。8月下旬〜9月中旬が収穫の適期である。刈り取り直後、むしろなどに広げ、陽乾し、花穂を採取する。

(産地) 中国、朝鮮、日本(鳥取)

(主要成分) 精油(約1.8%): *d*-メントンが主成分。ほかに *dl*-メントン、*d*-リモネン、*l*-プレゴンなど。モノテルペン配糖体: シゾネペトシドA〜Eなど。フラボノイド配糖体: アピゲニン-7-*O*-β-グルコシド、ルテオリン-7-*O*-β-グルコシド、ヘスペリジン。

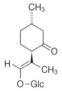

図23・1 シゾネペトシドA

(確認試験) 薄層クロマトグラフ法: 酢酸エチル抽出液をヘキサン・酢酸エチル混液で展開。4-メトキシベンズアルデヒド・硫酸試液を噴霧、加熱後適切な湿度のもと放冷後、紫外線(主波長365 nm)を照射するとき、R_f 値0.5付近に青色(プレゴン)の、R_f 値0.1付近に黄色(ウルソール酸)

の蛍光を発するスポット.

薬効・薬理 鎮痛, 抗炎症作用や発汗, 解熱, 駆風作用, 感冒発熱による疼痛, 喉の腫れ物, 吐血, 血便や産前産後の症状に煎剤として用いる.

用途・配合処方 漢方で発汗, 解熱, 鎮痙, 解毒などを目標に用いる. 配合処方: 荊芥連翹湯, 荊防敗毒散など.

関連漢方処方

■ **荊芥連翹湯**（けいがいれんぎょうとう）
〔当帰, 芍薬, 川芎, 枳殻（または枳実), 黄芩, 山梔子, 連翹, 荊芥, 防風, 地黄, 黄連, 黄柏, 薄荷葉, 甘草, 白芷, 柴胡, 桔梗〕
▶体力中等度以上で皮膚の色が浅黒く, ときに手足の裏に脂汗をかきやすく腹壁が緊張しているものの副鼻腔炎, 中耳炎, 鼻炎, 面疱, 扁桃炎, 蓄膿症, にきび, 湿疹など.

ノート 中国東北部で裂葉荊芥（多裂葉荊芥）S. multifida Briq. を荊芥とすることがある.

24. ケイヒ 局

英 Cinnamon Bark
ラ CINNAMOMI CORTEX
漢 桂 皮

基原植物 *Cinnamomum cassia* Blume（クスノキ科 Lauraceae）

語源 *Cinnamomum*: ケイヒのギリシャ名. cinein（巻く）+ amomos（申し分ない）. ケイヒの巻いた形とその芳香を称した名. *cassia*: ケイヒ."よい香り"の意.

形態 常緑高木で, 樹皮は灰褐色. 葉は互生, 黄緑色の小花を多数付ける. 花期 5〜7月.

薬用部分 樹皮または周皮の一部を除いたもの

性状 半管状または巻き込んだ管状の破片. 外面は暗赤褐色, 内面は赤褐色を呈し, 平滑である. 破折しやすく, 折面はやや繊維性で赤褐色で, 淡褐色の薄層がある. 特異な芳香をもち, 甘く, 辛く, 後にやや粘液性で, わずかに収れん性.

採集・保存 夏〜秋に樹皮をはぎ, 外皮が粗いものはこそげ落とし, 陽乾する. 乾燥した場所に保存.

産地 インド南部, ジャワ島, ベトナム北部, スリランカで栽培. 中国（広東, 広西, 雲南）.

主要成分 精油（ケイヒ油）1〜3%を含む（精油含量 0.5 mL/50 g 以上）. フェニルプロパノイド: シンナムアルデヒド（ケイアルデヒド, ケイヒアルデヒド）80〜90%を主成分とする. ケイ皮酸, サリチルアルデヒドなど. ジテルペノイド: シンゼイラミン, シンゼイラノール. タンニン: *l*-エピカテキン, シンナムタンニン I.

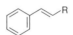

図 24・1 シンナムアルデヒド（R=CHO）, ケイ皮酸（R=COOH）

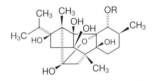

図 24・2 シンゼイラミン（R=COCH₃）, シンゼイラノール（R=H）

確認試験 薄層クロマトグラフ法: エーテル抽出液をヘキサン・酢酸エチル混液で展開. 紫外線（主波長 254 nm）照射によりシンナムアルデヒドと一致する紫色スポットならびに 2,4-ジニトロフェニルヒドラジン試液で黄橙色スポット（シンナムアルデヒド）.

薬効・薬理 抗炎症, 抗アレルギー作用, 発汗解熱作用. サリチルアルデヒド: 鎮

静・鎮痙作用，末梢血管拡張作用，血小板凝集抑制作用，抗菌作用．多糖体画分：抗腫瘍活性．

用途・配合処方 漢方処方用薬であり，風邪薬，鎮痛鎮痙薬，解熱鎮痛消炎薬，保健強壮薬，婦人薬とみなされる処方に高頻度で配合されている．配合処方：桂枝湯，桂枝加黄耆湯，桂枝加芍薬湯，白虎加桂枝湯，苓桂朮甘湯など．

関連漢方処方

■ 桂枝湯（けいしとう）
〔桂皮，芍薬，大棗，生姜，甘草〕
▶"傷寒論"のいちばん初めに出てくる処方．悪寒または悪風†を伴う熱で，脈が浮かんで弱く，やや拍動の速いものに用いる．体力が衰えたときの風邪の初期で，自然発汗があって，微熱，悪寒するもの（感冒，頭痛，神経痛，筋肉痛，関節リウマチ，神経衰弱）．

†悪風：外気に触れたり，風に当たったときにだけ不快な違和感の寒気を感じること．一方，悪寒は布団をたくさんかぶって寝ていても，ぞくぞくと寒気を感じることをさす．

■ 桂枝加黄耆湯（けいしかおうぎとう）
〔桂皮，芍薬，大棗，黄耆，生姜，甘草〕
▶桂枝湯証で盗汗のある者，虚弱児の感冒，湿疹．体力が虚弱なものの寝汗，あせも．皮膚疾患用薬．

■ 桂枝加芍薬湯（けいしかしゃくやくとう）
〔桂皮，大棗，生姜，芍薬，甘草〕
▶比較的体力のないものの腹部膨満感を伴う腹痛，下痢あるいは嘔吐するもの（しぶり腹，腸炎，慢性虫垂炎，慢性腹膜炎）．

■ 白虎加桂枝湯（びゃっこかけいしとう）
〔知母，粳米，石膏，甘草，桂皮〕
▶体力中等度以上で熱感，口渇，のぼせがあるものの喉の渇き，ほてり，湿疹，皮膚炎など．白虎湯よりのぼせが激しいもの．

■ 苓桂朮甘湯 局（りょうけいじゅつかんとう）
〔茯苓，桂皮，白朮または蒼朮，甘草〕

▶体力中等度以下でめまい，ふらつきがあり，ときにのぼせや動悸があるものの立ちくらみ，頭重，胃内停水感などのあるもの，心悸亢進症，メニエール病，胃下垂など．

ノート ① 日本漢方では *C.cassia* の樹皮部（桂皮）を**桂枝（ケイシ）**として使用しているが，中医学では幹皮，粗桂皮を**肉桂（ニッケイ）**とよび，*C.cassia* の小枝（径1 cm 以下の細枝を帯皮のまま乾燥したもの）を桂枝として薬能を分けている．② 同属植物としては *C. obtusifolium* NEES（安南桂皮），*C. burmannii* Blume（ジャワ桂皮），*C. sieboldii* Meisn（日本桂皮），*C. zeylanicum* Nees（セイロン桂皮）などがある．なおセイロン桂皮はニッケイ（肉桂）*C. okinawense* とともにスパイス（シナモン）として用いられる．③ ケイヒ末局，ケイヒ油局（芳香性健胃薬，駆風薬，食品香料として用いる）

ケジギタリス →
　ジギタリス・ケジギタリス（p. 52）

---

25. ケツメイシ 局

英 Cassia Seed
ラ CASSIAE SEMEN
漢 決明子

基原植物 エビスグサ *Cassia obtusifolia* Linné または *C. tora* Linné（マメ科 Leguminosae）

語源 *Cassia*：肉桂（*Cinnamomum cassia*）の古名から転用し，マメ科の属名とした．*obtusifolia*：鈍頭の葉．

形態 一年生草本，高さ 0.7～1 m．茎に稜がある．偶数羽状複葉，小葉は3対でくさび形卵形．鮮黄色の蝶花．豆果†は六稜形．

†豆果：子房が成熟し果実となり，成熟

後乾燥すると内外の縫線に沿って開裂し，2片に分裂するもの．通常マメ科植物の莢とよばれるもの．

薬用部分 種子

性状 ひし形状の短円柱形．一端は鋭くとがり，他の一端は平坦．外面は緑褐色～褐色でつやがあり，両側面に淡黄褐色の縦線または帯がある．質は硬い．横切面は円形または鈍多角形．砕くとき特異なにおいおよび味がある．

採集・保存 秋，鞘が褐色に熟した頃種子を採取し，陽乾し，風通しのよい場所に保存．

産地 中国，北朝鮮，インド，タイ

主要成分 アントラキノン：エモジン，オブツシホリン，アウランチオオブツシンなど．ナフタレン誘導体：トラクリソン，トララクトンなど．

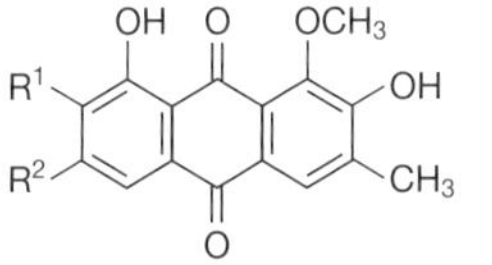

図25・1 オブツシホリン（R¹=R²=H），
アウランチオオブツシン（R¹=CH₃O，
R²=HO）

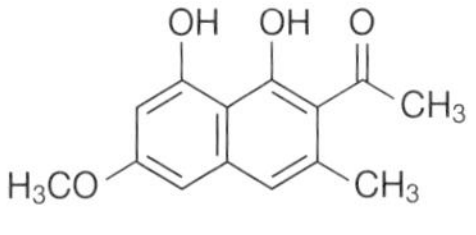

図25・2 トラクリソン

確認試験 本品の粉末をシリカゲルの入ったデシケーターでよく乾燥．スライドガラス上にとり，小ガラスリングを載せ，水で潤したろ紙でふたをし，スライドガラス下面を徐々に加熱．ろ紙の上面が黄色を呈したら，ろ紙をとり，昇華物の付着する面に水酸化カリウム試液1滴を加えると，赤色を呈する（アントラキノン誘導体）．

薬効・薬理 アントラキノン類が腸内細菌によりアントロンとなり緩下作用を呈する．

用途・配合処方 緩下，強壮薬として，実証の人の便通を整え，血圧を下げるのに用いる．1日分として10 gを水約600 mLで煎じ，食前または食間の3回に分け服用．配合処方：洗肝明目散．

ノート ハブソウ *C. torasa* Cav. の種子は茶の代わりにハブ茶として用いられるが，市場ではケツメイシをハブ茶として用いる．

ゲンチアナ → センブリ・
　　　ゲンチアナ・リュウタン（p. 70）

---

26. ゲンノショウコ㊞

英 Geranium Herb
ラ GERANII HERBA
基原植物 ゲンノショウコ *Geranium thunbergii* Siebold et Zuccarini（フウロソウ科 Geraniaceae）
語源 *Geranium*：geranos（鶴）．果実の形に由来．
形態 多年生草本．茎は長さ30～60 cm．地面に伏しまたは多少直立し，分枝．葉は対生，長柄があり，葉身は掌状．葉茎に軟毛がある．花弁は5枚．花の色は西日本（紅紫色）と東日本（白色）で異なる．さく果は長いくちばし状で，熟すと傘状に開く．このためミコシグサの別名がある．
薬用部分 地上部（開花期直前に採集）
性状 茎およびこれに対生した葉からなり，茎は細長く緑褐色，葉は掌状に三～五裂し，灰黄緑色～灰褐色を呈する．裂片は長楕円形～倒卵形で，その上部の辺縁に鈍鋸歯があり，葉柄は長い．茎，葉ともに軟毛がある．わずかににおいがあり，味は渋い．
採集・保存 野生または栽培の花期直前のものを抜き取り，根を除いて，葉が落ち

ないように陽乾する.

産地 日本各地（徳島, 富山, 滋賀など）

主要成分 タンニン（葉約 20%, 全草約 5%）: ゲラニイン. フラボノイド: クエルセチン, ケンフェロール.

確認試験 熱水抽出液に塩化鉄(Ⅲ)試液を加えるとき, 液は黒青色を呈する（タンニン）.

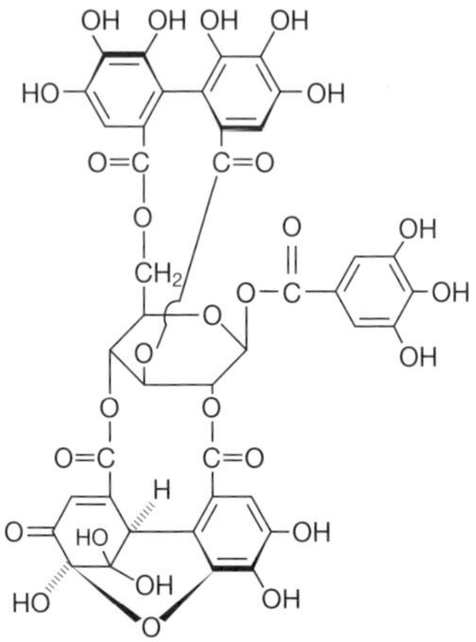

図 26・1　ゲラニイン

薬効・薬理 煎剤または水製エキス: ウサギに胃内投与すると十二指腸, 小腸のぜん動を抑制. 水製エキスおよびゲラニイン: ラット小腸平滑筋における副交感神経およびムスカリン受容体を抑制することにより腸管収縮を抑制. 水製エキス: マウスでヒマシ油, 塩化バリウム, ピロカルピンおよびセロトニン誘発下痢を抑制し, 一部大腸ぜん動運動を抑制し, 止瀉作用を発現.

用途・配合処方 収れん止瀉薬, 整腸薬. ジュウヤク（ドクダミ）, センブリとともに日本三大民間薬の一つ.

ノート ① ゲンノショウコは古くから下痢止めの薬とされ, その薬効が直ちに現れるところから "現の証拠" と名づけられたといわれている. ② 同属植物にはシコクフウロ, アサマフウロ, タチフウロ, エゾフウロ（およびその変種）, イチゲフウロ, ミツバフウロなどがあり, いずれもタンニン（ゲラニインなど）を含む. ③ ゲンノショウコ末⑯

---

27. コウイ⑯・コウベイ⑯

27・1　コウイ⑯

英 Koi

ラ KOI

漢 膠飴, 粉末飴

基原植物 トウモロコシ *Zea mays* Linné （イネ科 Gramineae）, キャッサバ *Manihot esculenta* Crantz（トウダイグサ科 Euphorbiaceae）, ジャガイモ *Solanum tuberosum* Linné（ナス科 Solanaceae）, サツマイモ *Ipomoea batatas* Poiret （ヒルガオ科 Convolvulaceae）もしくはイネ *Oryza sativa* Linné（イネ科 Gramineae）

語源 *Zea*: ギリシャ古名, 小麦の一種 zaein より, 良好な食料となるの意. *mays*: mais（本植物の南米土名）. *Manihot*: ブラジル土語 Mandihoca が転化. *Solanum*: solamen（安静）. *tuberosum*: tuberosus（球茎の）. *Ipomoea*: ips（虫）＋ omoios（似ている）, つる性の茎が地面をはうのを虫の動く形にたとえた. *Oryza*: アラビア語 eruz（米）. *sativa*: sativus（栽培する）.

薬用部分 それぞれのデンプンまたはイネの種皮を除いた種子を加水分解し, 糖化したもの.

本品は下記 1 または 2 の加工法により製したもので, 前者をコウイ 1, 後者をコウイ 2 とする.

1. デンプンを塩酸, シュウ酸, アミラーゼまたは麦芽汁などで糖化し, 濃縮乾燥, 粉末加工.

2. デンプンまたはデンプンに水を加え

て加熱して糊化したものを塩酸, シュウ酸, アミラーゼまたは麦芽汁などで糖化し, 乾燥加工または濃縮加工.

性状 コウイ1: 白色の結晶性粉末. においはなく, 味は甘い. コウイ2: 無色～褐色, 澄明～半澄明の塊または粘性のある液で, においはなく, 味は甘い.

主要成分 おもにマルトース, ほかにグルコース, マルトトリオースなど.

確認試験 薄層クロマトグラフ法: 水・メタノール抽出液を2-ブタノン・水・酢酸混液で展開. 噴霧用 2,3,5-トリフェニル-2H-テトラゾリウム塩酸塩・メタノール試液を噴霧し加熱. 橙色のスポットと色調および R_f 値が一致するスポット (マルトース).

用途・配合処方 滋養, 緩和作用. 虚弱体質, 病後の虚弱, 寝汗などを改善する. 補脾胃益気作用. 配合処方: 小建中湯, 大建中湯など.

27・2 コウベイ 局

英 Brown Rice
ラ ORYZAE FRUCTUS
漢 粳 米

基原植物 イネ Oryza sativa Linné (イネ科 Gramineae)

薬用部分 えい果

性状 楕円形を呈し, やや扁平, 外面は半透明で, 淡黄白色～淡褐色. 表面には数本の長軸方向に走る溝がある. 弱いにおいがあり, 味はわずかに甘い.

主要成分 デンプン, デキストリン.

確認試験 ① 水抽出液にヨウ素試液を加えると青紫色を呈する. ② 薄層クロマト

グラフ法: 酢酸エチル抽出液をヘキサン・アセトン混液で展開. 紫外線 (主波長 365 nm) 照射するとき, フェルラ酸シクロアルテニルと一致する青紫色の蛍光を発するスポット.

用途・配合処方 滋養, 緩和. 胃腸系を補い益気する (補益作用). 津液を補う作用もある (生津作用). 配合処方: 麦門冬湯, 白虎加人参湯など.

---

28. コ ウ カ 局

英 Safflower
ラ CARTHAMI FLOS
漢 紅 花

基原植物 ベニバナ Carthamus tinctorius Linné (キク科 Compositae)

語源 Carthamus: quartom (染める) に由来 (花から紅を取る). tinctorius: 染色用の, 染料の.

形態 エジプト原産の越年草. 夏期鮮黄色の頭状の管状花をつくる. アザミの花に似ている.

薬用部分 花 (管状花)

性状 赤色～赤褐色の花冠. 黄色の花柱および雄しべからなり, まれに未熟の子房が混在することがある. 板状にしたものは多数の管状花を圧搾したものである (板紅花). 特異臭, 微苦味.

採集・保存 6月頃に採集し, 遮光して密閉容器に保存.

産地 中国 (四川, 浙江, 河南), インド, 日本 (山形)

主要成分 紅色色素: カーサミン (0.3～

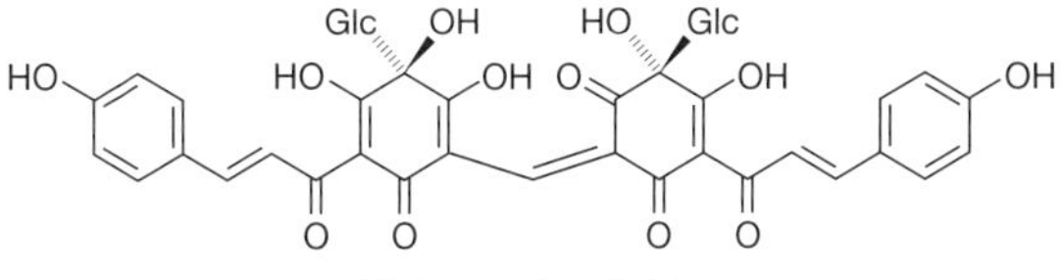

図 28・1 カーサミン

0.6%）. 黄色色素: サフロール黄 (約30%), 脂肪油: サフラワー油. その他: リグナンなど.

確認試験 希エタノール抽出液をガラス容器に入れ, これにろ紙の一端をつり下げ吸い上げさせ, ついで水を吸い上げさせた後に検するとき, 上部の大部分は淡黄色 (サフロール黄), 下部は淡赤色 (カーサミン).

薬効・薬理 水製またはエタノールエキス: イヌ大動脈血量を用量依存的に増加させる. 50%メタノールまたは水製エキス: 皮下投与で鎮痛, 沈静, カラゲニン浮腫抑制作用. アデノシン: 血小板凝集を抑制.

用途・配合処方 漢方処方用薬として, 駆瘀血などを目標に婦人病に用いる. 通経, 駆瘀血, 冷え症, 血色不良, 腹痛薬. 紅色着色料 (食紅, 化粧用色素). 配合処方: 葛根紅花湯, 蒸眼一方, 秦艽羌活湯, 秦艽防風湯など.

関連漢方処方

■ 葛根紅花湯 (かっこんこうかとう)
〔葛根, 芍薬, 地黄, 甘草, 黄連, 紅花, 山梔子, 大黄〕
▶体力中等度, 便秘傾向のあかはな, しみ.

■ 蒸眼一方 (じょうがんいっぽう)
〔白礬, 甘草, 黄連, 黄柏, 紅花〕
▶目にできたもののつぎの諸症: ものもらい, ただれ目, はやり目.

ノート ① 色素は化粧品や食用色素として使用. コウカ (紅花) はシコン (紫根), アイ (藍) とともに日本三大色素の一つ. ② 種子油をサフラワー油 (70%のリノール酸を含む) と称し, 食用油とする. コレステロール代謝正常化, 動脈硬化予防の効果がある.

コウジン → ニンジン・コウジン・
　　　　　　チクセツニンジン (p. 96)

---

29. コ ウ ブ シ 局

英 Cyperus Rhizome
ラ CYPERI RHIZOMA
漢 香附子

基原植物 ハマスゲ (莎草) *Cyperus rotundus* Linné (カヤツリグサ科 Cyperaceae)

語源 *Cyperus*: ギリシャ神話の愛の女神 Cypris に由来. *rotundus*: 円形の.

形態 多年生草本で, 細長い地下茎を出し, その先端に小形の塊茎を生じ, 翌年の冬芽をつくる. 葉は数枚叢生し, 線形. 苞2〜3枚を頂生し, その中心から花序の枝数本を出し, 濃茶褐色で線形の小穂を集合して付ける. 花期7〜10月.

薬用部分 根茎

性状 紡錘形を呈し, 外面は灰褐色〜灰黒褐色. 5〜8個の不整な輪節があり, その部分に毛状になった繊維束がある. 特異なにおいおよび味がある.

採集・保存 秋から翌年春にかけて根茎を掘り取り, そのまま日光で半乾し, 根茎と共に金網上で細根を焼き, むしろに広げて仕上げ乾燥をする.

産地 中国, 韓国, ベトナム, 日本 (鹿児島)

主要成分 精油 (セスキテルペノイド: おもにシペロール, α-シペロン. ほかにスゲトリオール酢酸エステルなど). モノテルペノイド: l-α-ピネン, シネオール, カンフェン, カンフルなど. 精油含量0.3 mL/50 g 以上.

確認試験 薄層クロマトグラフ法: ジエチルエーテル抽出液をジエチルエーテル・シクロヘキサン・ギ酸混液で展開. 4-ジメチルアミノベンズアルデヒド試液を噴霧し加熱するとき, R_f 値 0.35 付近にスゲトリオール酢酸エステルと一致する赤紫色のスポット.

薬効・薬理 粉末の水懸濁液はマウス, ラットに対し胃液分泌にほとんど影響を与えないが, 胆汁分泌を著しく促進し, また,

小腸内輸送を抑制する．このほか鎮痛作用および子宮筋弛緩作用が認められている．

(a)

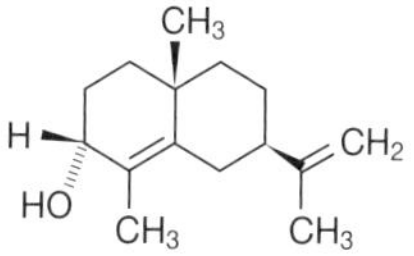

(b)

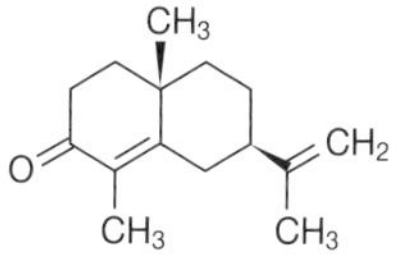

図 29・1 (a) シペロール，(b) α-シペロン

用途・配合処方 漢方で胃痛，腹痛，月経痛，食欲不振，気鬱症などに用いる．配合処方：香蘇散，芎帰調血飲，香砂六君子湯，女神散など．

関連漢方処方

■ 芎帰調血飲 (きゅうきちょうけついん)
〔当帰，川芎，地黄，白朮(蒼朮も可)，茯苓，陳皮，烏薬，香附子，牡丹皮，大棗，益母草，甘草，乾姜，生姜(生姜はなくても可)〕
▶体力中等度以下で産後の血虚による瘀血と気鬱がある症状に用いる．産後の自律神経失調症，産後の神経症，月経不順，乳汁分泌不足，体力低下．

■ 芎帰調血飲第一加減 (きゅうきちょうけついんだいいちかげん)
〔当帰，川芎，地黄，白朮(蒼朮も可)，茯苓，陳皮，烏薬，香附子，牡丹皮，大棗，益母草，甘草，乾姜，芍薬，桃仁，紅花，枳実，桂皮，牛膝，木香，延胡索〕
▶体力中等度以下の血の道症，産後の体力低下，悪露，月経不順．

■ 香蘇散 (こうそさん)
〔香附子，蘇葉，陳皮，甘草，生姜〕
▶体力虚弱，神経過敏で胃腸虚弱な人の感冒，神経衰弱，抑鬱傾向，腹痛，更年期障害，胃炎，不眠．

ノート コウブシ末局

コウベイ → コウイ・コウベイ (p. 31)

---

30. コ ウ ボ ク 局

英 Magnolia Bark
ラ MAGNOLIAE CORTEX
漢 厚 朴

基原植物 ホオノキ *Magnolia obovata* Thunberg (*M. hypoleuca* Siebold et Zuccarini)，*M. officinalis* Rehder et Wilson または *M. officinalis* Rehder et Wilson var. *biloba* Rehder et Wilson (モクレン科 Magnoliaceae)

語源 *Magnolia*：フランス人の植物学者．*obovata*：倒卵形の葉の形を表す．*biloba*：bilobus (二浅裂の) に由来．

形態 ホオノキは日本でよく見られる高木で，幹は直立，まばらに分枝し，葉は倒卵形の大形で全縁．5 月頃，芳香のある大形の白色花を咲かせる．

薬用部分 樹皮

性状 板状または半管状の皮片．外面は灰白色～灰褐色で，内面は淡褐色～暗赤褐色，折面はきわめて繊維性．弱臭，苦味．横切片はコルク層が繰返し出現し，石細胞が環状に認められる．

採集・保存 夏の土用の頃 (7 月の下旬)，幹と枝の皮をはぎ取り陽乾する．

産地 中国(浙江省が主で，ほかに河南，山西，陝西，四川)．北海道，長野，岐阜，富山など

主要成分 精油 (約 1%)：α-オイデスモール，β-オイデスモール．イリドイド配糖体：ロガニン，スウェロシド．フェノール類：マグノロール，ホオノキオール．イソキノリンアルカロイド：マグノクラリン，マグノフロリンなど．

確認試験 薄層クロマトグラフ法：メタノール抽出液を 1-ブタノール・水・酢酸

混液で展開. ドラーゲンドルフ試液を噴霧, R_f 値 0.3 付近に黄色スポット (マグノクラリンなどのアルカロイド).

薬効・薬理 水製エキス: クラーレ様作用. ストレプトゾトシンによる糖尿病態ラットに改善効果を示す. エーテルエキス: 持続性の中枢抑制作用を示し, 鎮静, 筋弛緩, 抗痙攣, 脊髄反射抑制作用を示す. マグノクラリン: クラーレ様作用. マグノロール, ホオノキオール: 持続性の中枢性筋弛緩作用.

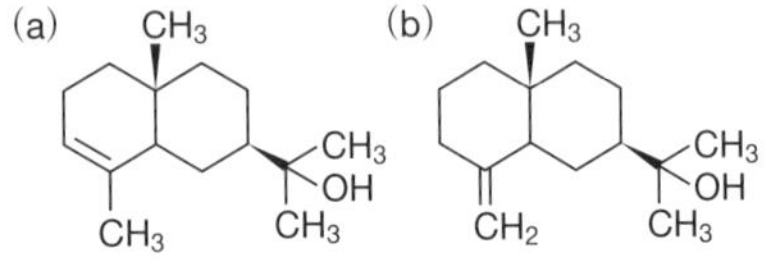

(a)　　　　　　　(b)

図 30・1　(a) α-オイデスモール,
(b) β-オイデスモール

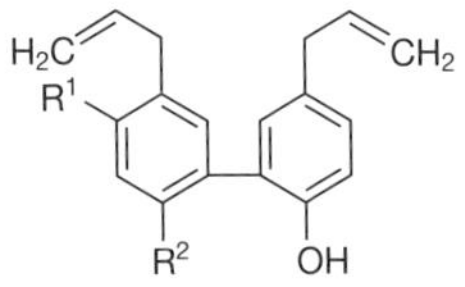

図 30・2　マグノロール (R^1=H, R^2=OH),
ホオノキオール (R^1=OH, R^2=H)

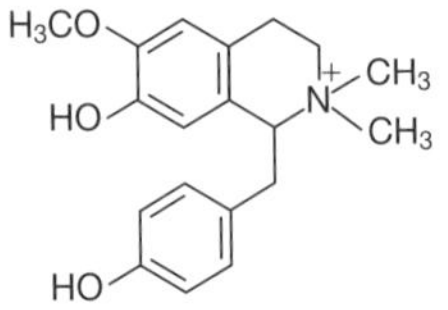

図 30・3　マグノクラリン

用途・配合処方 保健強壮薬とみなされる漢方処方に配合. 収れん, 利尿, 去痰を目標に胸腹部膨満感, 腹痛, 咳などに用いる. 鎮痛, 鎮痙薬. 配合処方: 半夏厚朴湯, 加味平胃散, 桂枝加厚朴杏仁湯, 柴朴湯など.

関連漢方処方

■ **半夏厚朴湯**⑱ (はんげこうぼくとう)
〔半夏, 茯苓, 厚朴, 蘇葉, 生姜〕

▶体力中等度で, 気分がふさぎ, 咽喉食道部に異物感があり, めまいや神経性心悸亢進症に用いる. 神経性胃炎, 不安神経症, つわり, 咳, 喉のつかえ感.

■ **加味平胃散** (かみへいいさん)
〔朮, 厚朴, 陳皮, 甘草, 生姜, 大棗, 神麯, 麦芽, 山査子 (山査子はなくても可)〕

▶体力中等度で胃がもたれて食欲がなく, ときに胸やけがあるものの胃炎, 食欲不振, 消化不良, 胃アトニー.

■ **厚朴生姜半夏人参甘草湯** (こうぼくしょうきょうはんげにんじんかんぞうとう)
〔厚朴, 生姜, 半夏, 人参, 甘草〕

▶体力虚弱で, 腹部膨満感のある胃腸虚弱, 嘔吐.

■ **桂枝加厚朴杏仁湯** (けいしかこうぼくきょうにんとう)
〔桂皮, 芍薬, 大棗, 生姜, 甘草, 厚朴, 杏仁〕

▶体力虚弱なものの上気道炎, 感冒, 気管支炎. 麻黄の合わない虚弱なものの喘鳴に用いる.

ノート　コウボク末⑯

ゴオウ → センソ・ゴオウ・
ボレイ・ユウタン (p. 66)

31. コ カ ヨ ウ

英 Coca Leaf
ラ COCAE FOLIUM

基原植物 コカノキ *Erythroxylon coca* Lamarck または *E. novogranatense* Hieronymus (コカノキ科 Erythroxylaceae)

語源 *Erythroxylon*: erythros (紅色の) + xylon (材). *coca*: メキシコの土名.

形態 南米ペルー, ボリビア東部の標高 1200～1300 m の高地に自生または栽培. 常緑低木で高さ 1～3 m, 無毛. 葉は互生し, 倒卵形で全縁, 主脈の両側に縦線がある.

花は葉腋に数個付き,白色または淡黄色で,花弁5枚,雄しべは10本.石果は楕円形で長さ約1cm,赤熟して1種子を包む.

(薬用部分) 葉
(性 状) 全縁で質薄く,無毛で多数の網状脈を生じる.主脈の両側に基部から頂端に向かい弧線がある.ほとんど無臭.味は茶に似て,舌をわずかに麻痺させる.
(採集・保存) 麻薬原料植物で,採集・保存に関しては種々の規制がなされている.
(産 地) 南米(ペルー,ボリビア,コロンビア),インドネシア
(主要成分) トロパンアルカロイド:コカイン,シンナモイルコカイン,トロパコカインなど.
(薬効・薬理) コカイン塩酸塩:強い局所麻酔作用を示し,表面麻酔薬とする.中枢神経系に対しては強い興奮作用を示し,筋肉の疲労感を覚えなくなり,連用によって薬物依存が起こりやすい.過量により大脳皮質に対して興奮作用を現し,多弁,精神昏迷,痙攣,呼吸および循環機能の抑制が起こり,死に至る.身体的依存(禁断症状)はないが,精神的依存性が強く,乱用によって幻覚,妄想を生じる.劇薬,麻薬として扱われる.
(用途・配合処方) 生薬としては用いない.コカイン塩酸塩局劇麻処の製造原料.

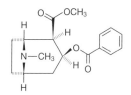

図31・1 コカイン

(ノート) ①コカヨウは南米インカ帝国の時代,この葉をかむことによって疲労回復や気分爽快を味わい,空気の希薄な高地での重労働に耐えるのに用いられた.②合成局所麻酔剤としてコカインをリード化合物に,プロカイン塩酸塩局劇,リドカイン局劇がつくられた.これらの効力はコカインと同程度でありながら毒性は1/4程度である.

32. ゴ シ ツ 局

英 Achyranthes Root
ラ ACHYRANTHIS RADIX
漢 牛 膝
(基原植物) ヒナタイノコズチ *Achyranthes fauriei* Leveillé et Vaniot または *A. bidentata* Blume(ヒユ科 Amaranthaceae)
(語 源) *Achyranthes*: *achyron*(もみ殻)+ *anthes*(花),*fauriei*: Faurie(人名),*bidentata*: *bidentatus*(2本の歯).
(形 態) 日本,中国に自生する多年生草本で茎は方形で対生に分枝.葉は対生し細長い穂状花序を頂生し,緑色の小花を疎生する.
(薬用部分) 根
(性 状) 主根または側根を伴う主根からなり,根頭はわずかに根茎を付けるか,または根茎部は切除されている.主根は細長い円柱形でときにややわん曲し,外面は灰黄色~黄褐色で,多数の縦じわおよびまばらに側根の跡がある.わずかににおいがあり,味はわずかに甘く,粘液性である.
(採集・保存) 降霜後根を掘り取る.水洗せずに軒下に吊るし乾燥.
(産 地) 中国(河南),日本(奈良,茨城)
(主要成分) 昆虫変態ホルモン:イノコステロン,エクジステロン.オレアナン系サポニン:アキラントシドA~D
(確認試験) 水を加え,激しく振り混ぜるとき,持続性の微細な泡を生じる.
(薬効・薬理) 水エキスは抗アレルギー作用ならびにエールリッヒ腹水がんに対し抑制作用を示す.
(用途・配合処方) 利尿,駆瘀血,通経,関節痛の改善.配合処方:牛膝散,牛車腎気丸など.

33. ゴシュユ 局

英 Euodia Fruit

ラ EUODIAE FRUCTUS

漢 呉茱萸

基原植物 ゴシュユ *Euodia ruticarpa* Hooker filius et Thomson (*Evodia rutaecarpa* Bentham), *E. officinalis* Dode (*Evodia officinalis* Dode) または *E. bodinieri* Dode (*Evodia bodinieri* Dode) (ミカン科 Rutaceae)

語源 *Euodia*: eu (よい) ＋ odia (香り). *ruticarpa*: ruta (ヘンルーダのような) ＋ carpa (果実).

形態 中国の中～南部に自生し, また栽培される半落葉の小高木で, 高さ3～5 m, 雌雄異株. 葉は対生し, 奇数羽状複葉で, 小葉は2～4対, 楕円形. 先はとがり, 葉面に毛がある. 夏に集散花序を頂生し, 黄白色の小花を付ける.

薬用部分 果実

性状 扁球形または球形で, 外面は暗褐色～灰褐色. 中心には花柱の残基があるが, しばしば脱落. 果柄は長さ2～5 mmで灰緑色の毛が密生. 果皮はおおむね開裂し, 子房は五室に分かれ, 各室中に倒卵形または球形の種子が存在. 特異なにおいがあり味は苦く, 後に残留性の苦みがある.

採集・保存 11月頃に未熟果を採取し, 陰乾する. このとき急速に乾燥するのが望ましい. 精油の揮散を防ぐため気密保存する.

産地 中国 (貴州, 広西), 日本

主要成分 インドールアルカロイド:

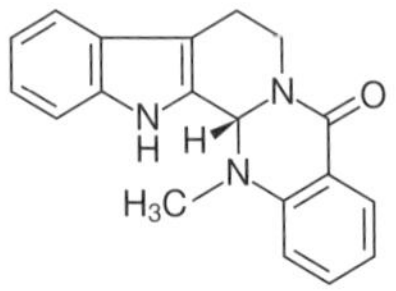

図33・1 エボジアミン

エボジアミン, ルテカルピン, レトシニンなど. 変形苦味トリテルペノイド: リモニン.

確認試験 薄層クロマトグラフ法: メタノール抽出液をアセトン・2-プロパノール・水・ギ酸混液で展開. 紫外線 (主波長365 nm) 照射により R_f 値0.6付近にレトシニンと一致する青白色の蛍光スポット. また, このスポットは噴霧用ドラーゲンドルフ試液により黄赤色を呈する.

薬効・薬理 エタノールエキス: 正常ウサギに対して一過性の血圧上昇, 呼吸運動増加, 頸動脈血流増加, 体温上昇, 鎮痛作用を示す. エボジアミン, ヒゲナミン, シネフリン: 強心作用を示す. ルテカルピン, デヒドロエボジアミン: ラット子宮収縮作用を示す.

用途・配合処方 漢方で水毒に基づく頭痛, 嘔吐などに用いる. 主要作用 ① 止嘔作用: 胃腸を温め, 胃気を巡らし, 冷えによる嘔気・胸やけを治す. ② 鎮痛作用: 冷えによる胃痛, 腹痛, 腰痛, 関節痛に用い, 陽気を巡らせ身体を温め, 止痛する. ③ 治頭痛作用: 胃腸を温め, 水分代謝を促すことにより頭痛を治す. 配合処方: 温経湯, 延年半夏湯, 鶏鳴散加茯苓, 呉茱萸湯, 当帰四逆加呉茱萸生姜湯.

関連漢方処方

■ 鶏鳴散加茯苓 (けいめいさんかぶくりょう)
〔檳榔子, 木瓜, 茯苓, 桔梗, 橘皮, 呉茱萸, 蘇葉, 生姜〕

▶体力中等度で下肢に倦怠感があり, 知覚が鈍り, ふくらはぎの緊張を覚え, 圧痛があり, 心悸亢進, 下肢浮腫の脚気様症状を呈するもの.

■ 呉茱萸湯 (ごしゅゆとう)
〔呉茱萸, 人参, 大棗, 生姜〕

▶体力中等度以下で偏頭痛, 頭痛に伴う吐き気, 冷え症, 月経痛, 吃逆 (しゃっくり).

■ 当帰四逆加呉茱萸生姜湯 (とうきしぎゃくかごしゅゆしょうきょうとう)
〔大棗, 桂皮, 芍薬, 当帰, 木通, 甘草, 細辛, 呉

茱萸, 生姜〕

▶体力中等度以下で手足の冷え, 下肢の冷えによる下肢または下腹部痛を伴うもの, しもやけ, 頭痛, 下腹部痛, 腰痛.

ノート ① 中国から入ってきたこの生薬は, サンショウ (ハジカミ) に似ていることから日本名を "カラハジカミ" と名づけた. ② 日本でもごくわずかに生産されているがすべて雌株だけで, 種子のない果実しかできない.

34. ゴマ局・ゴマ油局

英 Sesame, Sesame Oil

ラ SESAMI SEMEN, OLEUM SESAMI

漢 胡麻, 黒脂麻, 胡麻油

基原植物 ゴマ *Sesamum indicum* Linné (ゴマ科 Pedaliaceae)

語源 *Sesamum*: アラビア語の semen (種子) に由来. *indicum*: インドの.

形態 双子葉植物合弁花類の一年生草本. 単生ないし 2〜3 個の花が葉腋に付く. 管状花冠. 夏〜秋にかけて淡紫色を帯びた白色の小花. インド原産で温帯から熱帯各地で広く栽培. 黒ゴマのほかに, 白ゴマ, 金ゴマ, 油ゴマなど多数の栽培品種がある. 薬用には黒ゴマが用いられる.

薬用部分 種子, 種子油

性状 種子は扁平な卵形で, 外面は暗褐色〜黒色, においはなく, 味はわずかに甘く, やや油様. 種子油は微黄色透明で, においはないか, またはわずかに特異なにおいがあり, 味は緩和である.

採集・保存 8〜9 月頃に収穫する. 採油は搾油法が基本. 油は気密容器にて保存.

産地 中国, インド, アメリカ, メキシコ, グアテマラなど

主要成分 リグナン: セサミン, セサモリン. フェノール類: セサモール. ゴマ油

の主脂肪酸: リノール酸, オレイン酸.

確認試験 薄層クロマトグラフ法: すりつぶし, メタノール抽出液をヘキサン・酢酸エチル・酢酸混液で展開. 希硫酸を噴霧し加熱する. セサミンと一致する褐色スポット.

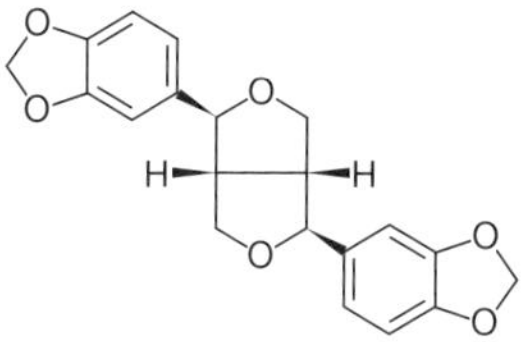

図 34・1 セサミン

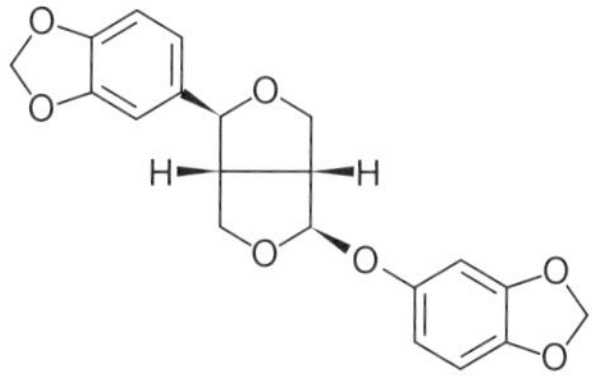

図 34・2 セサモリン

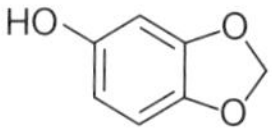

図 34・3 セサモール

薬効・薬理 主リグナンであるセサミンに抗酸化作用, 血清コレステロール降下作用 (ラット), 肝障害抑制作用 (マウス), 抗高血圧作用 (ラット), 乳がんに対する予防作用 (ラット), 生体内 α-トコフェロール濃度増強効果 (ラット) および飲酒時の副交感神経の活動低下抑制作用 (アルデヒドデヒドロゲナーゼⅡ欠損型の健康男性).

用途・配合処方 軟膏, 硬膏, リニメント剤などの製剤用基剤とする. 消風散にゴマが配剤されており, 中黄膏, 紫雲膏などにゴマ油が配合されている. 伝承薬効として, 滋養強壮, 粘滑, 解毒効果があるとさ

れ，虚弱体質の改善や病後の回復，便秘の治療などに適用されてきた．また，炎症（歯痛，やけどなど），化膿性の腫れものの治療，年少性白髪の改善などに外用されてきた．

関連漢方処方

■ **左突膏**（さとつこう）
〔瀝青†または松脂，黄蝋，豚脂，胡麻油〕
▶化膿性の腫れものに外用．
†瀝青：青黛ともよばれ，基原にはマメ科植物のキアイ（*Indigofera tinctoria*），キツネノマゴ科植物のリュウキュウアイ（*Strobilanthe cusia*），タデ科植物のアイ（*Polygonum tinctorium*），アブラナ科植物ターチン（*Isatis indigotica*）およびタイセイ（*I. tinctoria*）があり，それらの茎葉から調製される．解熱，消炎，止血，解毒薬として用いられる．

■ **紫雲膏**（しうんこう）
→ シコンの項（p.54）参照．

■ **消風散**（しょうふうさん）
〔当帰，地黄，石膏，防風，牛蒡子，蒼朮(白朮も可)，木通，知母，胡麻，蝉退，苦参，荊芥，甘草〕
▶体力中等度以上で，分泌物が多く，かゆみが強い慢性皮膚疾患に用いる．

■ **中黄膏**（ちゅうおうこう）
→ ウコン・ガジュツの項（p.6）参照．

ノート　種子を煎ってからすりつぶして食用とする．

---

35. ゴ ミ シ 局

英 Schisandra Fruit
ラ SCHISANDRAE FRUCTUS
漢 五味子

基原植物　チョウセンゴミシ *Schisandra chinensis* Baillon（マツブサ科 Schisandraceae）

語源　*Schisandra*：schizein（ギリシャ語の "裂ける"）＋ andros（雄しべ）．*chinensis*：中国の．

形態　つる性の落葉性木本．葉は互生，卵形．単性花は鐘形で淡黄白色．花期5～7月，果期8～9月．液果は球形，径5～7mm，成熟して深紅色．内部に種子1～2個を含む．

薬用部分　果実（液果）

性状　不規則な球形～偏球形を呈し，外面は暗赤色～黒褐色でしわがあり，ときに白い粉を付ける．種子は腎臓形を呈し，外面は黄褐色～暗赤褐色で，つやがあり，背面に明らかな縫線を認める．弱いにおいおよび酸味があり，後に渋くて苦い．

採集・保存　果実が紅熟する頃，採取し陽乾する．新鮮な果実は紅色を呈し，乾燥して貯蔵するうちにだんだん暗黒色に変じ，白霜（酸味成分の有機酸の結晶が析出したもの）を生じる．

産地　中国，朝鮮，日本（長野，北海道）

主要成分　リグナン：シザンドリン，ゴミシンA～Hなど．精油：α-, β-チャミグレン（果肉），シトラール（種子）．脂肪油．有機酸：クエン酸，リンゴ酸．

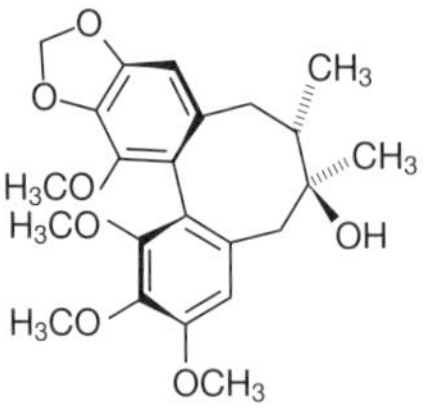

図35・1　ゴミシンA

確認試験　薄層クロマトグラフ法：メタノール抽出液を酢酸エチル・ヘキサン・酢酸混液にて展開．紫外線（主波長254 nm）照射によりシザンドリンと一致する青紫色スポット．

薬効・薬理　利尿，抗ストレス，疲労回

復，中枢抑制作用．ゴミシン A: 中枢抑制，鎮咳，ストレス胃潰瘍予防，抗炎症，抗アレルギー，利尿作用．シザンドリン: 中枢抑制，鎮痛，胃液分泌抑制・ストレス胃潰瘍予防，利胆作用．リグナン成分: 肝細胞障害抑制，肝繊維化抑制，肝機能亢進作用．

用途・配合処方 鎮咳去痰薬，漢方では強壮，強精薬，肝臓障害治療に用いる．配合処方: 人参養栄湯，小青竜湯，杏蘇散，清暑益気湯など．

関連漢方処方

■ **人参養栄湯** (にんじんようえいとう)
〔人参，白朮(蒼朮も可)，当帰，茯苓，地黄，芍薬，桂皮，黄耆，陳皮(橘皮も可)，遠志，五味子，甘草〕
▶体力虚弱なものの疲労倦怠，咳嗽，慢性気管支炎，体力低下，貧血，健忘症，消耗性疾患，十全大補湯を用いる症状で咳嗽や不眠などのある場合に用いる．

■ **補肺湯** (ほはいとう)
〔麦門冬，五味子，桂皮，大棗，粳米，桑白皮，款冬花，生姜〕
▶体力中等度以下の咳，しわがれ声．

ノート ゴミシ(五味子)の名前は果実と種子に甘，酸，辛，苦，鹹の五味があることに由来する(果肉は酸味，種子は辛味)．

36. コルヒクム

英 Colchicum Seed, Colchicum Bulb
ラ COLCHICI SEMEN, COLCHCI BULBUS
漢 犬泊夫藍

基原植物 イヌサフラン *Colchicum autumnale* Linné (ユリ科 Liliaceae)

語源 *Colchicum*: 自生地である黒海沿岸の地名(Colchis)にちなむ．*autumnale*:

秋季の．イヌサフラン: 花がサフランに似ることによる．

形態 ヨーロッパおよびアフリカ北部の原野，湿地，山腹に自生する多年生球根植物．8～10月，葉のないときに地下の球茎から，2～6個の長い漏斗状の淡紅紫色の花を開く．翌春オモト(万年青: ユリ科)に似た披針形の葉3～5枚を生じ，同時に果柄が伸びてさく果(p.1)を地上に出し，5～6月に熟して開裂，多数の種子を出す．

薬用部分 種子，球茎

性状 コルヒクム種子(コルヒクムシ)は径3mm以下のほぼ球形，外面は褐色で，一端にわずかにへそを有する．においはほとんどなく苦味と酸味がある．球茎(コルヒクムコン)は径3～4cmの卵形．底の一部は突き出ている．

産地 ヨーロッパ中部山麓地方の各地で栽培．

主要成分 トロポイドアルカロイド: コルヒチン(種子: 0.4～1.34%，球茎: 0.2～0.5%)，コルヒコシド，デメコルシンなど．

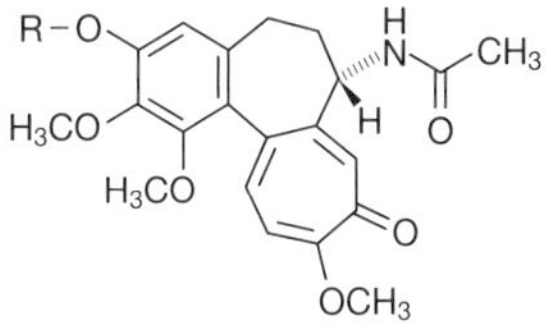

図36・1 コルヒチン(R=H₃C)，コルヒコシド(R=Glc)

薬効・薬理 コルヒチン: 急性痛風発作に対し，特異的に疼痛，発赤を寛解する．副作用として，悪心，嘔吐，腸痙攣，下痢などの強い胃腸障害や，発疹，発熱などの過敏症状や脱力感が現れることがある．

用途・配合処方 痛風発作予防薬，コルヒチン局処衛製造原料．コルヒチンおよび種子のエキス，球茎のエキスのチンキ剤は痛風の鎮痛剤として使用される．また植物

細胞の有糸核分裂抑制作用があり，染色体を倍加する農薬として倍数体植物育種，細胞遺伝学の実験などに用いられる．漢方薬・民間薬としては使用しない．

ノート　① 種なしスイカは，発芽期の二倍体の種子をコルヒチンの水溶液につけて四倍体とし，これをもとに二倍体を交配して種子をつくらない三倍体をつくり出したものである．② コルヒチンの誘導体は，慢性骨髄性白血病および悪性リンパ腫，乳がんなどへの臨床的効果が報告されている．

37. サ イ コ ⓙ

英 Bupleurum Root
ラ BUPLEURI RADIX
漢 柴 胡

基原植物　ミシマサイコ *Bupleurum falcatum* Linné（セリ科 Umbelliferae）

語源　*Bupleurum*：牡牛の肋骨．*falcatum*：鎌形の（葉の形に由来）．ミシマサイコ：静岡県三島地方で良質のものが産したことに由来．

形態　双子葉植物離弁花類の多年生草本．複散形花序，小散形花序に5～10個の花．花は黄色．花期は8～10月．寒冷地よりも温暖地で，地下水位の低いところを好む．

薬用部分　根

性状　細長い円錐形～円柱形を呈し，単一または分枝した根で上部は太く，長さ10～20 cm，径0.5～1.5 cm．外面は淡褐色～褐色．特異なにおいがあり，味はわずかに苦い．

採集・保存　秋から冬にかけて収穫する．本品はかびが生えやすく，虫がきわめて付きやすいので，風通しのよい乾燥した場所に保管．

産地　日本（静岡，茨城，奈良），中国（湖北，四川，陝西），韓国

主要成分　サポニン類（約3%）：サイコサポニン a, c, d, e．生理活性の顕著な主サポニンはaとd．ゲニン部に不安定なアリルエーテル構造をもち，酸処理で簡単にジエン形構造に変化する．ペクチン様多糖：ブプレウラン2IIb, 2IIc．

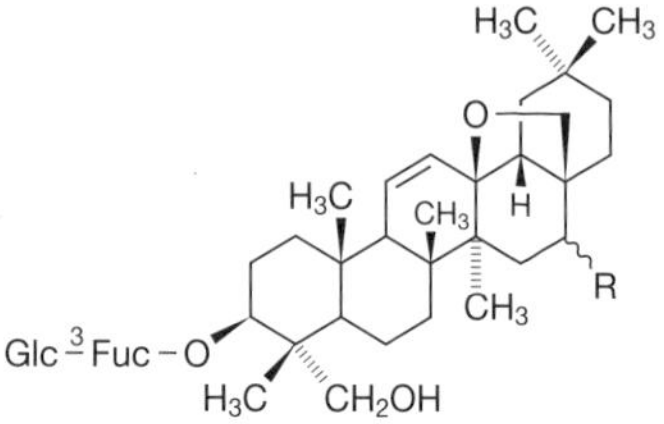

図37・1　サイコサポニン a: R=-β-OH（ゲニン：サイコゲニン F），サイコサポニン d: R=-α-OH（ゲニン：サイコゲニン G）

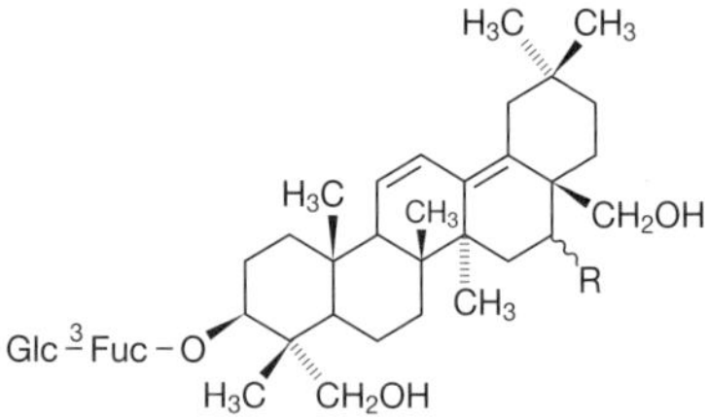

図37・2　ジエン型サポニン（サイコサポニン b$_1$, b$_2$）

確認試験　① 粉末に水を加え，激しく振り混ぜるとき，持続性の微細な泡を生じる．② 薄層クロマトグラフ法：メタノール抽出液を酢酸エチル・エタノール・水混液にて展開．4-ジメチルアミノベンズアルデヒド試液を噴霧し，加温，サイコサポニン aと一致する灰褐色のスポット．

薬効・薬理　粗サポニン画分：中枢抑制，抗炎症，解熱，抗潰瘍，肝タンパク質合成促進，肝グリコーゲン量増加，コレステロール低下作用が認められている．サイ

コサポニン a, d：ラット（*i.p.*）で血中副腎皮質刺激ホルモン（ACTH）とコルチコステロン量を増加させ，強い抗炎症作用を有している．ブプレウラン 2IIb, 2IIc：抗補体活性，抗潰瘍活性，マクロファージ Fc 受容体発現促進活性，リンパ球増殖促進活性．

用途・配合処方　主として胸脇苦満，往来寒熱の諸病（風邪，咽喉の痛み，気管支炎，肺炎など）で炎症熱のあるもの，抗炎症などを目標に慢性肝炎，慢性腎炎などに用いる．少陽病・清熱薬として用いる．配合処方：小柴胡湯，大柴胡湯，柴胡桂枝湯，補中益気湯，柴苓湯，柴陥湯，柴胡加竜骨牡蛎湯，柴胡桂枝乾姜湯など．

関連漢方処方

■ **小柴胡湯**㊐（しょうさいことう）
〔柴胡, 半夏, 生姜, 黄芩, 大棗, 人参, 甘草〕
▶体力中等度で上腹部が張って苦しく，舌苔を生じ，口が苦く，食欲不振，発熱性疾患，咳などあるものの感冒，肝障害，胃腸障害．インターフェロン α との併用で間質性肺炎が現れることがあることから配合禁忌．

■ **大柴胡湯**㊐（だいさいことう）
〔柴胡, 半夏, 生姜, 黄芩, 芍薬, 大棗, 枳実, 大黄〕
▶体力が充実して，みぞおちから脇腹にかけて張り，苦しいものの胃炎，肩こり，高血圧，常習便秘，肥満症，神経症．

■ **柴胡桂枝湯**㊐（さいこけいしとう）
〔柴胡, 半夏, 桂皮, 芍薬, 黄芩, 人参, 大棗, 生姜, 甘草〕
▶小柴胡湯の目標に腹痛や頭痛，関節痛を伴うもの．感冒，肺炎，胃腸炎，胆嚢炎，風邪の中期から後期の症状．

■ **柴朴湯**㊐（さいぼくとう）
〔柴胡, 半夏, 生姜, 黄芩, 大棗, 人参, 甘草, 茯苓, 厚朴, 蘇葉〕
▶小柴胡湯と半夏厚朴湯（p.34）の合方．両処方の適応をふまえた小児喘息，気管支喘息，不安神経症など．

■ **柴陥湯**（さいかんとう）
→カロコン・カロニンの項（p.18）参照．

■ **柴胡加竜骨牡蛎湯**（さいこかりゅうこつぼれいとう）
→ボレイの項（p.67）参照．

■ **柴胡桂枝乾姜湯**（さいこけいしかんきょうとう）
→カロコン・カロニンの項（p.18）参照．

■ **大柴胡湯去大黄**（だいさいことうきょだいおう）
〔柴胡, 半夏, 黄芩, 芍薬, 大棗, 枳実, 生姜〕
▶大柴胡湯の適用で便秘のみられないもの．

38. サイシン㊐

英 Asiasarum Root
ラ ASIASARI RADIX
漢 細　辛

基原植物　ウスバサイシン *Asiasarum sieboldii* F. Maekawa　またはケイリンサイシン *A. heterotropoides* F. Maekawa var. *mandshuricum* F. Maekawa（ウマノスズクサ科 Aristolochiaceae）

語源　*Asiasarum*：asarum（ギリシャ語の“枝を打たない”）または a（無）＋ saroein（飾り）．地味な花が咲くことに由来．

形態　山地の樹陰に自生する多年生草本で，根茎は多節多肉で横走するが比較的短く，径約 1 mm の細根を付け，辛味がある．

薬用部分　根および根茎

性状　円柱形の根茎に多くの細長い根を付けたものである．外面は淡褐色～暗褐色を呈する．根には浅い縦じわがあり，折れやすい．根茎はしばしば分枝し，縦じわがある．節間は短く，各節には葉柄や花柄のわずかな残基および細長い根を数本ずつ

付ける．特異なにおいがあり，味は辛く舌をやや麻痺する．

採集・保存 7〜9 月に根を掘り取り，水洗後陰乾．密封容器に保存．

産地 中国，朝鮮，日本（長野，新潟，石川）

主要成分 精油（2〜3%）：メチルオイゲノール（50〜60%），β-ピネン，サフロール，オイカルボン，リモネン，シネオールなど．アルカロイド：ヒゲナミン．辛味物質：ペリトリン．リグナン：l-アサリニン（セサミンの立体異性体）．精油含量 0.6 mL/30 g 以上．

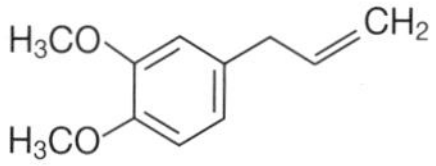

図 38・1 メチルオイゲノール

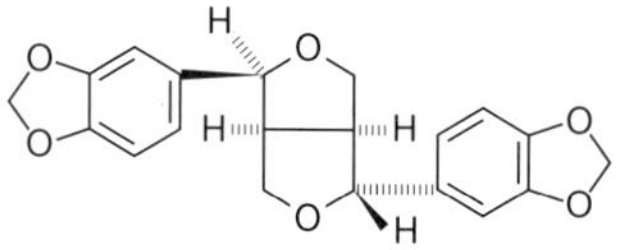

図 38・2 l-アサリニン

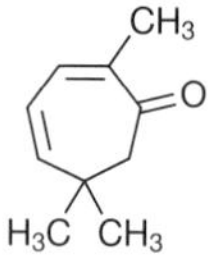

図 38・3 オイカルボン

薬効・薬理 水製エキス：抗アレルギー，抗ヒスタミン作用．精油：局所麻酔作用，解熱，鎮痛作用，降圧作用．鎮痛，鎮咳，去痰，利尿薬として，感冒，気管支炎などに応用される．

用途・配合処方 漢方で解熱，鎮痛，去痰，鎮咳または新陳代謝機能の亢進を目標に用いる．配合処方：立効散，苓甘姜味辛夏仁湯，小青竜湯，麻黄附子細辛湯など．

関連漢方処方

■ **立効散**（りっこうさん）
〔細辛，升麻，防風，甘草，竜胆〕
▶歯痛，抜歯後の疼痛，口内炎，三叉神経痛．

■ **苓甘姜味辛夏仁湯**（りょうかんきょうみしんげにんとう）
〔茯苓，半夏，杏仁，五味子，甘草，細辛，乾姜（生姜でも可）〕
▶体力中等度または虚弱で麻薬剤を適応としない高齢者などの慢性気管支炎，気管支喘息，アレルギー性鼻炎，腎炎，花粉症，浮腫．

ノート ① アリストロキア酸は，ウマノスズクサ科の植物に含有されている成分で，腎障害をひき起こすことが疑われている．また，発がん性があるとの報告もある．日本薬局方に定められた基原および部位の生薬を使用していれば問題はないが，使用部位として根および根茎が規定されているサイシンにアリストロキア酸を含む可能性のある地上部が混入する場合，または国によっては異なる植物を類似した生薬名で呼称している際のモクツウ，ボウイ，モッコウにおける日本薬局方に適合しない製品が流通した場合，生薬・漢方薬の使用にあたり，アリストロキア酸を含む植物の混入がないよう原料の確認などに留意する必要がある．このため日本薬局方・参考情報にサイシンの純度試験としてアリストロキア酸 I の分析法が規定されている．なお，他の 3 種の生薬についてもこれを準用することとしている．② 近縁種として，クロフネサイシン *Asiasarum dimidiatum* F. Maekawa（四国，九州産，雄ずい 6 本），オクエゾサイシン *A. heterotropoides* F. Maekawa（樺太，北海道，本州北部産，花被片は反曲し鈍頭，葉の先も丸い）が日本にある．また，朝鮮および中国東北部にはウスゲサイシン *A. heterotropides* var. *seoulense* F. Maekawa（花はオクエゾサイシンと同じで葉脈に毛

のあるもの）があり，その他中国にはなお数種の近縁種が中国産細辛の原植物として採取されているようである．③カンアオイ（*Heterotropa nipponica* F. Maekawa）は葉が心臓形で厚く，常緑．この根を土細辛と称す．

39. サイチャ

英 Tea Leaves
ラ THEAE FOLIUM
漢 細茶

基原植物 チャ *Camellia sinensis* Linné（ツバキ科 Theaceae）

語源 *Camellia*：G. J. Camellus にちなむ．*sinensis*：支那（中国）産の．

形態 双子葉植物離弁花類の多年生木本．葉は広披針形か長楕円形で先端はとがっている．枝の先端，葉腋に2～3個の花が付き，やや下向きに開花する．白～淡紅色，開花は8月下旬から12月に及ぶ．温暖で多湿の気候が生育に好適で，緑茶品種はやや冷涼な山間部で霧の多い地方がよいとされる．

薬用部分 葉

性状 細茶（茶葉）は若葉を蒸熱して乾燥したもので，質は厚く，表面に光沢があり，側脈に沿ってへこみ，無毛．香りはよく，味は苦い．

採集・修治 一般的に飲用とされる茶類には，製茶法によって不発酵茶の緑茶，半発酵茶の烏龍茶および発酵茶の紅茶に大別される．緑茶には蒸し茶（日本式）といわれる煎茶，玉露，甜茶（抹茶），香茶などと，中国式の釜炒りといわれる手法でつくられる青柳茶，嬉野茶などがある．

産地 中国，日本，インド，スリランカ，インドネシアなど

主要成分 カテキン類：*l*-エピカテキン，*l*-エピカテキンガラート，*l*-エピガロカテキン，*l*-エピガロカテキンガラート．

アルカロイド：カフェイン，テオフィリン．アミノ酸：テアニン．サポニン：テアサポニン．

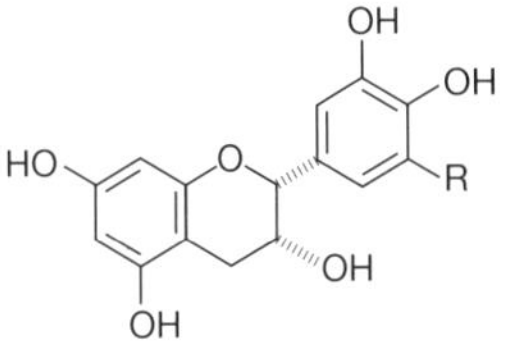

図 39・1 *l*-エピカテキン（R=H），*l*-エピガロカテキン（R=OH）

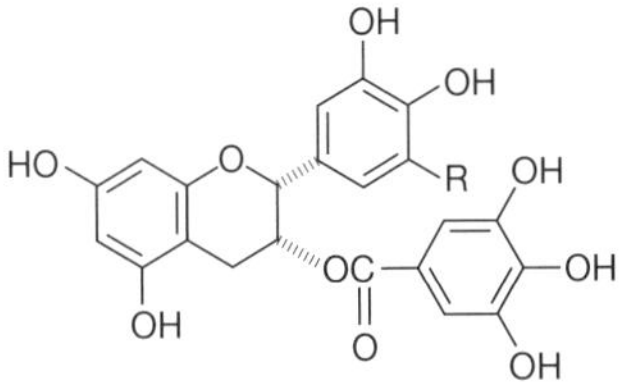

図 39・2 *l*-エピカテキンガラート（R=H），*l*-エピガロカテキンガラート（R=OH）

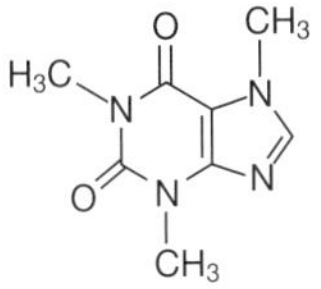

図 39・3 カフェイン

薬効・薬理 カテキン類：ダイズ油の酸化抑制，肝臓中のミクロソームやミトコンドリアにおける脂質の酸化抑制および過酸化脂質の上昇抑制などの抗酸化作用，発がん抑制，抗発がんプロモーション活性およびがん細胞増殖抑制作用などの抗がん作用，血糖値低下作用，抗菌作用，抗う歯作用，肝機能障害予防作用，腎不全抑制作用，平滑筋増殖作用，コレステロール上昇抑制作用．カフェイン：中枢興奮作用．テアニン：甘味を有すると共に鎮静効果をもつ．

用途・配合処方　飲料として利用されるほか、健康食品素材として利用されている。カフェイン⑤⑪の製造原料。漢方処方としては滋腎明目湯、川芎茶調散などに配合されているが、薬効は少なくともカフェインの作用が考えられる。

関連漢方処方

■ 川芎茶調散（せんきゅうちゃちょうさん）
〔荊芥、薄荷、白芷、防風、羌活、甘草、細茶、川芎、香附子〕
▶舌苔が薄白く脈が浮滑で、寒邪による風寒（発熱、悪感、頭痛、無汗などの症状）で偏頭痛があるものや、頭痛、悪寒発熱、めまい、鼻塞などの風邪症状を改善し、鎮痛解熱する効果がある。感冒、血の道症。

ノート　① 中国や日本の栽培種 (*C. sinensis* Linné var. *sinensis*) は葉が小さく（成葉の長さ 5～8 cm）、低木性で樹高 2～3 m。緑茶に適す。インド、スリランカ地域のアッサム種 (*C. sinensis* Linné var. *assamica* Pierre) は大葉（長さ約 20 cm）で 8～15 m の高木となる。紅茶に適す。② 喫茶の習慣を広めたのは、鎌倉時代の栄西禅師といわれる。③ カフェインはコーヒー *Coffea arabica*（アカネ科）の種子（0.8～1.8%）、茶葉（1～5%）、グアラナ *Paullinia cupana*（ムクロジ科）の種子（4～5%）、カカオ *Theobroma cacao*（アオギリ科）の種子（0.05～0.35%）など、世界各地の嗜好性飲料植物に含まれる。

---

40. サフラン ⑤

英 Saffron
ラ CROCUS
漢 番紅花
基原植物　サフラン *Crocus sativus* Linné（アヤメ科 Iridaceae）

語源　*Crocus*: crokos（サフランのギリシャ名、croke: 糸）に由来。*sativus*: 栽培の。

形態　多年生草本、高さ約 15 cm、球茎は径 2～3 cm。狭線状の葉が多数叢生。花期 10～11 月。花弁はピンク、3 本の赤い雌しべを付ける。

薬用部分　柱頭

性状　細いひも状で、暗黄赤色～赤褐色、長さ 1.5～3.5 cm、三分枝。分枝する一端は広がり他方はしだいに細まる。強い特異なにおいがあり、味は苦く、唾液を黄色に染める。

採集・保存　雌しべを採取し、風乾または炭火で短時間に乾燥し、気密容器にて乾燥剤を入れ低温下（4 ℃）で保存することが望ましい。

産地　ギリシャ、スペイン、中国、日本（おもに大分）で栽培。

主要成分　カロテノイド色素：クロシン、クロセチン-(β-D-ゲンチオビオース)-(β-D-グルコシル)-エステル、クロセチン-ジ-(β-D-グルコシル)-エステル。苦味配糖体：ピクロクロシン。精油：サフラナール。

確認試験　硫酸 1 滴を加えるとき、暗青色を呈し、紫色を経て徐々に赤褐色に変わる（クロシン、クロセチン）。

薬効・薬理　通経作用、催眠作用、アルコール付加モデルラットの記憶学習および長期増強を改善。

用途・配合処方　婦人薬などの原料とする。冷え症、血色不良や不眠などからくる不定愁訴に、成人 1 回量 0.3 g に熱湯 100～150 mL を加え、5～10 分後にそのまま服用する。1 日 3 回食前または食後。

ノート　大分県竹田市では 100 年前から室内栽培が行われている。8 月頃かごに並べて倉庫の土間の蚕棚に積む。10 月頃発芽に先立ち開花するので満開時に雌しべ（柱頭）を採取。この間水はいっさい与えない。開花後、発芽するので田畑で翌年 6

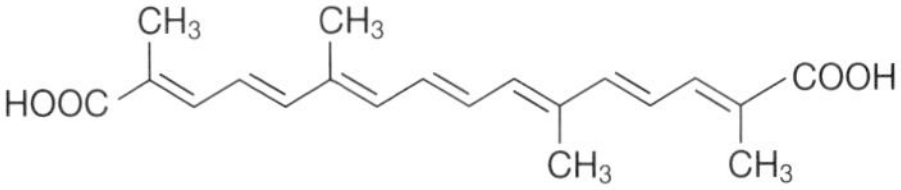

41. サンキライ　45

図 40・1　クロセチン

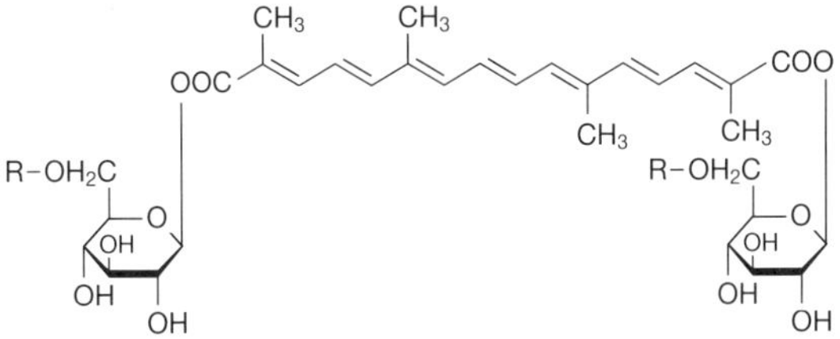

図 40・2　クロシン（R=Glc），クロセチン-ジ-（β-D-グルコシル）-エステル（R=H）

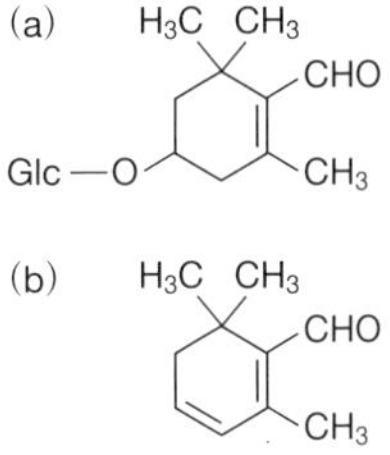

図 40・3　(a) ピクロクロシン，(b) サフラナール

月まで肥培し，地上部が枯れる頃（5〜6 月）掘り取り乾燥して 8 月まで保存.

41. サンキライ 局

英 Smilax Rhizome
ラ SMILACIS RHIZOMA
漢 山帰来

基原植物　*Smilax glabra* Roxburgh（ユリ科 Liliaceae）

語源　*Smilax*：ギリシャ語 smilē（木の彫刻に使用する刃物，ナイフ）より.*glabra*：無毛の.

形態　つる性の常緑多年生草本で雌雄異株，しばしば低木状となる. 葉は互生，葉身は長円形〜長円状披針形で，葉先はとがり，全縁. 散形花序を腋生し，白色の花を付ける. 液果は球形で紅熟する.

薬用部分　塊茎

性状　偏圧された不整円柱形を呈し，しばしば結節状に分枝する. 外面は帯灰黄褐色〜黄褐色で，上面のところどころにこぶ状の茎の残基がある. わずかににおいがあり，味はほとんどない.

採集・保存　随時採集され，地下の塊茎に付いたひげ根を去って泥土を洗い，そのまま，または切片として陽乾するか，乾燥を促すため湯通しした後，弱火熱を用いて乾燥して仕上げる.

産地　中国（広東，湖南，湖北）

主要成分　サポニン類（0.7%）：スミラクスサポニン A, B（ジオスゲニングリコシド）. フラボノイド：アスチルビン.

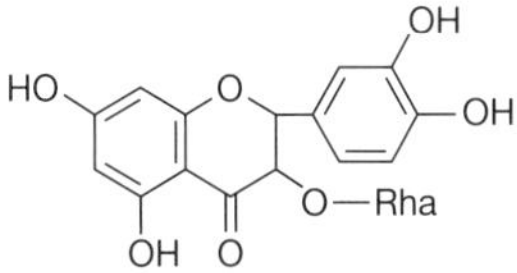

図 41・1　アスチルビン

薬効・薬理　水製エキス：ラット経口投与でエタノールの消失を促進する.

用途・配合処方　慢性皮膚疾患の排膿解毒あるいは体質改善薬. 解毒薬. 配合処方：香川解毒湯，八味帯下方など.

ノート　① サルトリイバラ S. china に基づく生薬を菝葜と称して用いる. ② サンキライ末局

42. サンシシ 局

英 Gardenia Fruit
ラ GARDENIAE FRUCTUS
漢 山梔子

基原植物 クチナシ *Gardenia jasminoides* Ellis（アカネ科 Rubiaceae）

語源 *Gardenia*：米国の植物学者 A. Garden にちなむ．*jasminoides*：ジャスミンに似た．

形態 常緑の低木で高さ約 2 m，よく分枝する．葉は対生，葉身は広披針形～菱状広倒披針形．花は単生し芳香がある．花冠は白色で高盆状，閉果は倒卵形～長楕円形．

薬用部分 果実

性状 長卵形～卵形を呈し，外面は黄褐色～黄赤色で，通例 6 本，まれに 5 本または 7 本の明らかな稜線がある．一端にはがくまたはその跡があり，他端には果柄を付けているものもある．弱いにおいがあり，味は苦い．

採集・保存 黄変した完熟果実（赤変する前）をつみ取り，果柄およびがくを除去して乾燥する．油脂質で，なかなか乾かないため黒変することがあり，品質が劣る．

産地 台湾，中国，韓国，日本（和歌山，鹿児島，高知）

主要成分 イリドイド配糖体：ゲニポシド（3.0% 以上）．ほかにゲニピンゲンチオビオシド，ガルデノシド，シャンジシドなど．イリドイド：ゲニピン．黄色色素：ク

ロシン（クロセチンジゲンチオビオースエステル）．

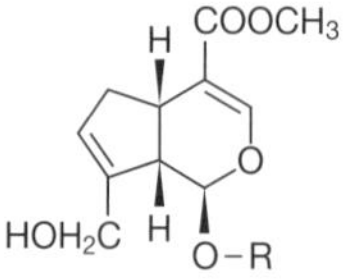

確認試験 ① 水抽出液を水で 10 倍希釈して得られた黄色液は二クロム酸カリウムの比較液より薄くない（クロシンの存在を確認することにより生薬の古さの確認）．② 薄層クロマトグラフ法：温メタノール抽出液を酢酸エチル・メタノール混液で展開．4-メトキシベンズアルデヒド・硫酸試液にてゲニポシドと一致する暗紫色スポット．

薬効・薬理 水製エキス，エタノールエキス：総胆管結紮ウサギ血液，末梢リンパ液中のビリルビンの上昇を抑制するため，黄疸に効果がある．漢方では止血，消炎，鎮静作用があり，利胆，解熱，止血，鎮痛薬として黄疸，肝炎，胃潰瘍などに応用される．また，胆汁分泌促進，血圧降下，緩下作用なども認められている．ゲニポシド：緩下，胆汁分泌促進，鎮痛，胃運動抑制作用が認められる．

用途・配合処方 漢方で鎮静，消炎，止血，解熱，利胆を目標に精神不安，充血，黄疸などの症状に用いる．配合処方：茵蔯蒿湯，黄連解毒湯，荊芥連翹湯，柴胡清肝湯，防風通聖散など．

関連漢方処方

■ 柴胡清肝湯（さいこせいかんとう）
〔柴胡，当帰，川芎，芍薬，地黄，黄連，黄芩，黄柏，山梔子，連翹，桔梗，牛蒡子，栝楼根，薄荷，甘草〕
▶体力中等度で，神経過敏のあるものの湿疹，皮膚病，慢性扁桃炎，頸部リンパ腺腫，アデノイド，神経症．

■ 清肺湯（せいはいとう）
〔黄芩，桔梗，杏仁，山梔子，桑白皮，大棗，陳皮，竹葉，天門冬，貝母，当帰，麦門冬，茯苓，五味子，生姜，甘草〕
▶体力中等度で咳こみがひどく，痰が切れにくいものの慢性気管支炎，肺炎，肺結核，気管支喘息，気管支拡張症．

図 42・1 ゲニピン（R＝H），ゲニポシド（R＝Glc）

■ **栀子柏皮湯**（ししはくひとう）

〔山梔子，黄柏，甘草〕

▶体力中等度で軽度の黄疸症状で発熱があるときに用いる．肝炎，じんま疹，皮膚瘙痒症．

ノート ① 花径 5 cm 以上のものをクチナシ *G. jasminoides* Ellis f. *grandiflora* Makino（*G. jasminoides* Ellis var. *grandiflora* Nakai）とするが，中間種があるので両者をはっきり区分できない．② 熟果が裂開しないことからクチナシとよばれる．③ サンシシ末圖：若干の小麦粉と混ぜ，水で練って打ち身，ねんざに外用する（通常，オウバク末とともに外用する）．

43. サンシュユ 圖

英 Cornus Fruit

ラ CORNI FRUCTUS

漢 山茱萸

基原植物 サンシュユ（別名ハルコガネバナ，アキサンゴ）*Cornus officinalis* Siebold et Zuccarini（ミズキ科 Cornaceae）

語源 *Cornus*: cornu（角）に由来．*officinalis*: 薬用の，薬効のある．

形態 双子葉植物離弁花類の落葉小高木．小枝に散形花序を頂生，黄色の四弁小花．花期は4月．朝鮮半島，中国に自生．

薬用部分 偽果の果肉

性状 偏圧された長楕円形．外面は暗赤紫色～暗紫色で，つやと粗いしわがある．真正果実である種子を抜き取った裂け目がある．質は柔軟で，弱いにおいがあり，わずかに甘く酸味がある．

採集・保存 成熟した果実（偽果）を採取し，種子（真正果実）を取除き乾燥する．

産地 韓国，中国（浙江，安徽，陝西，河南）

主要成分 イリドイド配糖体：ロガニン，モロニシド．セコイリドイド配糖体：スウェロシド．トリテルペン：ウルソール酸，オレアノール酸．タンニン：トラパイン（コルヌスタンニン 1），テリマグランジン I（コルヌスタンニン 2），イソテルケビンなど．

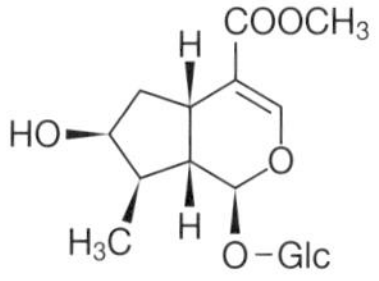

図 43・1　ロガニン

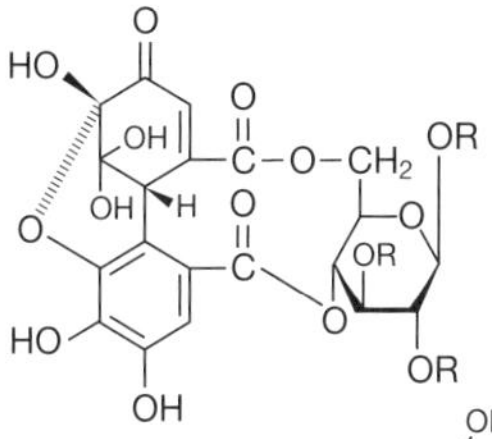

図 43・2　トラパイン（R=−C（=O）-（OH, OH, OH 付きベンゼン環））

確認試験 薄層クロマトグラフ法：メタノール抽出液を酢酸エチル・水・ギ酸混液で展開．4-メトキシベンズアルデヒド・硫酸試液を噴霧し加熱するとき，ロガニンと一致する赤紫色スポット．さらに，その直下に，やや色調の異なるスポット．

薬効・薬理 ストレプトゾトシン誘発の糖尿病ラットに対して，粉末の水懸濁液の経口投与で改善効果が認められ，活性成分はトリテルペンのウルソール酸とオレアノール酸である．水製エキス：ラット経口投与で受身皮膚アナフィラキシーの抑制作用．水浸液：モルモット摘出小腸で抗ヒスタミン，抗アセチルコリン，抗バリウム作用．タンニン類（イソテルケビン，テリマグランジン）：脂質過酸化抑制，脂肪分解抑制およびスーパーオキシドラジカル消去活性．

用途・配合処方 漢方医学では止汗，滋養強壮の目的で配剤される．配合処方：八味地黄丸，牛車腎気丸，六味丸．中国では肩こり症にも用いる．

関連漢方処方

■ 牛車腎気丸 ⑬ (ごしゃじんきがん)
〔地黄，山茱萸，山薬，沢瀉，茯苓，牡丹皮，桂皮，加工ブシ，牛膝，車前子〕
▶体力中等度以下で疲れやすくて，四肢が冷えやすく，尿量減少または多尿でときに口渇のある中年以降の老齢者の下肢痛，腰痛，しびれ，老人のかすみ目，かゆみ，排尿困難，頻尿，むくみ．

■ 八味地黄丸 ⑬ (はちみじおうがん)
→ ジオウの項 (p.51) 参照．

■ 六 味 丸 (ろくみがん)
→ ジオウの項 (p.51) 参照．

44. サンショウ ⑬

英 Japanese Zanthoxylum Peel
ラ ZANTHOXYLI PIPERITI PERICARPI-UM
漢 山 椒

基原植物 サンショウ *Zanthoxylum piperitum* De Candolle（ミカン科 Rutaceae）.

語源 *Zanthoxylum*：xanthos（黄）+ xylon（材）．材の色に由来．*piperitum*：piperitus（コショウのような）に由来．

形態 日本各地に野生，栽培の落葉低木．雌雄異株．枝にとげ対生，葉は互生，奇数羽状複葉．

薬用部分 成熟果皮で，果皮から分離した種子をできるだけ除いたもの．

性状 二〜三分果よりなるさく果 (p.1)で，各分果は偏球形で二片に開裂．果皮の外面は暗黄赤色〜暗赤褐色で，油室による多数のくぼんだ小点がある．内面は淡黄白色．特異な芳香，辛味で舌を麻痺する．

採集・保存 夏から秋にかけて採集し，果皮と種子を分ける．

産地 日本（奈良，和歌山，滋賀，長野），中国

主要成分 精油 2〜4%（精油含量：1.0 mL/30 g 以上）：*dl*-リモネン（54%），シトロネラール（8%），β-フェランドレン，ゲラニオールなど．辛味物質：α-サンショオール，ヒドロキシ α-サンショオール，*N*-イソブチル-2,4,8,10,12-テトラデカペンタエンアミド．フラボノイド配糖体：クエルシトリン，アフゼリン，ヘスペリジン．その他：タンニンなど．

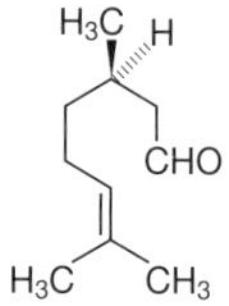

図 44・1 シトロネラール

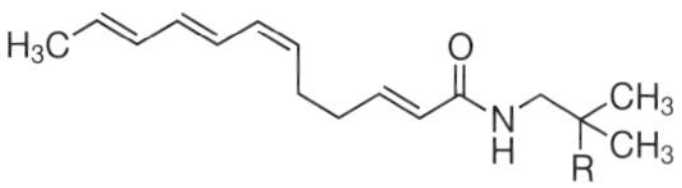

図 44・2 α-サンショオール (R=H)，ヒドロキシ α-サンショオール(R=OH)

確認試験 薄層クロマトグラフ法：水抽出液をジエチルエーテル層に遠心後，酢酸エチル・ヘキサン・メタノール・酢酸混液で展開．紫外線（主波長 254 nm）照射により R_f 値 0.3 付近のスポット（ヒドロキシ α-サンショオール）．

薬効・薬理 精油：駆虫，抗菌作用．α-サンショオールおよびサンショアミド：殺虫（アカイエカの幼虫），魚毒（フナ）作用．

用途・配合処方 芳香性健胃薬，駆虫薬，苦味チンキ（芳香性苦味健胃薬）の製造原料．漢方処方用薬で，鎮痛鎮痙薬，駆虫薬とみなされる処方に配合．配合処方：椒梅湯，大建中湯，当帰湯．

関連漢方処方

■ 大建中湯（だいけんちゅうとう）
（無コウイ大建中湯®）

〔山椒，人参，乾姜，膠飴〕

▶"金匱要略"に，"腹中の寒，上衝（気が上にのぼること）し〔腹が冷えて，それが上に突き上げてくる），体力虚弱で，冷え症で脈に力がないもので，過敏性大腸症候群，腸捻転，腹部膨満感，腹痛に用いる"とある．無コウイ大建中湯は局方の法的措置であり，実際にはこれに膠飴（コウイ）を加えたものが漢方処方になる．

■ 椒梅湯（しょうばいとう）

〔烏梅，山椒，檳椰子，枳実，木香，縮砂，香附子，桂皮，川楝子，厚朴，甘草，乾姜〕

▶回虫の駆除．

ノート サンショウ末®

サンソウニン → タイソウ・
　　　　　　　サンソウニン（p. 77）

---

45. サンヤク®

英 Dioscorea Rhizome

ラ DIOSCOREAE RHIZOMA

漢 山薬

基原植物 ヤマノイモ Dioscorea japonica Thunberg またはナガイモ D. batatas Decaisne（ヤマノイモ科 Dioscoreaceae）

語源 Dioscorea: ギリシャの医師．japonica: 日本の．batatas: 南アメリカの土語でイモを表す．

形態 つる性，雌雄異株の多年生草本で，地上部は一年生，地下に長大な根茎（担根体†）を直下する．葉は対生，花は白色，小形である．さく果は平たく円形の翼を3個もつ．

†担根体: Dioscorea 属植物の地下部は，

植物形態学上，茎と根の中間型を示し，正しくは担根体（rhizophor）と称する．

薬用部分 周皮を除いた根茎（担根体）

性状 円柱形～不整円柱形を呈し，ときには縦割または横切したものである．外面は類白色～帯黄白色で，折面は類白色を呈し，平らで粉性である．質は硬いが，折れやすい．無味無臭．

採集・保存 秋に根茎を掘り出し，周皮をはいで，そのまままたは蒸してから乾燥する．白色または類白色で，質が重く滑沢のものが良品とされている．

産地 日本（長野），中国（特に河南）

主要成分 デンプン，マンナン（3位で分岐した β 1→4 結合の部分アセチル化マンナンと少量のリンを含むタンパク質との複合体）．ステロイド: ジオスゲニン，β-シトステロール．

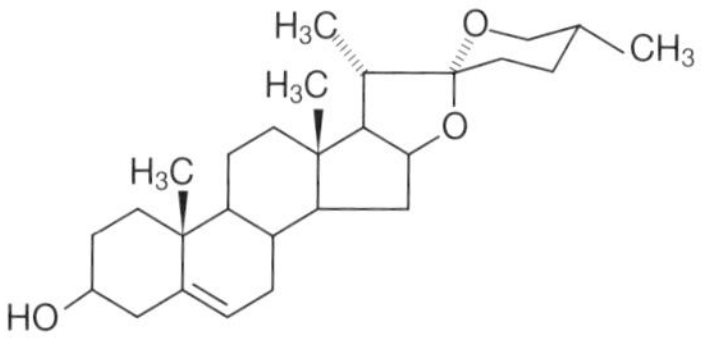

図 45・1 ジオスゲニン

確認試験 ① 切面に希ヨウ素試液を滴下するとき，暗青色を呈する（デンプン）．② 粉末に無水酢酸を加え加温，ろ液に硫酸を穏やかに加えると境界面は赤褐色～紫褐色を呈する（ステロイド）．③ 薄層クロマトグラフ法: メタノール・水を加えて振り混ぜ，遠心分離した上澄み液を酢酸エチル・メタノール・水混液で展開．4-ジメチルアミノシンナムアルデヒド試液を噴霧し加熱するとき，アラントインと一致する淡赤色のスポット．

薬効・薬理 血圧降下作用（ヘテログリカン），男性ホルモン増強作用．

用途・配合処方 滋養強壮，鎮咳，止瀉，止渇．配合処方: 啓脾湯，鶏肝丸，牛車腎気丸，参苓白朮散，八味地黄丸，六味丸．

関連漢方処方

■ 啓脾湯（けいひとう）
〔人参, 白朮（蒼朮も可）, 茯苓, 山薬, 蓮肉, 山査子, 陳皮, 沢瀉, 大棗, 生姜, 甘草〕
▶体力虚弱なものの食欲不振, 消化不良, 下痢症, 胃腸炎, 潰瘍性大腸炎.

■ 鶏肝丸（けいかんがん）
〔鶏肝, 山薬末〕
▶虚弱体質.

■ 牛車腎気丸局（ごしゃじんきがん）
→ サンシュユの項 (p.48) 参照.

(ノート) ① オニドコロ *D. tokoro* にジオスシン, メキシコ産のヤマノイモ *D. macrostachya* にリコゲニンが含まれ, プロゲステロン, アンドロゲン, エストロゲンなどの性ホルモンやコルチゾンなどの合成原料となる. ② 台湾山薬（懐山薬または淮山薬）は主として台湾南部山地に野生する *D. doryophora* Hance（山薬薯）または *D. alata* Linné の根茎を主とする. ③ サンヤク末局

46. ジオウ 局

英 Rehmannia Root
ラ REHMANNIAE RADIX
漢 地黄

(基原植物) アカヤジオウ *Rehmannia glutinosa* Liboschitz var. *purpurea* Makino または *R. glutinosa* Liboschitz（ゴマノハグサ科 Scrophulariaceae）

(語源) *Rehmannia*: ドイツの医師 J. Rehmann への献名. *glutinosa*: 粘着性の. *purpurea*: 紫色の.

(形態) 双子葉植物合弁花類の多年生草本. 総状花序を頂生し, 花は長柄の紫紅色～淡紅紫色の筒状唇形. 花期は初夏.

(薬用部分) 根（乾ジオウ）またはそれを蒸したもの（熟ジオウ）

(性状) ① ジオウまたはカイケイジオウの新鮮根（**生ジオウ**）は, 紡錘形で外面は淡黄色で内部は白色であるが, 切り口はしだいに黄色を呈する. アカヤジオウは肥大根を生じない. ② 乾燥根（**乾ジオウ**）は, 一般に細長い塊状または紡錘形で, 灰色～黒褐色のまだら状で, 質は軟らかく折れやすい. 特異なにおいがあり, 味はわずかに甘く, 後にやや苦い. ③ 修治根（**熟ジオウ**）は, 漆黒色の柔軟で湿った光沢がある塊状物. 特異なにおいがあり, 味は初め甘く, 後にわずかに苦い.

(採集・保存) ① 生ジオウ（中国では鮮地黄）: 春に植え, 秋になって掘り出した肥大根で, 冷暗室か冷凍室に保存して用いる. ② 乾ジオウ（中国では生地黄）: 新鮮根を天日または加熱乾燥後, 積み上げて圧縮状態にして自然乾燥. ③ 熟ジオウ: 新鮮根または乾燥根を黄酒で燻蒸ついで晒乾燥を繰返したもの. 9回繰返したものが良品とされ, "九燻九晒"の名がある.

(産地) 中国（河南, 山西, 山東, 陝西, 甘粛, 浙江, 河北など）, 韓国, 日本（北海道）. 中国産地黄の主産地は河南省の旧懐慶府で, 懐慶地黄（カイケイジオウ）の名が残されている.

(主要成分) イリドイド配糖体: カタルポール, レーマニオシド A～D. フェネチ

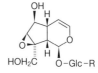

図 46・1 カタルポール (R=H), レーマニオシド A (R=α-Gal)

ルアルコール配糖体: アクテオシド. ヨノン配糖体: レーマイオノシド A, B. オリゴ糖: スタキオース, マンニトールなど. 修治によってフェネチルアルコール配糖体が生成し, オリゴ糖含量も増加するが, イリドイド配糖体含量は著しく減少する.

47. ジギタリス・ケジギタリス　51

確認試験　薄層クロマトグラフ法　①乾ジオウ：水抽出液にメタノールを加え遠心．上澄み液を 2-プロパノール・水・メタノール混液で展開．1,3-ナフタレンジオール試液を噴霧後加熱．スタキオースと色調および R_f 値が等しいスポット．また，これをさらに加熱するとき，上記のスポットのすぐ下に青色のスポット（マンニノトリオース）を認めないか，認めてもわずかである．②熟ジオウ：上記乾ジオウの確認試験に準じ，果糖と色調および R_f 値が等しいスポット．また，数個のスポットのうち 1 個のスポットは，マンニノトリオースと一致する青色のスポット．

薬効・薬理　カタルポール：マウスでの遅効性の緩和な瀉下作用と利尿作用．アクテオシドなど：免疫抑制作用．レーマイオノシド A，B：膀胱および尿道平滑筋の収縮抑制活性．メタノール抽出エキス：摘出モルモット心房機能の抑制作用が認められ，活性成分としてアデノシンが単離．

用途・配合処方　補血，強壮，解熱，止瀉，緩下などを目標にして保健強壮薬，尿路疾患用薬，皮膚疾患用薬，婦人薬とみなされる処方などに配剤される．配合処方：潤腸湯，温清飲，芎帰調血飲，炙甘草湯，竜胆瀉肝湯，滋陰降火湯など．

関連漢方処方

■ **滋血潤腸湯**（じけつじゅんちょうとう）
〔地黄，当帰，桃仁，芍薬，枳実，韮，大黄，紅花〕
▶身体虚弱なものの便秘，便秘に伴うのぼせ，肩こりなど．

■ **四 物 湯**（しもつとう）
〔地黄，川芎，芍薬，当帰〕
▶体力虚弱で皮膚が乾燥して血色が悪く，胃腸障害がないものの産後または流産後の疲労回復や月経不順，冷え症，更年期障害，貧血，しもやけ，しみ．

■ **当 帰 飲 子**（とうきいんし）
〔当帰，芍薬，川芎，防風，蒺藜子，地黄，黄耆，荊芥，何首烏，甘草〕
▶冷え症で体力の低下し，皮膚が乾燥するものの分泌物の少ない慢性湿疹，かゆみ．

■ **八 味 地 黄 丸** ⊛（はちみじおうがん）
〔地黄，山茱萸，山薬，沢瀉，茯苓，牡丹皮，桂皮，加工ブシ〕
▶体力中等度以下で，疲労倦怠感があって四肢が冷えやすく，ときにはほてることもあり，排尿の異常（特に夜間の頻尿）があって口渇する中年以降の高齢者の下肢痛，腰痛，腎炎，糖尿病，陰萎，坐骨神経痛（疼痛），膀胱カタル，前立腺肥大，高血圧症，白内障など．

■ **六 味 丸**（ろくみがん）
〔地黄，山茱萸，山薬，沢瀉，茯苓，牡丹皮〕
▶体力が低下し，疲労感や口渇があって，排尿時違和感をもつものの排尿困難，頻尿，むくみ，夜尿症，腎炎，かゆみ，高血圧症．消化器障害のないものに用いる．

ノート　現在の日本市場品は中国産のジオウ（*R. glutinosa* Liboschitz）またはカイケイジオウ（*R. glutinosa* Liboschitz forma *hueichingensis* Hsiao）に由来する．アカヤジオウに市場性はない．

---

47. ジギタリス・ケジギタリス

47・1　ジ ギ タ リ ス

英 Digitalis
独 DIGITALIS

基原植物　ジギタリス　*Digitalis purpurea* Linné（ゴマノハグサ科　Scrophulariaceae）

語源　*Digitalis*：digitus（指：花の形が指サック状）に由来．*purpurea*：紫色の．

形態 二年生または多年生草本，高さ1m．茎は直立し，葉は細かいちりめん状のしわがあり，全面に短軟毛を有し，強い苦味がある．総状花序を付け，下から順に開花．花は紫紅色〜白色で変異が大．

薬用部分 葉

性状 灰緑色〜灰黄緑色で薄い葉身の細切片からなる．葉身の上面は毛が少なく，葉脈に沿ってくぼみ，下面は毛が密生し葉脈は突出．弱いにおいがあり，味はきわめて苦い．

採集・保存 初夏から秋にかけて完熟葉の葉身のみを5〜8回摘集．陽乾または乾燥器を用いて60℃以下で急速に乾燥し，遮光した気密容器にて保存．

産地 欧州原産であるが，観賞用，薬用として世界各地で栽培．

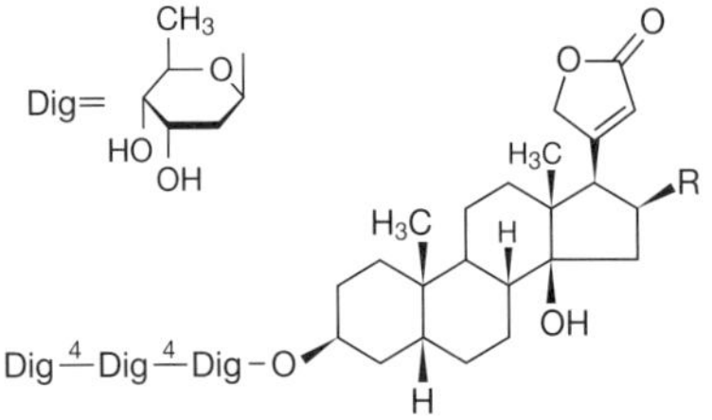

図47・1 ジギトキシン（R=H），ギトキシン（R=OH），ギタロキシン（R=-O-CHO）．Dig：ジギトキソース．

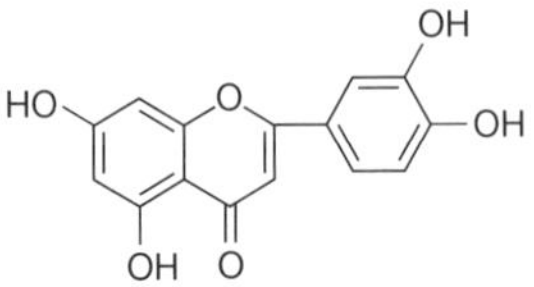

図47・2 ルテオリン

主要成分 強心配糖体：ジギトキシン，ギトキシン，ギタロキシンなど．ステロイド系サポニン：F-ギチニン．フラボン配糖体：ルテオリン-7-*O*-β-グルコシド．

確認試験 含水エタノールにより抽出．

ろ液に次酢酸鉛試液を加えて振り混ぜ，ろ過．ろ液にクロロホルムを加えて振り混ぜ，クロロホルム層を水浴上で蒸発．冷後，残留物に塩化鉄(III)の酢酸溶液を加えてよく振り混ぜ，この液に硫酸を注意して穏やかに加えて二層とすると，境界面に赤褐色の輪帯を生じる．境界面に近い上層は徐々に暗緑色を呈し，放置するとき，暗色を呈する（強心配糖体中のジギトキソース，Keller 反応）．

薬効・薬理 強心配糖体：細胞内の遊離カルシウムイオンの増大により心筋の収縮力増強を起こし，強心作用を呈すると考えられている．構造活性相関がよく知られており，A-B環，B-C環，C-D環はそれぞれシス，トランス，シスで3位にβ配位のOH基と14位のOH基が必須である．

用途・配合処方 強心利尿，強心薬ジギトキシン⑩製造原料．

ノート 民間で使用することは危険．特にコンフリーの葉との誤用を避ける．

47・2 ケジギタリス

英 Digitalis

ラ DIGITALIS

基原植物 ケジギタリス *Digitalis lanata* Ehrh.（ゴマノハグサ科 Scrophulariaceae）

語源 *lana*：羊毛．

形態 ジギタリスに似ているが，やや小さい．葉は葉柄がなく，長い針形でしわはなく，ほとんど無鋸歯．茎の上部・花穂に軟毛または腺質絨毛がある．花は白黄色．

薬用部分 葉

性状 ジギタリスと同様．

採集・保存 ジギタリスと同様．

産地 欧州原産で，薬用としてイギリス，オランダ，米国等で栽培．

主要成分 強心配糖体：ラナトシドC，デスラノシド，ジゴキシン．

確認試験 ジギタリスに準ずる．

薬効・薬理 ジギタリスと同様.

用途・配合処方 強心利尿薬（ジギタリス製剤）としての，ラナトシドC 局処，デスラノシド 局劇処，ジゴキシン 局処製造原料.

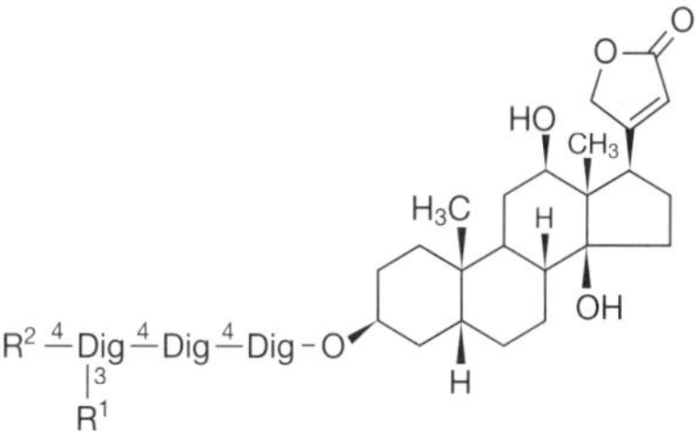

図47・3 ジゴキシン（R¹=R²=H），デスラノシド（R¹=H，R²=Glc），ラナトシドC（R¹=COCH₃，R²=Glc）

---

48. シ コ ン 局

英 Lithospermum Root

ラ LITHOSPERMI RADIX

漢 紫 根

基原植物 ムラサキ *Lithospermum erythrorhizon* Siebold et Zuccarini（ムラサキ科 Boraginaceae）. 本生薬は "硬紫根" である. 一方, 新彊紫草 *Macrotomia euchroma* Pauls（=*Lithospermum euchroma* Royle）の根は "軟紫根" である.

語源 *Lithospermum*: lithos（石）+ sperma（種子）. 種子が硬い. *erythrorhizon*: erythro（紅紫色）+ rhizon（根）.

形態 日本各地の山地草原に自生する多年生草本. 根は暗紅紫色, 直生し円柱形でややわん曲し通常分枝する. 茎は直立し, 上部は分枝, 全株に斜上する粗毛を付ける. 葉は互生, 総状花序を茎頂付近に腋生.

薬用部分 根

性状 やや細長い円錐形を呈し, しばしば分枝する. 外面は暗紫色を呈し, 粗雑で薄くはがれやすい. 多くはねじれた深い縦溝があり, ときには木部まで達する. 弱いにおいがあり, 味はわずかに甘い.

採集・保存 10月頃根を取って陽乾する. 土が乾いたらたたき落とすようにして除き, 水洗いはしない. 十分乾燥後, 密閉容器に入れ冷暗所に保存.

産地 中国（東北地区, 河北）

主要成分 ナフトキノン類（紫色色素）: シコニン, アセチルシコニン, イソブチルシコニン, β,β-ジメチルアクリルシコニンなど. カフェ酸誘導体: ロスマリン酸, リトスペルミン酸.

確認試験 ① 試験管にとり加熱すると赤色の蒸気を発し, 管の上部壁に赤褐色の油滴（シコニン誘導体）. ② エタノールを加え, 振り混ぜて得た赤色溶液は水酸化ナトリウム試液1滴で青紫色に変わる. さらにこの液は希塩酸1～2滴で再び赤色に変わる（シコニン誘導体）. ③ 薄層クロマトグラフ法: エタノール抽出液を酢酸エチル・エタノール混液で展開. R_f 値 0.75 付近にシコニンと一致する赤紫色スポット.

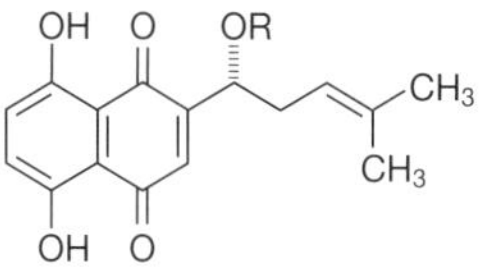

図48・1 シコニン（R=H）, アセチルシコニン（R=COCH₃）, イソブチルシコニン〔R=COCH(CH₃)₂〕

薬効・薬理 シコニン, アセチルシコニン: 創傷治癒促進作用（抗炎症, 毛細管透過性亢進, 急性浮腫抑制, 肉芽増殖促進）, 殺菌および抗腫瘍作用.

用途・配合処方 腫瘍, 火傷, 凍傷, 湿疹, 水疱, 痔疾などに軟膏として外用, また漢方で消炎, 解熱, 解毒を目標に内服する. 配合処方: 紫雲膏, 紫根牡蛎湯.

関連漢方処方

■ **紫雲膏**（しうんこう）
〔胡麻油，蜜蝋，豚脂，当帰，紫根〕
▶ひび，あかぎれ，かぶれ，火傷，切り傷，凍瘡，褥瘡，痔．

ノート ①江戸末期の外科医華岡青洲は外用膏薬として紫雲膏を考案した．②染料として古代紫としての奥州南部紫，鹿角紫の名が知られる．③シコンはコウカ（紅花），アイ（藍）とともに日本三大色素の一つ．

---

49. シ ナ カ

英 Santonica, Worm Seed
ラ CINAE FLOS
漢 山道年蒿

基原植物 シナ *Artemisia cina* Berg（キク科 Compositae）

語源 *Artemisia*：ヨモギ属．ギリシャ神話の女神 Artemis に由来．*cina*：支那（中国）の（原産地中国）．

形態 中央アジア原産の半低木状の多年生草本．葉は有毛，灰緑色．夏，花茎上方の分枝した部分に3〜5回の管状花よりなる頭花を多数付ける．

薬用部分 蕾期の頭花

性状 楕円形で長さ2〜4mm．総苞片が松かさ状に重なり，黄緑色〜緑褐色．芳香（カンフル様），苦味．

採集・保存 開花直前の花序を取り，陰乾する．

産地 トルクメニスタン

主要成分 精油2〜3%〔モノテルペノイド：シネオール（75〜85%），l-α-ピネン，テルピネン，l-α-テルピネオール，l-カンフル．セスキテルペノイド：l-α-サントニン（1〜2.2%），アルテミシン．〕

確認試験 時計皿にとり，ナトリウムメトキシドのメタノール濃厚溶液を加え，ガラス棒で突き砕くと濃紅色を呈す（サントニン）．

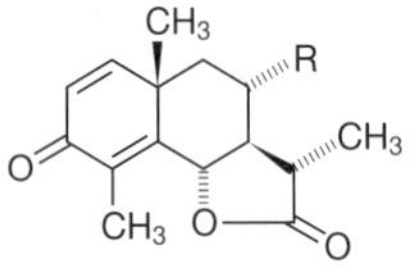

図49・1 l-α-サントニン（R＝H），アルテミシン（R＝OH）

薬効・薬理 回虫の頭部神経がサントニンにより作用を受け麻痺し，消化管内に留まりにくい状態となり排出される．

用途・配合処方 サントニン局劇（回虫駆除薬）の製造原料．

ノート 日本では南ヨーロッパ原産のミブヨモギ *A. monogyna* Waldst et Kit. を改良しサントニン含量の増加に成功した *A. maritima* Linné の全草からサントニンを製造．

---

50. シャクヤク 局

英 Peony Root
ラ PAEONIAE RADIX
漢 芍薬

基原植物 シャクヤク *Paeonia lactiflora* Pallas（ボタン科 Paeoniaceae）

語源 *Paeonia*：ギリシャ神話の医神 Paeon に由来．*lactiflora*：lacteus（乳白色の）＋flora（花）．

形態 双子葉植物離弁花類の多年生草本．花は頂生し単生，大形で白色〜紅色．花期5月．中国東北部，東シベリア，朝鮮半島原産．

薬用部分 根

性状 円柱形で，外面は白芍や真芍では褐色〜淡灰褐色，赤芍では黒褐色．明瞭

な縦じわ，いぼ状の側根（p.10）の跡と横長の皮目がある．独特のにおいがあり，味は初めわずかに甘く，後で渋味とやや苦味がある．

採集・修治 中国では**白芍**はシャクヤク根の外層を除き，熱湯に浸すか，蒸した後に乾燥したもの（皮去り芍薬）で，**赤芍**は根を水洗後に日干しで乾燥したもの（皮付き芍薬）とされ，それぞれ区別して用いられる．日本では，根の周皮（コルク層）を除去した後に乾燥したものを**生干芍薬**，周皮を除去し，湯通しした後に乾燥したものを**真芍**（薬），周皮を除去せず乾燥したものを**皮付生干芍薬**とよぶ．一方，**赤芍**は野生芍薬の根を周皮を除かずに乾燥したもので，日本では芍薬の代用品と考えられている．

産地 白芍：日本（奈良，和歌山，北海道，長野など），中国（浙江，安徽，四川など），北朝鮮，韓国．赤芍：中国（内蒙古自治区，河北，陝西など）．

主要成分 モノテルペン配糖体：ペオニフロリン，アルビフロリンなど．モノテルペン：ペオニフロリゲノンなど．加水分解型タンニン：1,2,3,4,6-ペンタ-*O*-ガロイル-D-グルコースなど．

確認試験 ①エタノール抽出液に塩化鉄(Ⅲ)試液を加えて振り混ぜるとき，その液は青紫色から青緑色を呈し，後に暗青紫色〜暗緑色に変わる（タンニンなどフェノール性物質による反応）．②薄層クロマトグラフ法：メタノール抽出液をアセトン・酢酸エチル・酢酸混液で展開．4-メトキシベンズアルデヒド・硫酸試液を噴霧後に加熱するとき，ペオニフロリンと一致する紫色スポット．

薬効・薬理 ペオニフロリン：鎮静，鎮痛，抗ペンチレンテトラゾール痙攣，抗炎症，ストレス潰瘍予防，血圧降下，血管拡張，平滑筋弛緩などの諸作用，細胞内カルシウムイオン減少作用，接触性過敏反応，受身皮膚アナフィラキシー抑制作用および

細胞内と血清ステロイド結合タンパク質との接合活性．ペオニフロリンとベンゾイルペオニフロリン：抗凝固作用．ペオニフロリゲノン：神経節結合部遮断作用．1,2,3,4,6-ペンタ-*O*-ガロイル-D-グルコースなどのタンニンに血清尿素窒素減少作用およびアルドース還元酵素阻害作用．

用途・配合処方 鎮痙，鎮痛，緩和，収れんを目標に鎮痛鎮痙薬，婦人病薬，冷え症用薬，風邪薬，皮膚疾患用薬，消炎排膿薬とみなされる処方に配剤される．配合処方：感冒時の桂枝湯，葛根湯，鎮痛，鎮痙を目的に芍薬甘草湯，桂枝加芍薬湯，小建中湯，婦人病を目的に当帰芍薬散，四物湯，化膿性の細菌感染症を目的に荊芥連翹湯，大柴胡湯など．

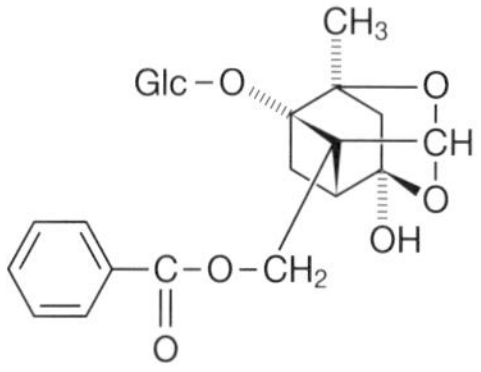

図50・1 ペオニフロリン

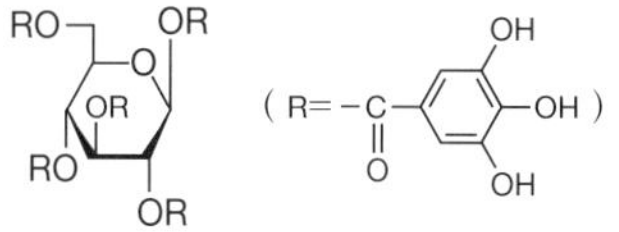

(R=-C-) 略

図50・2 1,2,3,4,6-ペンタ-*O*-ガロイル-D-グルコース

関連漢方処方

■ 加味逍遙散®（かみしょうようさん）

〔芍薬，白朮（または蒼朮），当帰，茯苓，柴胡，山梔子，牡丹皮，甘草，生姜，薄荷〕

▶体力中等度以下で，のぼせ感があり，疲れやすく，肩こり，便秘の傾向があって精神不安をもつ虚弱体質の女性の冷え症，虚弱体質，月経不順，月経困難，更年期障害，不安神経症，胃障害．

■ 加味逍遙散合四物湯 (かみしょうようさんごうしもつとう)

〔当帰, 芍薬, 白朮 (蒼朮も可), 茯苓, 柴胡, 川芎, 地黄, 甘草, 牡丹皮, 山梔子, 生姜, 薄荷〕
▶体力中等度以下で, 皮膚が乾いた感じで色つやも悪く, 肩こり, 精神不安などの精神神経症状があって便秘の傾向の虚弱体質な女性の冷え症, 虚弱体質, 月経不順, 月経困難, 更年期障害, 血の道症, 皮膚炎, 湿疹, しみ.

■ 桂枝加葛根湯 (けいしかかっこんとう)

〔桂皮, 芍薬, 大棗, 生姜, 甘草, 葛根〕
▶体質虚弱なもので, 汗が出て頭痛, 首や肩のこり, 悪寒がするなど風邪の初期.

■ 芍薬甘草湯局 (しゃくやくかんぞうとう)

〔甘草, 芍薬〕
▶急激に起こる筋肉の痙攣を伴う疼痛および腹直筋が緊張した胃痛や腹痛などの腹部疝痛, こむらがえり, 筋肉の痙攣.

■ 当帰芍薬散局 (とうきしゃくやくさん)

〔当帰, 川芎, 芍薬, 茯苓, 白朮 (蒼朮も可), 沢瀉〕
▶体力虚弱で筋肉が軟弱で疲労しやすく, 冷え症の特に女性の貧血, 倦怠感, 更年期障害, 月経不順, 月経困難, 不妊症, 足腰の冷え症, しもやけなど.

■ 当帰芍薬散加附子 (とうきしゃくやくさんかぶし)

〔当帰, 川芎, 芍薬, 茯苓, 白朮 (蒼朮も可), 沢瀉, 加工ブシ〕
▶体力虚弱で血色が悪く貧血症で足腰が冷えやすく, 頭痛, 頭重を訴え, ときにめまい, 肩こり, 耳鳴, 動悸のあるものの冷え症や月経痛, 神経痛, 慢性腎炎, 更年期障害, 産中産後の障害 (浮腫, 流産の予防, 痔疾, 腹痛, 肥立不良).

■ 升麻葛根湯 (しょうまかっこんとう)

→ ショウマの項 (p.63) 参照

■ 逍遙散 (しょうようさん)

→ トウキの項 (p.86) 参照

ノート　シャクヤク末局

---

51. シャゼンシ局・シャゼンソウ局

51・1　シャゼンシ局

英 Plantago Seed
ラ PLANTAGINIS SEMEN
漢 車前子

基原植物　オオバコ *Plantago asiatica* Linné (オオバコ科 Plantaginaceae)

語源　*Plantago*: planta (足の裏). 葉の形に由来. *asiatica*: アジアの.

形態　草地に最も普通に自生する多年生草本. 葉は多数根生し, 葉身は卵形〜広卵形, 全縁でときに波状縁, やや平行する数脈があり, 通常やや質が薄く, 無毛または少量の毛がある. 種子は通例4〜8個.

薬用部分　種子

性状　偏楕円形で, 外面は褐色〜黄褐色を呈し, つやがある. においがなく, 味はわずかに苦く, 粘液性である.

採集・保存　秋, 果穂が成熟した頃に地上部を刈り取り, 陽乾した後, 手でもんで風選し, 種子を集める. 生薬としては黒褐色でよく充実し, 砂の混入の少ないものがよい. 水に浮くもの, 光沢のないものは不良品である.

産地　中国, 韓国, 日本 (長野, 新潟, 群馬, 香川)

主要成分　粘質物: プランタゴ-ムチラゲA (β 1→4 結合した D-キシロースの主鎖をもつ多糖で, すべて3位で分岐し, 3位には主として D-キシロースまたは L-アラビノースと D-グルクロン酸および D-ガラクツロン酸からなる側鎖をもつ) が主成分. イリドイド配糖体: アウクビン, ゲニポジジン酸など. その他: アクテオシド, シリンギンなど.

確認試験　① 温湯を加え10分間放置するとき, 種皮は膨起し粘液を出す. ② 希塩酸と煮沸し, ろ液を水酸化ナトリウム試

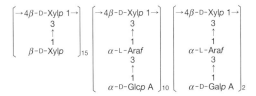

図 51・1　プランタゴ-ムチラゲ A の最小構造単位

液で中和後，フェーリング試液と加温するとき，赤色の沈殿を生じる（粘液質を加水分解して生じた還元糖の検出）．

薬効・薬理　プランタゴ-ムチラゲ A およびその脱アセチル体：血糖降下作用や顕著な免疫賦活作用がある．プランタギン：呼吸中枢に作用して，顕著な鎮咳作用や気管，気管支の分泌増加作用がある．

用途・配合処方　去痰，消炎，利尿，止瀉，鎮咳薬．配合処方：清心蓮子飲，五淋散，竜胆瀉肝湯．

関連漢方処方

■ 清心蓮子飲（せいしんれいしいん）
〔蓮肉，麦門冬，茯苓，人参，車前子，黄芩，黄耆，地骨皮，甘草〕
▶体力中等度以下で胃腸が弱く，全身倦怠感があり，口や舌が乾き，尿が出しぶるものの慢性尿道炎，慢性膀胱炎，慢性前立腺炎，前立腺肥大，糖尿病，口内炎，神経症，残尿感，頻尿，排尿痛．

■ 五淋散（ごりんさん）
〔茯苓，当帰，黄芩，甘草，芍薬，山梔子，地黄，沢瀉，木通，滑石，車前子〕
▶利水，清熱作用が中心となり，体力中等度のものの膀胱炎，尿道炎，尿路結石，前立腺炎，頻尿，排尿痛，残尿感などに用いる．

■ 竜胆瀉肝湯（りゅうたんしゃかんとう）
→ リュウタンの項（p.71）参照

ノート　中国では *P. asiatica*（車前），*P. depressa*（平車前），*P. major*（大車前）などが広く流通しており，輸入時の鑑別が必要．

51・2　シャゼンソウ 局

英 Plantago Herb
ラ PLANTAGINIS HERBA
漢 車前草

基原植物　オオバコ *Plantago asiatica* Linné（オオバコ科 Plantaginaceae）

形態　シャゼンシの項を参照．

薬用部分　花期の全草

性状　縮んでしわのよった葉および花茎からなり，灰緑色〜暗黄緑色を呈する．水に浸してしわを伸ばすと，葉身は卵形〜広卵形で，先端は鋭頭，基部は急に細まり，辺縁はやや波状を呈し，明らかな平行脈があり，無毛またはほとんど無毛である．葉柄は葉身よりやや長く，基部はややふくらんで薄膜性の葉鞘を付ける．花茎は長さ 10〜15 cm で，上部の 1/3〜1/2 は穂状花序となり，小花を密に付ける．わずかににおいがあり，味はない．

採集・保存　花期に全草を抜き取り，土砂を洗い落としてから乾燥する．

産地　中国，韓国，日本（長野，新潟，群馬，香川）

主要成分　イリドイド配糖体：アウクビン．フラボノイド：プランタギニン（スクテラレイン-7-グルコシド），ホモプランタギニン（スクテラレイン-6-*O*-メチル-7-グルコシド）など．その他：プランタマヨシド，β-シトステロール，ウルソール酸，β-シトステロールおよびスチグマステロールのパルミチン酸エステルなど．

確認試験　薄層クロマトグラフ法：温メ

タノール抽出液を1-ブタノール・水・酢酸混液で展開．塩化鉄(Ⅲ)試液を噴霧するとき R_f 値 0.55 付近にプランタマヨシドと一致する暗青色スポット．

薬効・薬理 プランタギニン：呼吸中枢に作用して呼吸運動を緩和し，顕著な鎮咳作用があり，分泌神経興奮による気管，気管支の分泌促進作用のあることが認められている．カリウム塩：利尿作用．

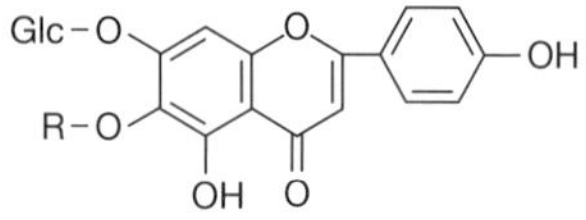

図51・2 プランタギニン（R＝H），ホモプランタギニン（R＝H₃C）

用途・配合処方 利尿，鎮咳，去痰，消炎，胃腸薬．

ノート 輸入品のなかには *P. depressa*（平車前），*P. hostifolia*（エナガオオバコ）の混入あり．十分に注意．

52. ジュウヤク 局

英 Houttuynia Herb
ラ HOUTTUYNIAE HERBA
漢 十薬

基原植物 ドクダミ *Houttuynia cordata* Thunberg（ドクダミ科 Saururaceae）

語源 *Houttuynia*：18世紀のオランダの医師 M. Houttuyne への献名．*cordata*：心臓形の，心形の．

形態 多年生草本．茎は 20〜50 cm，暗緑紫色．葉は互生，有柄，心形，全縁．根はランナー（ストロンともいう，p.18）を伸ばし群落をつくる．初夏，白色の総苞4枚の花弁状の花を開く．全草に特異なにおいがある．

薬用部分 花期の地上部

性状 茎に互生した葉および花穂から

なり，茎は淡褐色を呈す．水に浸してしわを伸ばすと，葉は先端が鋭くとがる広卵状心形で，淡緑色．葉柄は長く，基部に托葉が付く．花穂は 1〜3 cm，淡黄褐色で無花被の多数の小形花を付け，基部に長卵円形の淡黄色〜淡黄褐色の総苞4枚を付ける．わずかににおいがあり，味はない．

採集・保存 天日で1日乾燥後，日陰干しする．かびが生えやすいので完全に乾燥したものは気密容器か紙袋に入れて乾燥した場所で保存．

産地 日本のいたるところに自生．

主要成分 フラボノイド：クエルシトリン（葉），イソクエルシトリン（花穂）．脂肪族アルデヒド：デカノイルアセトアルデヒド（C₉H₁₉COCH₂CHO），ラウリルアルデヒド（C₁₁H₂₃CHO）．脂肪族アルデヒドは生薬のにおいのもと．乾燥して生薬とすると揮散しほとんど無臭．無機物：カリウム塩．

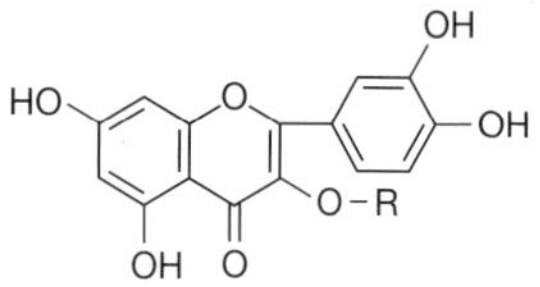

図52・1 クエルシトリン（R＝Rha），イソクエルシトリン（R＝Glc）

確認試験 粉末を酢酸エチルで抽出し，ろ過．ろ液を蒸発乾固し，残留物に水を加え，加熱溶解し，冷後ろ過．酢酸エチルを加え，酢酸エチル液層を分取し，水浴上で蒸発乾固．メタノールに溶かし，リボン状のマグネシウムおよび塩酸を加えて放置すると，液は淡赤色〜赤色（クエルシトリン，イソクエルシトリン）．

薬効・薬理 クエルシトリン：利尿作用，強心作用，血管収縮作用，抗菌作用．デカノイルアセトアルデヒド：強い抗菌作用．

用途・配合処方 利尿，緩下，解毒薬として1日 10〜15 g を煎じて飲む．五物解毒散のみに配合．

関連漢方処方

■ **五物解毒散**（ごもつげどくさん）
〔川芎，金銀花，十薬，大黄，荊芥〕
▶体力中等度以上のもののかゆみ，湿疹などを伴う皮膚疾患．

ノート　著名な民間薬．"毒矯み"の意で，昔から毒下し，緩下・利尿薬として煎用された．センブリ，ゲンノショウコと共に日本三大民間薬の一つ．

53. シュクシャ 局

英 Amomum Seed
ラ AMOMI SEMEN
漢 縮砂

基原植物　*Amomum xanthioides* Wallich（ショウガ科 Zingiberaceae）

語源　*Amomum*：芳香，香気に由来．*xanthioides*：サンショウのような．

形態　熱帯アジア自生の多年生草本．高さ 1.5～3 m．5～6 月，穂状花序を出す．さく果は成熟すると紫紅色．

薬用部分　種子塊

性状　球形または楕円球形，外面は灰褐色～暗褐色，石灰処理したものは白粉を付ける．種子塊は薄い膜で三部に分かれ，各部には仮種皮によって接合する 10～20 粒の種子を含む．種子は多角形粒状，外面には暗褐色で多数の細かい突起をもち，質は硬い．

採集・保存　完熟果実を採取し，よく乾燥後気密容器にて保存．

産地　中国南部，ベトナム，タイ，インド

主要成分　精油：d-カンフル，d-ボルネオール，リナロール．精油含量 0.6 mL/30 g 以上．

確認試験　薄層クロマトグラフ法：ヘキサン抽出液をヘキサン・ジエチルエーテル・メタノール混液で展開．4-メトキシベンズアルデヒド・硫酸試液を噴霧し加熱するとき，ボルネオール酢酸エステルと一致するスポット．

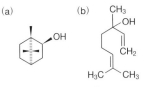

図 53・1　(a) d-ボルネオール，(b) リナロール

薬効・薬理　水製またはエタノールエキス：胆汁分泌促進作用，胃液分泌制御作用，抗アレルギー作用など．

用途・配合処方　漢方処方用薬であり，健胃消化薬とみなされる漢方処方およびその他の処方に配合される．また，粉末を芳香性健胃薬として配合剤（胃腸薬）の原料とする（粉末の 1 日最大分量 1 g）．配合処方：化食養脾湯，香砂平胃散，香砂養胃湯，安中散など．

関連漢方処方

■ **化食養脾湯**（かしょくようひとう）
〔人参，白朮，茯苓，半夏，大棗，陳皮，神麹，麦芽，山査子，縮砂，生姜，甘草〕
▶体力中等度以下で，胃腸が弱く，食欲がなく，みぞおちがつかえ，疲れやすいものの胃腸虚弱，胃アトニー，消化不良，食欲不振，胃痛，嘔吐．

■ **香砂平胃散**（こうしゃへいいさん）
〔蒼朮（白朮も可），厚朴，陳皮，甘草，縮砂，香附子，生姜，大棗〕
▶体力中等度で食べすぎて胃がもたれる傾向のものの食欲不振，消化不良．

■ **香砂養胃湯**（こうしゃよういとう）
〔白朮，茯苓，蒼朮，厚朴，陳皮，香附子，白豆蔲，人参，木香，縮砂，甘草，大棗，生姜〕
▶体力虚弱なものの食欲不振，食物に味を感じないとき適用．胃弱，胃アトニー，慢性胃腸炎．

ノート　シュクシャ末 局

54. ショウキョウ㊀・カンキョウ㊀

英 Ginger/Processed Ginger

ラ ZINGIBERIS RHIZOMA / ZINGIBERIS RHIZOMA PROCESSUM

漢 生姜/乾姜

基原植物 ショウガ *Zingiber officinale* Roscoe（ショウガ科 Zingiberaceae）

語源 *Zingiber*："角状の"を意味する東インド語から由来（根茎が角ばって強いことから）。また、アラビア語の"インドの根"の意や、Gingi 地方に野生する意ともいわれている。*officinale*：薬用の、薬効のある。

形態 単子葉植物の多年生草本。花茎を直生し、短い穂状花序を頂生。花期 8〜9 月。熱帯アジア原産、日本では容易に開花は見られない。

薬用部分 根茎

性状 ショウキョウは扁圧した不規則な塊状で、わん曲した卵形または長卵形を呈する分枝部を有し、外面は灰白色〜灰褐色でしばしば白粉を付けている。断面は淡黄褐色で粉質。カンキョウはショウキョウに似るが外面が灰黄色〜灰黄褐色を呈し、断面は濃黄褐色。特異なにおいがあり、味はきわめて辛い。

採集・修治 日本薬局方では、薬用のショウガ新鮮根茎（ひねしょうが）のコルク層を除き、石灰をまぶすなどの乾燥処理したものを**ショウキョウ（生姜）**またはカンショウキョウ（乾生姜）とよんでいる。また、新鮮根茎を湯通しまたは蒸した後に乾燥したものを**カンキョウ（乾姜）**とよんでいる（処方中の生姜、乾姜はこのよび方を使用）。

一方、中国ではショウガ新鮮根茎を生姜と称し、日本で生姜（乾生姜）にあたるショウガ乾燥根茎を乾姜とよんでいる。さらに、外皮がキツネ色で内部が黄色を呈するまで強火で炒めるなどの処理をした炮姜（ほうきょう）や、蒸し焼きにするなどした煨姜（ういきょう）などの修治姜類がある。

産地 中国（雲南、四川、貴州、広西壮族自治区、山東、安徽、河南、浙江など）、インド、タイ、日本（静岡、神奈川、愛知、岡山）

主要成分 辛味成分：[6]、[8]、[10]-ギンゲロール、ショーガオール。セスキテルペン：α-ジンギベレン。ジテルペン：ガラノラクトン。修治の過程でギンゲロール類からショーガオール類が生成する。

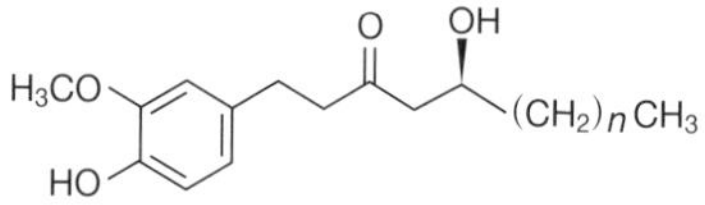

図 54・1 [6]-ギンゲロール（n＝4）、[8]-ギンゲロール（n＝6）、[10]-ギンゲロール（n＝8）

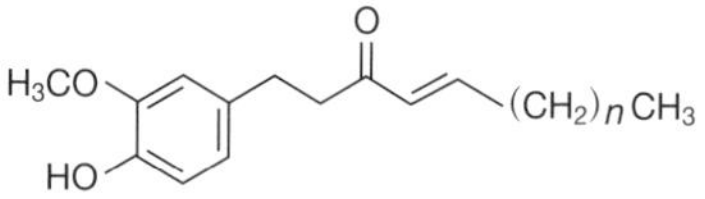

図 54・2 ショーガオール類

確認試験 薄層クロマトグラフ法：ジエチルエーテル抽出液を酢酸エチル・ヘキサン混液で展開。4-ジメチルアミノベンズアルデヒド試液を噴霧後に加熱するとき、[6]-ギンゲロールと一致するスポット。なお、カンキョウは同様な操作にて [6]-ショーガオールと一致するスポット。

薬効・薬理 ショーガオールやギンゲロールなどの辛味成分：抗潰瘍、小腸内輸送促進、抗セロトニン、セロトニン誘発性体温降下、下痢抑制、抗アレルギー、強心、プロスタグランジン生合成阻害、血小板凝集抑制、血管拡張や増強、鎮静および鎮吐作用。一般的にギンゲロール類よりもショーガオール類の方が作用が強く、[6]-ショーガオールの鎮痛や鎮咳作用はアスピリンやコデイン類に勝るといわれている。セスキ

テルペン類：抗潰瘍作用.

用途・配合処方　漢方医学では風邪薬，健胃消化薬，鎮吐薬，鎮痛薬とみなされる処方に高頻度で配合されている. 漢方処方の原典では生姜はひねしょうがを用いるが，現在は調剤の便宜上，局方のショウキョウが用いられている. 生姜の薬効を大きく期待する処方ではひねしょうがが用いられる. 配合処方：生姜瀉心湯，胃苓湯，温胆湯，黄耆建中湯，葛根湯など.

関連漢方処方

■ 生姜瀉心湯 (しょうきょうしゃしんとう)
〔半夏，人参，黄芩，甘草，大棗，黄連，乾姜，生姜〕
▶体力中等度でみぞおちがつかえた感じがあり，げっぷを伴うものの食欲不振，胸やけ，吐き気，嘔吐，下痢，胃腸炎，口臭.

■ 小半夏加茯苓湯 (しょうはんげかぶくりょうとう)
〔半夏，生姜，茯苓〕
▶悪心や妊娠嘔吐 (つわり) および急性胃腸炎などによる嘔吐.

■ 当帰建中湯 (とうきけんちゅうとう)
〔生姜，桂皮，当帰，大棗，芍薬，甘草，膠飴(膠飴はなくとも可)〕
▶体力虚弱で疲れやすく，血色のすぐれない，手足の冷えがある体力の低下したものの月経痛，下腹部痛，痔，脱肛の痛み.

■ 伏竜肝湯 (ぶくりゅうかんとう)
〔伏竜肝，半夏，生姜，茯苓〕
▶小半夏加茯苓湯に伏竜肝 (黄土で作ったかまどの中央にある焼けた土で，赤紫色多孔質のもの)を加えた処方で，つわり，悪心，嘔吐に用いる. 浅田宗伯が常用した処方.

ノート　①古くから香辛料として利用. 民間では風邪の初期に "しょうが湯" と称し，ひねしょうがをすりおろしたものに砂糖と片栗粉を混ぜ熱湯を注いで服用. ②類似植物にミョウガ *Z. mioga* Roscoe がある. ③ショウキョウ末局

---

55. ショウボク

英 Camphor Tree
漢 樟　木

基原植物　クスノキ　*Cinnamomum camphora* Sieb. (クスノキ科 Lauraceae)

語源　*Cinnamomum*：ケイヒのギリシャ名. *camphora*：樟脳のアラビア名.

形態　双子葉植物離弁花類の常緑高木. 樹高 20 m，幹径 2 m 以上になる. 葉は互生し卵形～楕円形. 花は両性で花被片は6個. 5～6月に開花. 全体に樟香をもつ.

薬用部分　材

性状　*d*-カンフルは無色または白色半透明の結晶. 特異な芳香があり，味はわずかに苦く，清涼味がある.

産地　東南アジアの海岸地方，台湾，中国，日本 (九州，四国，房総，紀南地方など)

抽出・単離　クスノキの原木を細片とし，水蒸気蒸留して得られる抽出物から約40%の収率で結晶カンフル (粗製樟脳または山製樟脳とよばれる) が析出する. 残り60%の油分を樟脳油といい，蒸留塔で減圧分留するとその約50%のカンフル (再製樟脳という) が得られる. 粗製および再製樟脳を昇華精製すると一次精製樟脳が得られ，これはプラスチック出現より前には主としてセルロイド製造に用いられた. さらに昇華精製すると高純度の板状，あるいは粉末状の精製カンフルが得られる.

主要成分　モノテルペノイド：*d*-カンフル局〔樟脳 (ショウノウ)，カンファー〕，カンフェン，ピネンなど.

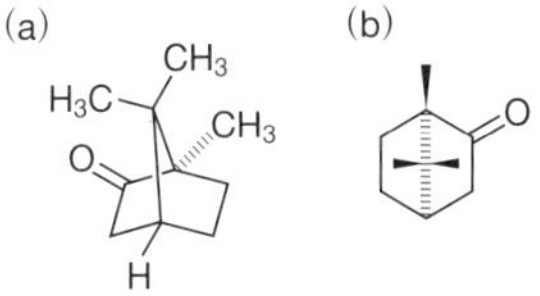

図 55・1　(a) *d*-カンフル. (b) のようにも表す.

確認試験 d-カンフルをメタノールに溶解し，2,4-ジニトロフェニルヒドラジン試液を加えた後，加熱すると橙赤色沈殿（d-カンフルの2,4-ジニトロフェニルヒドラゾン）を生じる．

薬効・薬理 d-カンフルは皮膚を刺激して軽い炎症を起こすことにより，局所の血管を拡張させる．心筋に対して興奮作用．

用途・配合処方 局所刺激薬，局所消炎・鎮痒薬．

ノート 合成品はラセミ体カンフル（dl-カンフル局）で，同様に使用される．

56. ショウマ 局

英 Cimicifuga Rhizome
ラ CIMICIFUGAE RHIZOMA
漢 升麻

基原植物 サラシナショウマ *Cimicifuga simplex* Turczaninow，*C. dahurica* Maximowicz，*C. foetida* Linné または *C. heracleifolia* Komarov（キンポウゲ科 Ranunculaceae）

語源 *Cimicifuga*：cimex（ナンキンムシ）＋ fugere（逃げる），悪臭が強くナンキンムシも逃げることに由来．*simplex*：単生の，無分枝の．

形態 中国北部，日本各地の樹下に自生する多年生草．8〜10月，長い穂状花序を頂生，しばしば分枝，白色小花を密着．

薬用部分 根茎

性状 結節状不整形で，外面は暗褐色〜黒褐色．多数の根の残基を付け，またしばしば地上茎の残基がある．折面は繊維性で，髄は暗褐色で，しばしば空洞になっている．質は軽くて硬い．ほとんど無臭，味は苦くてわずかに渋い．

採集・保存 秋に根茎を掘り起こし，ひげ根を除いて陽乾する．

産地 中国（四川，陝西，河南）

主要成分 シクロアルタン系トリテルペノイド：シミゲノール，25-O-メチルシミゲノール，シミゲノール-3-O-アラビノシド，25-O-メチルシミゲノール-3-O-キシロシド，シミシフゲニン，シミシフゴシドなど．クロモン誘導体：シミフギン，ケロール，ビスアミノールなど．

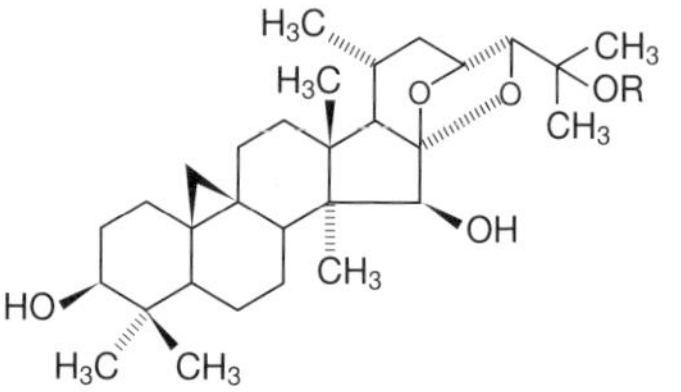

図 56・1 シミゲノール（R=H），
25-O-メチルシミゲノール（R=CH₃）

確認試験 薄層クロマトグラフ法：希塩酸・ジエチルエーテルを加えて振り混ぜ，遠心分離した上澄み液を酢酸エチル・ヘキサン・酢酸混液で展開．紫外線（主波長365 nm）照射により（E）-イソフェルラ酸・（E）-フェルラ酸混液と一致する青色の蛍光スポット．

薬効・薬理 エーテル画分：鎮痛，カラゲニン浮腫抑制作用．ブタノール画分：体温下降，鎮痛作用．水画分：浮腫抑制，抗潰瘍作用．シミゲノールキシロシド：マウスの肝障害の予防効果が認められる．

用途・配合処方 漢方処方用薬で，痔疾用薬とみなされる処方などに配合．発熱，脱肛，子宮脱などに用いる．配合処方：乙字湯，升麻葛根湯，辛夷清肺湯など．

関連漢方処方

■ **乙字湯** 局（おつじとう）
〔当帰，柴胡，黄芩，甘草，升麻，大黄〕
▶体力中等度以上で痔の痛み・かゆみ・脱肛をおもに治療する．便秘がちで局所に痛みがあり，ときに少量の出血がある一般痔

疾, 痔核, 脱肛, 肛門出血, 陰部瘙痒症.
切れ痔, いぼ痔.

■ **升麻葛根湯**（しょうまかっこんとう）
〔葛根, 升麻, 生姜, 芍薬, 甘草〕
▶体力中等度で感冒の初期, 麻疹の初期,
水痘, 扁桃炎, 皮膚炎, 湿疹.

ノート 中国の野生品が中心で, 日本産のサラシナショウマは現在ほとんど流通がない.

57. シ ン イ ⓐ

英 Magnolia Flower
ラ MAGNOLIAE FLOS
漢 辛 夷

基原植物 タムシバ *Magnolia salicifolia* Maximowicz, コブシ *M. kobus* De Candolle, *M. biondii* Pampanini, *M. sprengeri* Pampanini またはハクモクレン *M. heptapeta* Dandy（*M. denudata* Desrousseaux）（モクレン科 Magnoliaceae）

語源 *Magnolia*: フランスの P. Magnol への献名. *salicifolia*: salix（ヤナギ属）に似た葉の意. *kobus*: コブシに由来. *heptapeta*: 七弁の.

形態 落葉高木, 高さ 3～4 m, まれに10 m, 葉に先立って 3～4 月に白花を付ける. 葉や枝を切ると芳香を発散.

薬用部分 つぼみ

性状 紡錘形で, 基部に木質の花柄を付ける. 苞葉は通例 3 枚, 外面には毛がまばらにあって褐色～暗褐色, または密毛があって灰白色～淡黄褐色, 内面は平滑で暗褐色. 内部に 9 枚または 12 枚の花被片があり, 花被片は同形または外側の 3 枚が小さい. 雄ずいは 50～100 本, 雌ずいも多数. 質はもろい. 特有のにおいがあり, 味は辛くて, やや苦い.

採集・保存 開花する前につぼみを採取し, タムシバは陽乾, コブシは陰乾. 乾燥

後, 気密容器にて保存.

産地 タムシバ, コブシは本州, 九州の特に日本海沿岸地方の山地に自生. ハクモクレンは庭木として各地に植栽. 薬用には大部分中国から輸入.

主要成分 精油: リモネン, アサロン, サフロール, メチルオイゲノール, シトラール. 精油含量 0.5 mL/50 g 以上. アルカロイド: コクラウリン, レチクリン. リグナン: マグノサリン, マグノシニン.

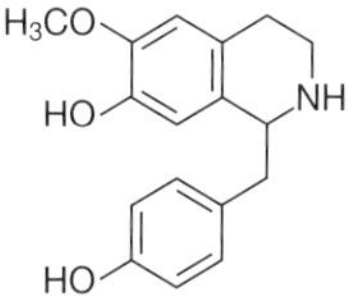

図 57・1　コクラウリン

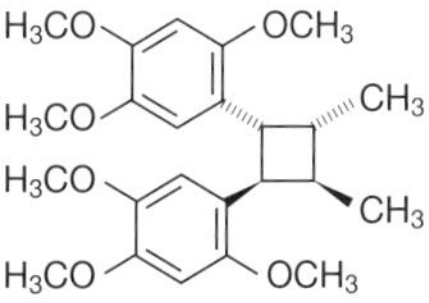

図 57・2　マグノサリン

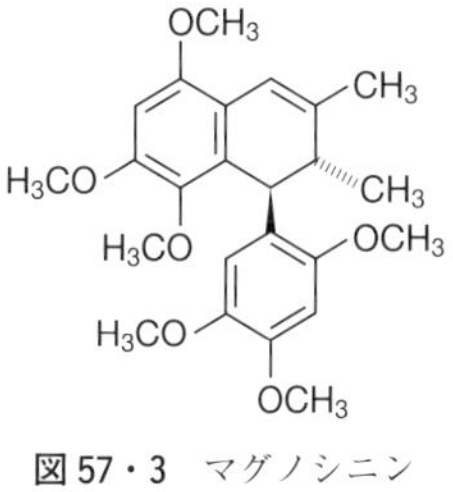

図 57・3　マグノシニン

確認試験 薄層クロマトグラフ法: メタノール抽出液を酢酸エチル・アセトン・水・ギ酸混液で展開. ドラーゲンドルフ試液を噴霧すると, R_f 値 0.3 付近に黄赤色のスポット.

薬効・薬理 シンイエキス, マグノサリ

ン，マグノシニン：抗炎症作用．コクラウリン，レチクリン：自発運動制御，カタレプシーを発現．

用途・配合処方　鎮静，頭痛の鎮痛薬として，また鼻炎，蓄膿症に用いる．配合処方：葛根湯加川芎辛夷，辛夷清肺湯．

関連漢方処方

■ 葛根湯加川芎辛夷 局 (かっこんとうかせんきゅうしんい)

〔葛根，麻黄，大棗，生姜，桂皮，芍薬，甘草，辛夷，川芎〕

▶葛根湯の加減方で，脈が浮で力があり，頭痛，頸肩背部のこりと痛み，神経痛，発熱，悪寒などがあり，尿量が少なく，無汗，鼻づまり，慢性鼻炎，蓄膿症，花粉症などの症状．

■ 辛夷清肺湯 (しんいせいはいとう)

〔辛夷，知母，黄芩，百合，山梔子，麦門冬，石膏，升麻，枇杷葉〕

▶体力中等度以上で濃い鼻汁が出て，ときに熱感を伴うものの鼻づまり，鼻たけ，慢性鼻炎，蓄膿症など．

セイヨウイチイ → p. 125

---

58. セッコウ 局・リュウコツ 局

(鉱物生薬)

58・1　セッコウ 局

英 Gypsum
ラ GYPSUM FIBROSUM
漢 石膏

鉱物生薬　セッコウには硬石膏と軟石膏の2種がある．前者は長石，方解石をさし，無水硫酸カルシウムのことである．後者は理石をさし，含水硫酸カルシウムのことで

ある．日本薬局方におけるセッコウは後者をさす．

性状　光沢のある白色の重い繊維状結晶塊で，砕くと容易に針状〜繊維状結晶性の粉末となる．においおよび味がない．水に溶けにくい．

産地　中国（湖北，湖南，山東）

主要成分　軟石膏：おもに含水硫酸カルシウム（$CaSO_4 \cdot 2H_2O$），少量の無水硫酸カルシウム（$CaSO_4$），微量の二酸化ケイ素（SiO_2），酸化マグネシウム（MgO），酸化アルミニウム（Al_2O_3），酸化鉄（Fe_2O_3）．

確認試験　水を加え，しばしば振り混ぜながら30分間放置した後，ろ過する．ろ液はカルシウム塩の定性反応ならびに硫酸塩の定性反応を呈する．

薬効・薬理　止渇作用，解熱作用，鎮静・鎮痙作用，抗炎症・抗アレルギー作用，収れん作用．

用途・配合処方　漢方では軟石膏（繊維石膏）が用いられる．実熱があって清熱，止渇，鎮静などの目的で他薬と配合して用いられる．配合処方：大青竜湯，竹葉石膏湯，白虎加人参湯，越婢加朮湯，麻杏甘石湯，木防已湯．

関連漢方処方

■ 白虎加人参湯 (びゃっこかにんじんとう)

〔知母，石膏，粳米，甘草，人参〕

▶体力中等度以上で口渇や煩躁感を伴う糖尿病，皮膚炎，湿疹，じんま疹，肺炎，感冒．

■ 越婢加朮湯 (えっぴかじゅつとう)

〔石膏，麻黄，蒼朮（白朮も可），大棗，甘草，生姜〕

▶体力中等度以上で，関節リウマチ，浮腫，腎炎，脚気，眼疾患，皮膚疾患（分泌物の多いもの）．

■ 桔梗石膏 (ききょうせっこう)

〔桔梗，石膏〕

▶消炎，排膿，去痰作用があり，小柴胡湯，葛根湯，麦門冬湯などに加味される．

59. センソ・ゴオウ・ボレイ・ユウタン　65

■ **駆風解毒散** (くふうげどくさん)

〔防風，牛蒡子，連翹，荊芥，羌活，甘草，桔梗，石膏〕

▶扁桃炎，扁桃周囲炎.

ノート　本品を110〜120 ℃に加熱すると結晶水の3/4を失い，焼セッコウ⑮ (Exsiccated Gypsum) となり，固定用ギプスなど医療材料に用いられる.

58・2　リュウコツ⑮

英 Longgu

ラ FOSSILIA OSSIS MASTODI

漢 竜骨

鉱物生薬　古代の大型哺乳動物の化石化した骨

形態　中国では花龍骨（五花龍骨）と土龍骨の2種に大別している. ① 花龍骨：表面は淡灰白色〜淡灰色を帯びた灰色を呈し，灰黒色，褐色，黄褐色，黄色あるいは青色紅褐色などの斑紋，条紋あるいは松葉模様の花紋が見られ，質はやや硬いが破砕しやすく，容易に崩れて粉末状となる. ② 土龍骨：表面に花紋はなく，断面は中空あるいは多孔質で，質は堅硬で破砕しにくいが，破砕すると小片となる.

性状　不定形の塊または破片で，ときには円柱状の塊である. 外面は淡灰白色を呈し，ところどころに灰黒色または黄褐色の斑点を付けるものがある. 外側部は質の緻密な2〜10 mmの層からなり，淡褐色を呈する多孔質部を包囲する. 質は重くて硬いがややもろく，破砕すると小片および粉末となる. においおよび味はない. なめるとき，舌に強く吸着する.

採集・保存　現在，日本に輸入されているのはすべて中国大陸産出のものである.

産地　中国（山西，四川，雲南，貴州）

主要成分　炭酸カルシウム (CaCO$_3$)，リン酸カルシウム〔Ca$_3$(PO$_4$)$_2$〕

確認試験　① 希塩酸と加熱すると炭酸ガスを発生し，水酸化カルシウム試液に通じると白色沈殿を生じる. ② 硝酸に溶かし，モリブデン酸アンモニウム試液を加えると，リン酸塩に基づく黄色沈殿を生じる.

薬効・薬理　水製エキスの経口投与：マウスで体温降下作用，痙攣マウスでの抗痙攣作用，ラットでの自発運動抑制などの中枢神経抑制作用.

用途・配合処方　異常興奮，不眠，心悸亢進の治療. 配合処方：柴胡加竜骨牡蛎湯，桂枝加竜骨牡蛎湯など.

関連漢方処方

■ **桂枝加竜骨牡蛎湯** (けいしかりゅうこつぼれいとう)

〔桂皮，芍薬，大棗，生姜，甘草，竜骨，牡蛎〕

▶比較的体力の衰えているものの小児夜尿症，神経衰弱，性的神経症，遺精，陰萎.

ノート　リュウコツ末⑮

セネガ → オンジ・セネガ (p. 14)

センキュウ → トウキ・センキュウ (p. 87)

---

59. センソ⑮・ゴオウ⑮・ボレイ・ユウタン⑮ (動物生薬)

59・1　セ　ン　ソ⑮

英 Toad Cake

ラ BUFONIS CRUSTUM

漢 蟾酥

基原動物　シナヒキガエル　*Bufo bufo gargarizans* Cantor または *B. melanostictus*

Schneider（ヒキガエル科 Bufonidae）

語源 *bufo*：ヒキガエル．*gargarizans*：ラテン語 *gargarizo*（ガラガラとうがいをする）という擬声語．

形態 シナヒキガエルは体長約 11 cm のずんぐりしたカエル．体背面に大小不同のいぼが多数．頭頂部両側に腎臓形で大きな耳腺がある．*B. melanostictus* はやや小型．

薬用部分 耳腺の分泌物

性状 底面がくぼみ，上面が盛り上がった円盤形，またはほぼ平らな円盤形．外面は赤褐色〜黒褐色で，ややつやがあり，ほぼ均等な角質で硬く，折れにくい．破砕片の辺縁は赤褐色，半透明．無臭，味は苦く刺激性，後に麻痺感．

採集・保存 6〜8 月頃，夜間に灯火を点じヒキガエルを集め，竹製のすのこに入れ，銅製の採集具で背上の隆起した分泌腺をつかみ，分泌した乳液を捕集し，円形の型に流し込み風乾．遮光・密閉容器，防湿・防圧し冷暗所に保存．

産地 中国（山東，江蘇，浙江など）

主要成分 本品を乾燥したものは，ブホステロイド 5.8％以上を含む．強心性ステロイド化合物（ブホステロイド）：レジブホゲニン，シノブファギン，ブファリン，ブホタリン，シノブホタリンなど，およびこれらの 3-エステルからなるブファジエノリドなど．ブホステロイドの一部は生体内においては 3-アルギニルスベラートとして存在する（ブホトキシン）．インドール誘導体：ブホテニジン，セロトニン．

確認試験 薄層クロマトグラフ法：アセトン抽出液をシクロヘキサン・アセトン混液で展開．希硫酸を噴霧するときレジブホゲニンと一致するスポット．

薬効・薬理 シノブファギン：イヌの心不全に対し持続性の陽性変力作用を示す．ブファジエノリド：ジギタリス配糖体に類似した強心作用．シノブファギン，ブファリン，シノブホタリンなど：モルモットまたはウサギ角膜において局所麻酔作用（ブファリンが最強）．ブファジエノリド類：血液凝固抑制作用．

用途・配合処方 強心利尿薬，鎮痛薬，解毒薬．配合剤（六神丸など）の原料．

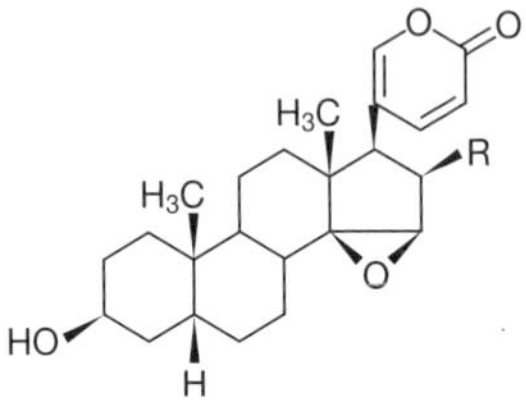

図 59・1 シノブファギン（R＝OCOCH₃），レジブホゲニン（R＝H）

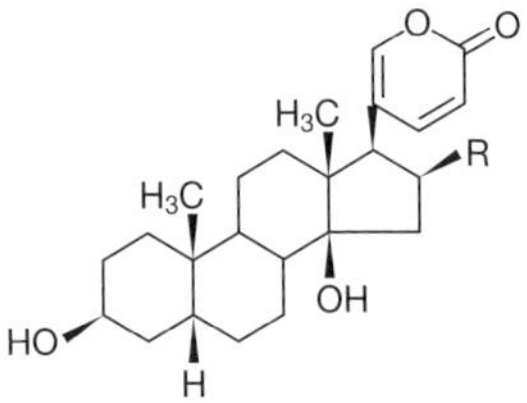

図 59・2 ブファリン（R＝H），ブホタリン（R＝OCOCH₃）

59・2 ゴ オ ウ 局

英 Oriental Bezoar

ラ BEZOAR BOVIS

漢 牛 黄

基原動物 ウシ *Bos taurus* Linné var. *domesticus* Gmelin（ウシ科 Bovidae）

語源 *Bos*：牛．*taurus*：牡牛の．*domesticus*：家畜の．

薬用部分 胆嚢の中に生じた結石

性状 球形または塊状．径 1〜4 cm．外面は黄褐色〜赤褐色．弱いにおい．

採集・保存 一年中採集．遮光・密閉容器，防湿・防圧し冷暗所に保存．

産地 中国，オーストラリア，北米，南米

主要成分 胆汁酸：コール酸，デオキシコール酸．ビリルビン色素．

確認試験 ① 薄層クロマトグラフ法：メタノール抽出液を酢酸エチル・ギ酸・メタノール混液で展開．バニリン・硫酸・エタノール試液を噴霧し加熱するとき，コール酸とデオキシコール酸の二つに一致するスポット．② 塩酸・クロロホルムを加えて振り混ぜ，クロロホルム層が黄褐色になったとき分取，水酸化バリウム試液を加えると，黄褐色の沈殿（ビリルビン）．

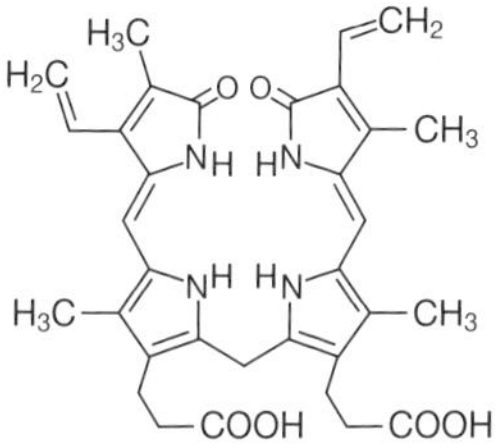

図59・3 ビリルビン

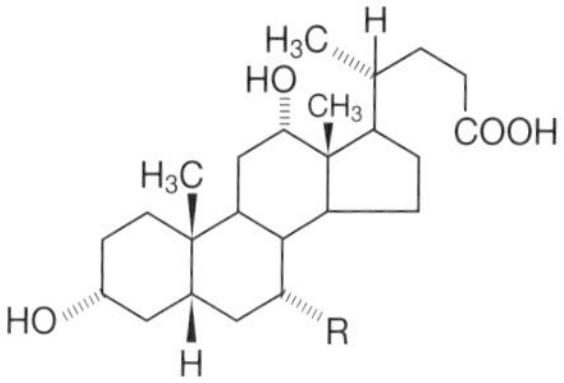

図59・4 コール酸（R＝OH），
デオキシコール酸（R＝H）

薬効・薬理 胆汁分泌促進，鎮静・鎮痙，強心，解熱，抗炎症作用などが認められる．

用途・配合処方 強心，鎮痛・鎮痙，解熱，解毒薬．

59・3 ボ レ イ 局

英 Oyster Shell
ラ OSTREAE TESTA
漢 牡 蛎

基原動物 カキ *Ostrea gigas* Thunberg（イタボガキ科 Ostreidae）

語源 *Ostrea*：oyster（カキ）の英名＋*testa*（貝殻）．*gigas*：巨人の．

形態 養殖され，左殻が深く他物に固着．殻形は亜卵形～楕円形．

薬用部分 貝殻

性状 不整に曲がった葉状または薄い小片に砕いた貝殻．外面は淡緑灰褐色，内面は乳白色．においおよび味はない．

採集・保存 一年中採集，肉を除いて殻をきれいに洗い，陽乾する．直射日光を避け，防湿・冷所保存．

産地 日本全国沿岸，食用に養殖．

主要成分 炭酸カルシウム（CaCO$_3$），リン酸カルシウム〔Ca$_3$(PO$_4$)$_2$〕，ケイ酸塩

確認試験 ① 希塩酸と加熱すると炭酸ガスを発生し，わずかに淡赤色を帯び，透明な薄片様の浮遊物を残し，ろ液はカルシウム塩の定性反応．② 熱灼すると初め黒褐色となり特異なにおいを発し，後に白色．

薬効・薬理 水製エキス：経口投与において抗痙攣作用．食用ガエル摘出坐骨神経で局所麻酔作用．

用途・配合処方 鎮静利尿薬，制酸作用．配合処方：安中散，桂枝加竜骨牡蛎湯，柴胡桂枝乾姜湯，柴胡加竜骨牡蛎湯．

関連漢方処方

■ **柴胡加竜骨牡蛎湯**（さいこかりゅうこつぼれいとう）

〔柴胡，半夏，桂皮，茯苓，大棗，人参，竜骨，牡蛎，生姜，大黄，黄芩，甘草(大黄，黄芩，甘草はなくても可)〕

▶胸脇苦満があり，へそのあたりで動悸が亢進し，神経症状の強いものに用いる．体力中等度以上のものの高血圧症，慢性腎臓病，神経衰弱症，心悸亢進，不眠，更年期障害，小児夜泣き．精神不安の症状があり，頭痛，のぼせ，耳鳴りなどを伴って疲労しやすく，臍部周辺に動悸を自覚して排尿回

数，尿量ともに増加するもの（神経衰弱，心悸亢進，慢性ノイローゼ，陰萎，小児夜尿症，夜尿症，脱毛症）．

ノート ボレイ末⑤

59・4 ユウタン ⑤

英 Bear Bile
ラ FEL URSI
漢 熊 胆

基原動物 *Ursus arctos* Linné またはその他近縁動物（クマ科 Ursidae）
語源 *Ursus*：熊の．*arctos*：熊．
薬用部分 胆汁を乾燥したもの
性状 不定形の小塊．外面は黄褐色～暗黄褐色．弱い特異なにおい．味はきわめて苦い．
採集・保存 一般に冬に採集．腹を裂いて胆を取る．胆嚢頸部を固く縛り，裂き取った後は，胆嚢の外側に付着した油脂を取除き，陰乾する．遮光・密閉容器，防湿・防圧し冷暗所に保存．
産地 中国，ヒマラヤ山系インド，ネパール
主要成分 胆汁酸（約20％）：タウロウルソデオキシコール酸，コール酸．

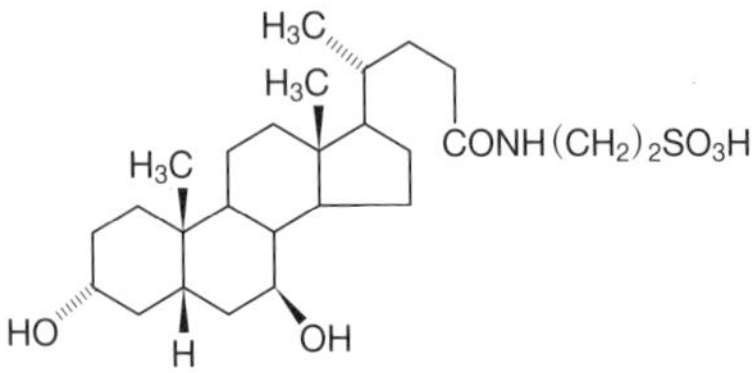

図 59・5 タウロウルソデオキシコール酸

確認試験 薄層クロマトグラフ法：メタノール抽出液を酢酸・トルエン・水混液で展開．希硫酸を噴霧後に加熱するとき，タウロウルソデオキシコール酸ナトリウムと一致するスポット．
薬効・薬理 胆汁分泌促進作用，鎮痙作用が認められる．
用途・配合処方 消炎，利胆，解熱，鎮痛・鎮痙薬．苦味健胃薬，整腸薬として，あるいは鎮痙の目的で配合剤（奇応丸，救命丸）の原料とする．
ノート ワシントン条約規制対象品目に該当するので，輸入する際は輸出国の管理当局の輸出証明書が必要（ワシントン条約：絶滅のおそれのある野生動植物の種の国際取引に関する条約．1980年に制定）．

60. センナ ⑤

英 Senna Leaf
ラ SENNAE FOLIUM

基原植物 *Cassia angustifolia* Vahl または *C. acutifolia* Delile（マメ科 Leguminosae）
語源 *Cassia*：肉桂（*Cinnamomum cassia*）の古名から転用．*angustifolia*：狭葉の，細葉の．*acutifolia*：鋭頭葉の．
形態 低木，高さ4m．葉は偶数羽状複葉，小葉5～7対．穂状花序は五弁の暗黄色の蝶花からなる．豆果（p.28）は暗褐色でわずかにわん曲し，扁平長楕円形．
薬用部分 小葉
性状 披針形～狭披針形，淡灰黄色～淡灰黄緑色．全縁で先端はとがり，葉脚は非対称，短い小葉柄．下面はわずかに毛がある．弱いにおいがあり，味は苦い．
採集・保存 成熟葉を採取し陽乾．乾燥した場所へ保存．
産地 インド南部，アフリカナイル川中流地方で栽培．
主要成分 アントラキノン：クリソファノール，アロエエモジン，レイン．ビアントロン：センノシドA，B．フラボノイド：

ケンフェロール.

(確認試験) ① ジエチルエーテルを加え，冷浸後ろ過. ろ液にアンモニア試液を加えるとき，水層は黄赤色を呈する（遊離アントラキノン系化合物）. ジエチルエーテルで抽出した残留物に水を加え，冷浸した後ろ過し，ろ液にアンモニア試液を加えるとき，水層は黄赤色（結合型アントラキノン系化合物）. ② 薄層クロマトグラフ法：テトラヒドロフラン・水混液抽出液を遠心分離. 上澄に飽和食塩水を加え水層に移ったセンノシド類を塩酸酸性下，テトラヒドロフランで抽出. 1-プロパノール・酢酸エチル・水・酢酸混液で展開. 紫外線（主波長365 nm）照射によりセンノシドAと一致する赤色の蛍光スポット.

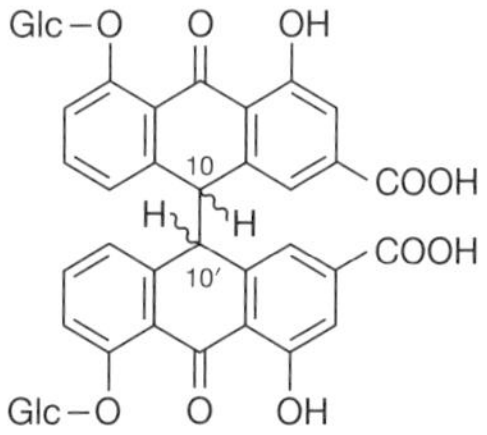

図 60・1 センノシド A（10-10′：トレオ），センノシド B（10-10′：エリトロ）

(薬効・薬理) センノシド A, B：腸内細菌によりレインアントロンに変換し瀉下作用を発現.

(用途・配合処方) 緩下薬として，粉末を1回量 0.25〜0.5 g，1日 1〜3 回服用. 通例，ダイオウ末と配合して服用.

(ノート) ① 食薬区分の問題として痩身の効果を目的にセンナ茎茶のティーバッグに医薬品のセンナが混ぜられ，下痢を起こし健康障害を起こした例がある. これはセンナ成分センノシドの緩下作用による痩身効果を狙ったもので，センナの茎と称するものは葉軸であった. ② センナ末㊒，センナ散

61. センブリ㊖・ゲンチアナ㊖・リュウタン㊖

61・1　センブリ㊖

(英) Swertia Herb
(ラ) SWERTIAE HERBA
(漢) 当薬

(基原植物) センブリ *Swertia japonica* Makino（リンドウ科 Gentianaceae）

(語源) *Swertia*：オランダの E. Swert への献名. *japonica*：日本の.

(形態) 二年生草本，高さ 20〜30 cm，茎は直立，方形，帯暗紫色. 葉は対生. 秋に円錐花序を頂生，日照下で開花，花冠は白色，紫色の筋，五深裂. 全草に強い苦味.

(薬用部分) 開花期の全草

(性状) 花，葉，茎および通例短い木質の根からなる. 茎は方柱形，しばしば分枝. 葉および茎は暗緑色〜暗紫色，花は白色，根は黄褐色. わずかに特異なにおいがあり，味はきわめて苦く，残留性.

(採集・保存) 開花期に採取し，よく乾燥後，風通しのよい場所に遮光して保存.

(産地) 日本，朝鮮半島，中国に分布. 日当たりのよい山野に自生または栽培（おもに長野県）.

(主要成分) 苦味配糖体（セコイリドイド配糖体）：スウェルチアマリン，スウェロシド，アマロゲンチン. キサントン：ベリジホリン.

(確認試験) 薄層クロマトグラフ法：エタノール抽出液を酢酸エチル・1-プロパノール・水混液で展開. 紫外線（広域波長）照射によりスウェルチアマリンと一致するスポット.

(薬効・薬理) アルコールエキス：血糖下降作用，活性成分としてベリジホリン.

(用途・配合処方) 苦味健胃薬，整腸薬として 1日 1.5 g を煎剤として服用. 苦味チン

キの原料. 育毛剤に配合.

ノート ① センブリはゲンノショウコ, ジュウヤク (ドクダミ) とともに日本三大民間薬の一つ. ② センブリ末®, センブリ・重曹散®

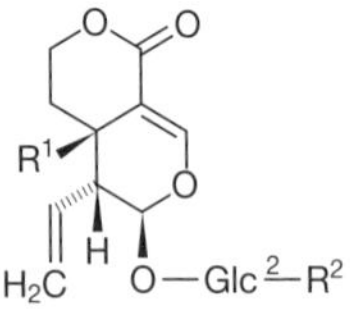

図 61・1 スウェルチアマリン (R^1= HO, R^2=H), スウェロシド (R^1= R^2=H), アマロゲンチン (R^1=H,

R^2=

)

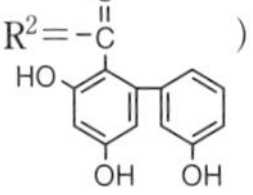

61・2 ゲ ン チ ア ナ ®

英 Gentian

ラ GENTIANAE RADIX

基原植物 *Gentiana lutea* Linné (リンドウ科 Gentianaceae)

語源 *Gentiana*: イリュリア地方の王 Gentins の名にちなむ. *lutea*: luteus (黄色の, 花が黄色い).

形態 ヨーロッパ中南部自生の亜高山性多年草. 根生葉は叢生し, 楕円形で顕著な縦脈がある. 約10年を経て初めて開花. 花茎は単一. 茎葉は対生. 集散花序を頂生または腋生. 大形の鐘形花は五～六深裂. 種子は有翼.

薬用部分 根および根茎

性状 ほぼ円柱形を呈し, 外面は暗褐色である. 根茎は短く, 細かい横じわがあり, その上端には芽および葉の残基を付けることがある. 根は深い縦じわがあり, ややねじれている. 折面は黄褐色で, 繊維性ではなく, 形成層付近は暗褐色を帯びる. 特異なにおいがあり, 味は初め甘く, 後に苦く残留性.

採集・保存 6～7年生の根を掘り取り, 地上部を除去し乾燥. ひげ根, 枝根を取り, 水洗いした後, 陽乾. 乾燥した場所で, かつ虫害が多いので気密容器にて保存.

産地 ヨーロッパ (ドイツ, スイス, フランスなど)

主要成分 苦味配糖体: ゲンチオピクロシド, アマロゲンチン. キサントン: ゲンチジン, ベリジホリン.

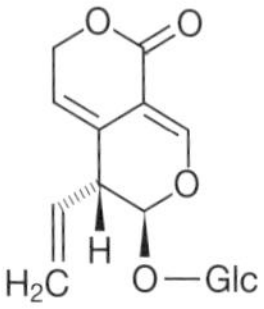

図 61・2 ゲンチオピクロシド

確認試験 粉末をよく乾燥後, スライドガラス上にとり, ガラスリングを置きさらにスライドガラスで覆い, 徐々に加熱すると, スライドガラスに淡黄色の結晶が昇華. 結晶は水またはエタノールに溶けず, 水酸化カリウム試液に溶解. ② 薄層クロマトグラフ法: メタノール抽出液を酢酸エチル・エタノール・水混液で展開. 紫外線(主波長 254 nm) 照射によりゲンチオピクロシドと一致する暗紫色スポット.

薬効・薬理 ゲンチオピクロシド: 胃液分泌促進作用, 胃および腸管運動促進作用をもつ.

用途・配合処方 苦味健胃薬, 粉末1回 0.1～0.2 g を1日3回.

ノート ゲンチアナ末®, ゲンチアナ・重曹散®

61・3 リ ュ ウ タ ン ®

英 Japanese Gentian

ラ GENTIANAE SCABRAE RADIX

漢 竜 胆

基原植物 トウリンドウ *Gentiana scabra* Bunge, *G. manshurica* Kitagawa または *G.*

triflora Pallas （リンドウ科 Gentianaceae）

語 源　*scabra*: scaber（鋭い，苦味が強い）.

形 態　多年生草本，高さ 30〜60 cm，茎は直立または斜上，葉は無柄で対生，3本の縦脈顕著．9〜10月，青紫色鐘形花を頂生または腋生．花冠三裂し副裂片．根は白くひげ状で苦い．日本の山地に自生．

薬用部分　根および根茎

性 状　不整円柱状の短い根茎の周囲に多くの細長い根を付けたものである．外面は黄褐色〜灰黄褐色を呈する．根の外面に粗い縦じわがあり，その質は柔軟．折面は平らで黄褐色．根茎の上端に芽または短い茎の残基を付ける．弱いにおいがあり，味はきわめて苦く，残留性である．

採集・保存　花期に掘り茎を除き根茎を付けたまま根を水洗後，そろえて束ね雨露を避け，たやすく折れる程度まで陽乾．

産 地　中国（東北，内蒙，華中），韓国，日本．主として韓国より輸入．

主要成分　苦味配糖体：ゲンチオピクロシド，スウェルチアマリン．キサントン：ゲンチジン，ベリジホリン．

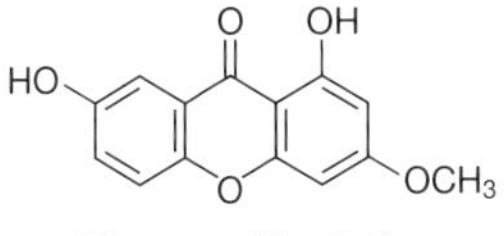

図 61・3　ゲンチジン

確認試験　薄層クロマトグラフ法：メタノール抽出液を酢酸エチル・エタノール・水混液で展開，紫外線（主波長 254 nm）照射によりゲンチオピクロシドと一致する暗紫色スポット．

薬効・薬理　ゲンチオピクロシド：胃液分泌促進作用，胃および腸管運動促進作用．スウェルチアマリン：鎮痛作用．水製エキス：抗アレルギー作用をもつ．

用途・配合処方　苦味健胃薬に配合．配合処方：竜胆瀉肝湯，立効散，疎経活血湯．

関連漢方処方

■ **竜胆瀉肝湯**（りゅうたんしゃかんとう）

〔木通，当帰，地黄，沢瀉，車前子，黄芩，竜胆，甘草，山梔子〕

▶体力中等度以上で，尿道炎，膀胱炎，前立腺炎，子宮内膜炎，陰部疾患．

ノート　リュウタン末⑮

ソウジュツ → ビャクジュツ・
　　　　　　　　ソウジュツ（p. 103）

---

62. ソウハクヒ ⑮

英 Mulberry Bark
ラ MORI CORTEX
漢 桑白皮

基原植物　マグワ *Morus alba* Linné（クワ科 Moraceae）

語 源　*Morus*: morifolius（クワ属のような葉）．*alba*: albi（白）．

形 態　東アジア各地に自生，栽培の落葉小高木．雌雄異株，まれに同株．穂状花序の淡黄緑色小形の花を密生．肉質集合果は紫黒熟．

薬用部分　根皮

性 状　管状，半管状または帯状の皮片で，外面は白色〜黄褐色．周皮を付けたものは，周皮が黄褐色ではがれやすく，多くの細かい縦じわと横に長い赤褐色の多数の皮目がある．横切面は，白色〜淡褐色で，繊維性．わずかなにおいと味．

採集・保存　発芽前に根を掘り起こし，細根を除き，皮をはぎ取り，そのままあるいはコルク層を除いて乾燥する．

産 地　中国（河南，四川，湖北など），朝鮮半島，日本各地

主要成分 トリテルペノイド：α-アミリン，β-アミリン，ベツリン酸．プレニルフラボノイド誘導体：モルシン，シクロモルシン，クワノンA〜H，オキシジヒドロモルシン（モルシノール）など．糖タンパク質：モランA．糖：1-デオキシノジリマイシン（モラノリン）．

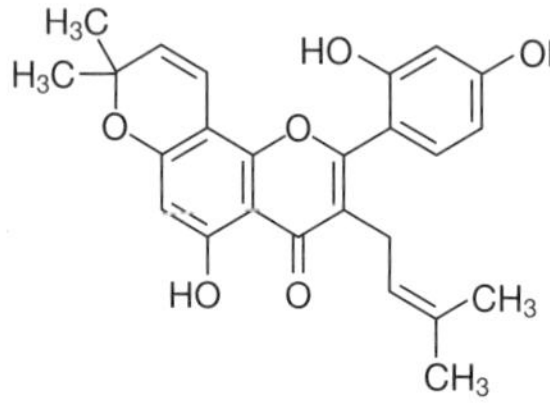

図 62・1　モルシン

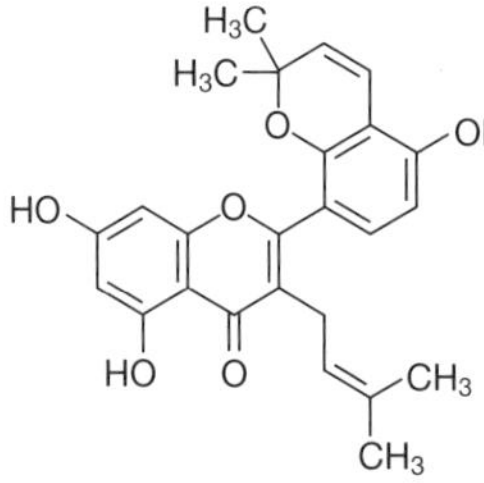

図 62・2　クワノンA

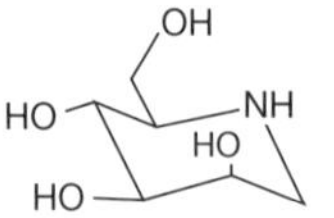

図 62・3　1-デオキシノジリマイシン

確認試験　熱ヘキサン抽出液を蒸発乾固し，残留物に無水酢酸を加え振り混ぜた後，硫酸を穏やかに加えるとき，境界面は赤褐色．

薬効・薬理　1-デオキシノジリマイシン：α-グルコシダーゼII阻害活性，糖尿病ラットにおいて血糖降下作用を示す．モランA：

血糖降下作用．フェノール性成分：血糖降下作用，cAMP ホスホジエステラーゼ阻害作用，トロンボキサンB_2 産生阻害作用，抗発がんプロモーター作用．

用途・配合処方　漢方処方用薬で，鎮咳去痰薬とみなされる処方に配合．消炎性利尿，緩下，鎮咳，去痰の目的に用いる．配合処方：清肺湯，五虎湯，補肺湯，杏蘇散．

関連漢方処方

■ **清肺湯**（せいはいとう）
→ サンシシの項（p.46）を参照．
■ **五虎湯**（ごことう）
〔麻黄，杏仁，甘草，石膏，桑白皮〕
▶体力中等度以上の気管支炎，気管支喘息，感冒，気管支拡張症，咳嗽．
■ **補肺湯**（ほはいとう）
→ ゴミシの項（p.39）を参照．

ノート　禁忌：多尿のものには使わない．

63. ソ　ヨ　ウ 局

英 Perilla Herb
ラ PERILLAE HERBA
漢 紫蘇葉，蘇葉
基原植物　シソ *Perilla frutescens* Britton var. *crispa* W. Deane（シソ科 Labiatae）
語源　*Perilla*: 東部インドの土名に由来．*frutescens*: 低木状の，灌木状の．*crispa*: 縮れた，しわのある．
形態　双子葉植物合弁花類の一年生草本．穂状花序を頂生，腋生し，淡紫紅色の唇形小花が苞葉腋に多数密着．
薬用部分　葉および枝先
性状　しわがよって縮んだ葉に，しばしば細い茎を含む．葉は両面とも帯紫色または上面は灰緑色から黄褐緑色，下面は帯褐紫色．しわを伸ばすと葉身は広卵形〜倒心形で，先端はややとがり，辺縁に鋸歯があり，基部は広いくさび状を呈する．葉

柄は長さ 3〜5 cm. 特異なにおいがあり，味はわずかに苦い.

採集・保存 初夏に葉を摘み，半日ほど陽乾. 葉が萎えたところで陰乾する. 秋期に地上部を刈り取り，葉を取り乾燥する. 初夏に生産したものが香気が強く良品とされる.

産地 中国（広東，江蘇，福建など），日本（香川，徳島，京都など），台湾

主要成分 精油成分：l-ペリルアルデヒドなどのモノテルペン（精油含量：0.2 mL/50.0 g）. アントシアニン：シソニンなど. フラボノイド：アピゲニン，ルテオリン. その他：ロスマリン酸など.

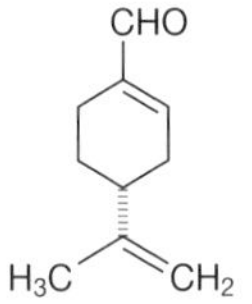

図 63・1 l-ペリルアルデヒド

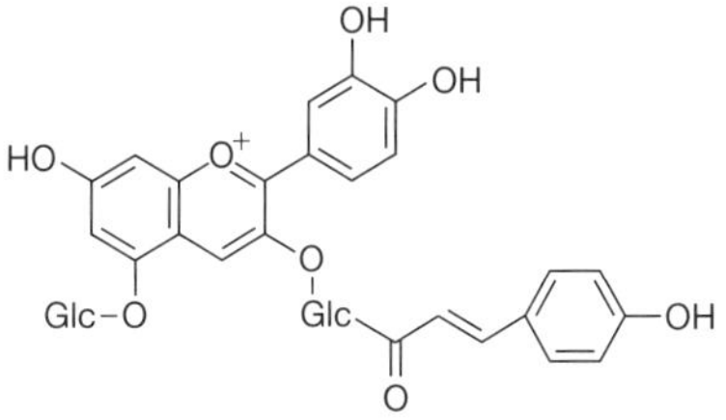

図 63・2 シソニン

確認試験 薄層クロマトグラフ法：ジエチルエーテル抽出液をヘキサン・酢酸エチル混液で展開. 噴霧用 4-メトキシベンズアルデヒド・硫酸・酢酸・エタノール試液を噴霧し加熱するとき，ペリルアルデヒドと同一の赤紫色スポット.

薬効・薬理 水製エキスおよびペリルアルデヒド：マウス経口投与でヘキソバルビタール睡眠延長，ネコ静脈内投与で上喉頭神経反射抑制，カエル坐骨神経繊維および

カタツムリ神経細胞などの興奮性膜抑制作用. メタノール抽出エキスもヘキソバルビタール睡眠延長作用を示すが，この場合はペリルアルデヒドとスチグマステロールの相互作用による. ペリルアルデヒド，シトラール：抗白癬菌作用. ペリルアルデヒド：殺線虫作用.

用途・配合処方 漢方医学では，鎮咳去痰薬，風邪薬とみなされる処方に配剤される. 配合処方：発汗解毒を目的に藿香正気散，杏蘇散，香蘇散，参蘇飲，鎮静を目的に半夏厚朴湯，茯苓飲合半夏厚朴湯，鎮咳去痰を目的に柴朴湯，神秘湯など. このほか，シソの果実であるシソシ（**紫蘇子**）を配剤するものとして，蘇子降気湯がある.

関連漢方処方

■ 藿香正気散 （かっこうしょうきさん）
〔白朮，半夏，茯苓，厚朴，陳皮，桔梗，蘇葉，藿香，大腹皮，甘草，生姜，白芷，大棗〕
▶体力中等度以下で，夏の感冒，暑さによる食欲不振，急性胃腸炎，下痢，全身倦怠.

■ 杏蘇散 （きょうそさん）
〔蘇葉，五味子，大腹皮，烏梅，杏仁，甘草，陳皮，阿膠，桔梗，紫苑，桑白皮，麻黄〕
▶体力中等度以下で，喘息のような症状における咳や痰.

■ 蘇子降気湯 （そしこうきとう）
〔紫蘇子(蘇葉を用いてもよい)，半夏，陳皮，前胡，桂皮，当帰，厚朴，大棗，生姜，甘草〕
▶足冷えがあって，慢性気管支炎で多少呼吸困難の傾向のあるものの咳や痰.

■ 茯苓飲合半夏厚朴湯 （ぶくりょういんごうはんげこうぼくとう）
〔茯苓，白朮(蒼朮も可)，人参，生姜，陳皮，枳実，半夏，厚朴，蘇葉〕
▶体力中等度以下で，気分がふさいで，咽喉，食道部に異物感があり，ときに動悸，めまい，嘔気，胸やけがあり，尿量の減少しているものの不安神経症，神経性胃炎，つわり，胸やけ，胃炎，喉のつかえ感.

ノート ①カタメンジソ（forma *discolor* Makino），アオジソ（forma *viridis* Makino），チリメンアオジソ（forma *viridicrispa* Makino）などの品種も含まれる．②シソ類は精油の主成分によって分類され，ペリルアルデヒド型，ペリラケトン型，エルスホルチアケトン型，シトラール型，フェニルプロパノイド型およびペリロン型がある．薬用としてはペリルアルデヒド型が適するといわれている．エゴマやレモンエゴマなどの非薬用シソは，気管支に好ましくない作用を有するペリラケトンを含む．③食用：赤ジソ系は梅干しの味付け，色付け，青ジソ系は葉を料理の付け合わせ，天ぷら，野菜サラダ．

64. ダ イ オ ウ ㊁

英 Rhubarb
ラ RHEI RHIZOMA
漢 大黄

基原植物 *Rheum palmatum* Linné, *R. tanguticum* Maximowicz, *R. officinale* Baillon, *R. coreanum* Nakai またはそれらの種間雑種（タデ科 Polygonaceae）

語源 *Rheum*：rheon（ルーバーブのギリシャ名）に由来．*palmatum*：掌状の．

形態 多年生草本，高さ 1.5〜2 m．茎は帯緑褐色．長柄の根出葉を叢生．根茎は肥厚し円柱形，初夏花茎に円錐花序で紅紫〜緑白色の花を密に開く．種間雑種をつくりやすい．

薬用部分 根茎

性状 卵形，長卵形または円柱形を呈し，横切または縦割され，コルク層を除いたものは，外面平滑で，黄褐色〜淡黄色，白色の網目模様が見られるものがあり，質は緻密で硬い．コルク層を付けているもの

は，外面暗褐色または赤黒色，大きなしわがあり，質は粗くてもろい．特異なにおいがあり，味はわずかに渋く苦い．かめば砂をかむような感じがあり，唾液を黄色に染める．

採集・保存 6〜10 年生株を開花前の春または秋に掘り取り，根，頂芽，側根を切除．通常コルク層を除き，縦切または横切し，自然乾燥か加熱乾燥．十分乾燥したものを気密容器に保存．

産地 中国西北部高地（標高 4000 m 前後），朝鮮白頭山などに自生．また，中国の高地で栽培．

主要成分 アントラキノン：クリソファノール，アロエエモジン，レイン，エモジンなど．ビアントロン：センノシド A〜F．その他：ラポンチシン．

確認試験 薄層クロマトグラフ法：水抽出液をジエチルエーテル層に遠心後，酢酸エチル・メタノール・水混液で展開．レインと一致する黄色スポット．またこのスポットは，炭酸ナトリウム試液の噴霧で，赤色を呈する．

純度試験 薄層クロマトグラフ法：エタノール抽出液をギ酸エチル・2-ブタノン・水・ギ酸混液で展開．紫外線（主波長 365 nm）照射により青色の蛍光スポットを認めない（ラポンチシン）．

薬効・薬理 主成分のセンノシド A, B が腸内細菌によりレインアントロンとなり緩下作用を呈する．レイン，エモジン：抗菌作用．リンドレイン：抗炎症作用．水製エキス：鎮静作用，血中尿素窒素低下作用．

用途・配合処方 緩下剤として，通例，粉末を単用するか（1 回分量 0.7〜1.4 g，1 日 1〜3 回）またはセンナ末を配合する（複方ダイオウ・センナ散㊁）．瀉下薬，高血圧用薬，解熱・鎮痛・消炎薬，皮膚疾患用薬に配合．配合処方：茵蔯蒿湯，桂枝加芍薬大黄湯，三黄瀉心湯，大黄甘草湯，大黄牡丹皮湯，桃核承気湯など．

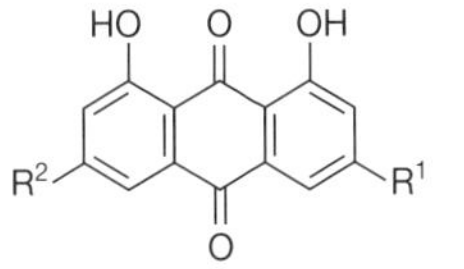

図 64・1 クリソファノール (R¹=CH₃, R²=H), エモジン (R¹=CH₃, R²=HO), アロエエモジン (R¹=CH₂OH, R²=H), レイン (R¹=COOH, R²=H)

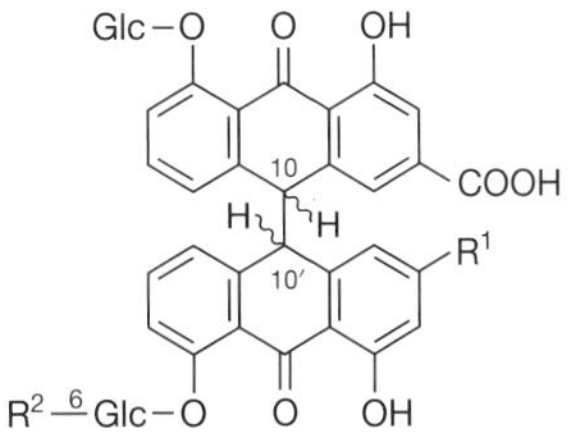

	R¹	R²	10-10′
センノシドA	COOH	H	トレオ
センノシドB	COOH	H	エリトロ
センノシドC	CH₂OH	H	トレオ
センノシドD	CH₂OH	H	エリトロ
センノシドE	COOH	HOOC-CO-	トレオ
センノシドF	COOH	HOOC-CO-	エリトロ

図 64・2 センノシド

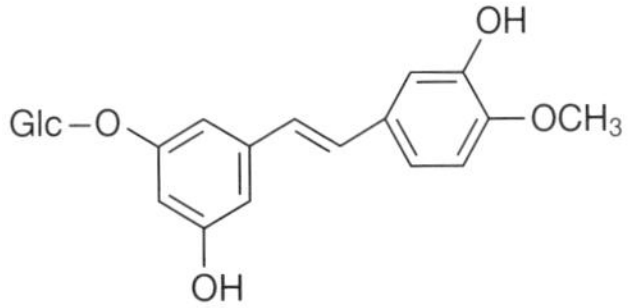

図 64・3 ラポンチシン

関連漢方処方

■ **応鐘散** (おうしょうさん)
〔大黄, 川芎〕
▶体力中等度以上の肩こり, 便秘, 便秘に伴うのぼせ.

■ **桂枝加芍薬大黄湯** (けいしかしゃくやくだいおうとう)
〔桂皮, 大棗, 生姜, 芍薬, 甘草, 大黄〕

▶体力中等度以下で腹満, 腹痛, 便秘, しぶり腹など. 便通の状態によって, 大黄の量を加減する.

■ **少承気湯** (しょうじょうきとう)
〔大黄, 枳実, 厚朴〕
▶体力中等程度以上, 陽明病期, 腹部が張って膨満して, ときに発熱がある便秘.

■ **大承気湯** (だいじょうきとう)
〔大黄, 芒硝, 枳実, 厚朴〕
▶強い腹満, 精神症状を伴うものの熱性病, 高血圧症, 常習性便秘, 頭痛, 神経症, 食あたりなど.

■ **治打撲一方** (ちだぼくいっぽう)
〔川芎, 撲樕, 川骨, 丁子, 桂皮, 甘草, 大黄〕
▶いずれの生薬も瘀血を除く作用があるので, やや日数の経過し, うっ血性の疼痛が残るものに適応する. 打撲やねんざによる腫れや疼痛.

ノート ① 産地・品種によって錦紋大黄, 雅黄, 馬蹄大黄, 芋大黄, 北海大黄, 北鮮大黄とよばれる. ② 虚証の体質の人が多く服用すると下痢, 腹痛, 食欲不振などの胃腸障害を起こすことがある. また, 有効成分のアントラキノン類は腸内細菌により活性となるので, 抗菌薬との併用は避けるべきである. ③ ダイオウ末⑯, 複方ダイオウ・センナ散⑯

65. ダイズ・ダイズ油⑯

英 Soybean, Soybean Oil
ラ GLYCINE SEMEN, OLEUM SOJAE
漢 大豆, 大豆油

基原植物 ダイズ *Glycine max* Merrill (マメ科 Leguminosae)

語源 *Glycine*: ギリシャ語の glycys(甘い) に由来. 根にやや甘みがある.

形態 双子葉植物離弁花類の一年生草

本. 葉腋と茎の先端から花柄を出し，数個〜数十個の花が互生した総状花序. 花は蝶形花冠で，白または紫紅色.

薬用部分 種子，種子油

性状 球形〜楕円球形. 油は微黄色透明で無臭〜微臭. 緩和な味.

採集・保存 おもな品種の生育日数は100〜140日. 早生種は夏に，晩生種は秋に採集される.

産地 中国，米国，ブラジルが圧倒的に多く，カナダ，アルゼンチン，インドネシア，朝鮮半島，日本など世界各地.

主要成分 種子中にはイソフラボン配糖体: ゲニスチン，ダイジン. サポニン: ソヤサポニン類，アセチルソヤサポニン類. その他: タンパク質（30〜40%），ステロール配糖体. 脂肪油（20%）の構成脂肪酸: リノール酸（43〜56%），オレイン酸

（15〜33%），パルミチン酸（7〜11%），リノレン酸（5〜11%），ステアリン酸（2〜6%）.

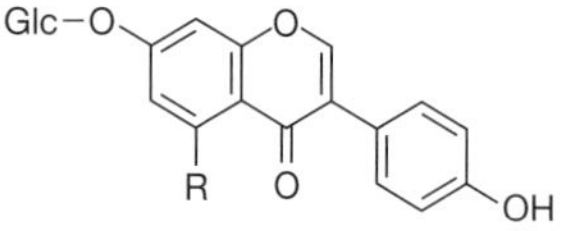

薬効・薬理 イソフラボン（ゲニステイン，ダイゼイン）: 乳腺発がん物質（PhIP）誘発ラット乳がんの抑制効果，前立腺がん細胞増殖抑制作用およびラットでの前立腺がん発生の抑制効果, 女性ホルモン様作用，骨量低下抑制作用. サポニン: 脂質酸化抑制作用，マウスでのアドリアマイシン誘発の過酸化脂質の上昇抑制作用，ラットでの高脂肪食による肝障害の抑制作用およびアジュバント活性.

用途・配合処方 油は軟膏，硬膏，リニメント剤の基剤，食用. 種子成分のイソフラボン配糖体，ステロール配糖体，サポニンを健康食品素材として利用.

ノート ワルファリン投与中の患者では，ダイズ油中のビタミン K_1 に拮抗するので併用を避ける.

図65・1 ゲニスチン（R=OH），
ダイジン（R=H）

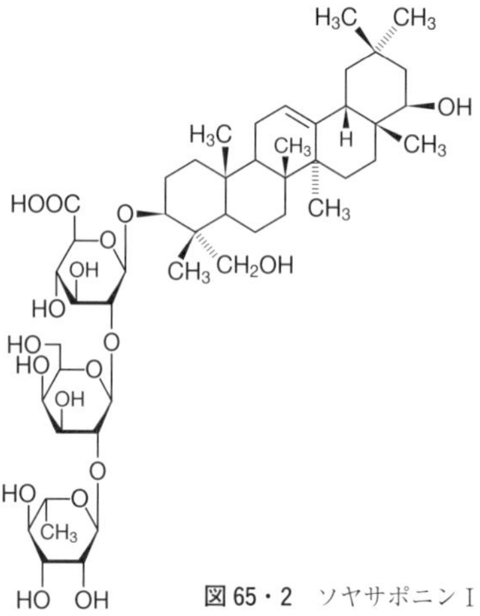

図65・2 ソヤサポニン I

---

66. タイソウ[局]・サンソウニン[局]

66・1 タイソウ[局]

[英] Jujube

[ラ] ZIZIPHI FRUCTUS

[漢] 大棗

基原植物 ナツメ *Ziziphus jujuba* Miller var. *inermis* Rehder （クロウメモドキ科 Rhamnaceae）

語源 *Ziziphus jujuba*: 植物のアラビア名. *inermis*: 刺針のない.

形態 双子葉植物離弁花類の落葉性の小高木. 短い集散花序を腋生および頂生，淡緑色で径約5mmの小花. 花期4〜5月，果期9〜10月.

薬用部分 果実

性状 やや角張った楕円球形で，両端

はややくぼむ．外面は光沢のある赤褐色で粗いしわがある．内部は弾力性と粘着性がある海綿様肉質で淡黄色から淡黄褐色．甘酸っぱい特異なにおいがあり，甘みがある．

採集・保存 秋に紅熟した果実を採取する．軽く湯通し後，陽乾．虫害を受けやすく，また極度に乾燥したものは品質が劣るなど長期保存は困難．

産地 中国（河南，山東，河北，山西など）

主要成分 サイクリック AMP．サポニン：ジジフスサポニンI〜III．トリテルペン：3-*O-trans*- および 3-*O-cis-p*- クマロイルアルフィテン酸．糖質：フルクトース，グルコース，スクロース．多糖体：ジジフスアラビナン．

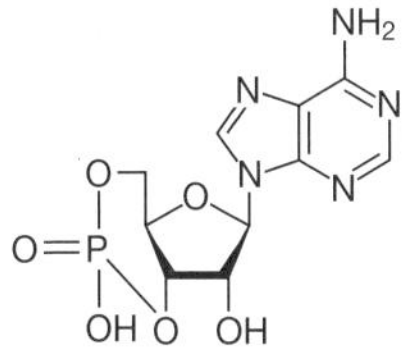

図 66・1　サイクリック AMP

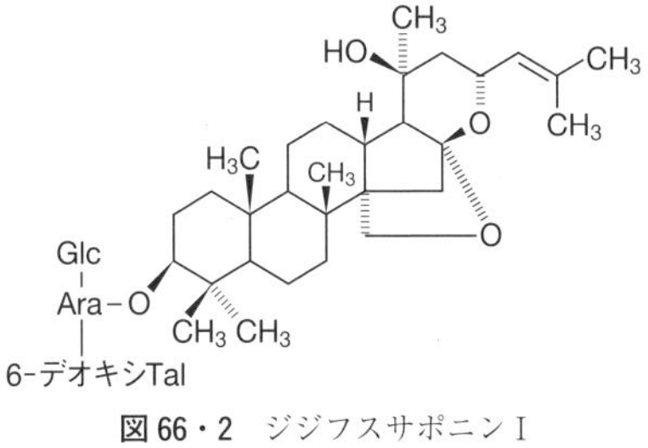

図 66・2　ジジフスサポニン I

薬効・薬理 ジジフスサポニン：培養ニワトリ胚脊髄後根神経節や交感神経節の神経成長因子（NGF）による神経繊維の成長促進作用．ジジフスアラビナン：抗補体活性．

用途・配合処方 風邪薬，鎮痛鎮痙薬，健胃消化薬，止瀉整腸薬，精神神経用薬とみ

なされる処方に配剤される．配合処方：桂枝湯，葛根湯，六君子湯，補中益気湯，小柴胡湯，半夏瀉心湯，甘麦大棗湯など．

関連漢方処方

■ **甘麦大棗湯**（かんばくたいそうとう）
〔甘草，大棗，小麦〕
▶体力中等度以下で神経過敏で驚きやすく，また，しきりにあくびをするなどの状態の小児や女性の神経症，不眠症，小児の夜泣き，ひきつけなど．

■ **小建中湯**（しょうけんちゅうとう）
〔桂皮，大棗，生姜，芍薬，甘草，膠飴〕
▶虚弱体質の人で，疲れやすく，血色が悪く腹痛や動悸があって冷え症で手足がほてり，頻尿で多尿なものの疲労倦怠，神経症，慢性胃腸炎，小児の虚弱体質や夜尿症，夜泣きに用いる．

■ **苓桂甘棗湯**（りょうけいかんそうとう）
〔茯苓，桂皮，大棗，甘草〕
▶体力中等度以下で，のぼせ，動悸があり，神経が高ぶっているものの動悸，精神不安．

66・2　サンソウニン 局

英 Jujube Seed
ラ ZIZIPHI SEMEN
漢 酸棗仁

基原植物 サネブトナツメ *Ziziphus jujuba* Miller var. *spinosa* Hu ex H. F. Chou（クロウメモドキ科 Rhamnaceae）

語源 *spinosa*：刺針（とげ）のある．

形態 ナツメに似るが茎にとげがある（タイソウの項参照）．

薬用部分 種子

性状 卵形〜広卵形，外面は光沢のあるアズキ色で，扁平なレンズ状．種皮はやや柔軟で，乳白色の内孔と淡黄色の胚がある．弱い油臭があり，味は緩和でやや油味がする．

採集・保存 熟した果実から果肉を取除き，核を取って水洗後，陽乾．その後，核

を砕き，外皮（内果皮）を除去後，陰乾．
種皮は厚いクチクラで覆われているので，
使用に際しては砕いて用いる．

産地 中国南部（河北，山東，陝西，遼寧，河南など），ミャンマー

主要成分 サポニン：ジュジュボサポニン類．フラボン配糖体：スピノシンなど．環状ペプチド：サンジョイニン類．

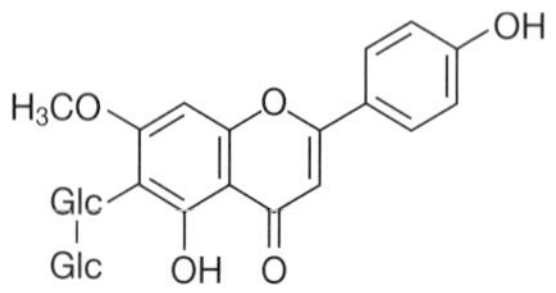

図66・3 スピノシン

確認試験 薄層クロマトグラフ法：メタノール抽出液をアセトン・酢酸エチル・水・酢酸混液で展開．紫外線（主波長254 nm）を照射するとき，R_f 値 0.3 付近および 0.4 付近に二つのスポットを認める．このスポットは，希硫酸を噴霧し加熱後，紫外線（主波長 365 nm）を照射するとき，蛍光を発する．

薬効・薬理 抽出エキス：ヘキソバルビタール睡眠時間延長作用と酢酸ライジングの抑制作用．フラボノイド配糖体，サポニン：神経弛緩薬活性．ペプチド（サンジョイニン），フラボノイド配糖体（スピノシン）：鎮静作用．

用途・配合処方 不眠症，神経症，神経衰弱の治療を目的とした処方に配剤．配合処方：酸棗仁湯，帰脾湯など．

関連漢方処方

■ **帰脾湯**（きひとう）
〔人参，白朮（蒼朮も可），茯苓，酸棗仁，竜眼肉，黄耆，当帰，遠志，大棗，甘草，木香，生姜〕
▶虚弱体質で心身が疲れ血色の悪いものの貧血，神経症，精神不安，不眠症，健忘症．

■ **酸棗仁湯**（さんそうにんとう）
〔酸棗仁，川芎，知母，茯苓，甘草〕

▶体力中等度以下で心身共に疲労，不眠を訴えるものの神経症．

ノート ナツメはサネブトナツメがとげなしとなった変種である．

67. タイマ・マシニン ㊁

67・1 タイマ

英 Cannabis, Marihuana
ラ CANNABIS HERBA
漢 大麻

基原植物 アサ *Cannabis sativa* Linné
（クワ科 Moraceae）

語源 *Cannabis*：ギリシャ語でアサの意．*sativa*：栽培の意．

形態 中央アジア原産の一年生草本，高さ 1～4 m，雌雄異株，茎には縦じわを有し，五～九裂する掌状複葉で有毛，雄株は秋に淡黄緑色の花を開き多量の花粉を散布．

薬用部分 未熟果穂を含む枝先および葉

性状 縮んだ葉，苞葉，小苞に包まれた未熟の瘦果を付ける．枝先で帯黄緑色～緑色，わずかに特有の臭気を有し，味はない．

採集・保存 果実が未熟な頃に，花穂，葉を採取し陰乾する．成分の二次変化を防ぐために乾燥剤を入れた容器で冷蔵庫にて施錠して保存．

産地 中国（雲南，四川，黒竜江など），インド，メキシコ

主要成分 カンナビノイド 2～5％：テトラヒドロカンナビノール酸，カンナビジオール酸，カンナビクロメン酸，テトラヒドロカンナビノール，カンナビジオール，カンナビクロメン，カンナビノール．

確認試験 薄層クロマトグラフ法：メタノール抽出液をベンゼンで展開．ファストブルーザルツB液を噴霧するとテトラヒドロカンナビノールと一致する赤紫スポット．

薬効・薬理 テトラヒドロカンナビノー

ルが代表的有効成分．中枢抑制作用があり，カタレプシーを惹起する．バルビタール類と類似している．鎮静作用を示し，またアルコールや麻酔薬による発揚期のような興奮状態をきたす．大量では意識消失，呼吸麻痺を起こす．幻覚状態を生じる．

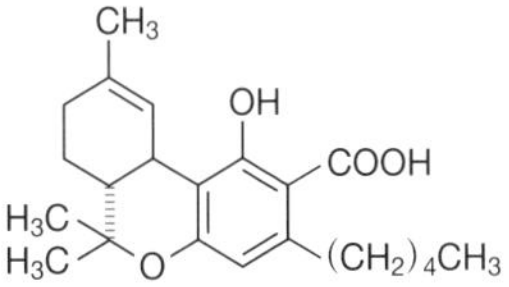

図67・1　テトラヒドロカンナビノール酸

用途・配合処方　鎮痛，鎮静，催眠薬として用いられたが，現在では特定の国を除いては薬用としない．

ノート　①タイマは大麻取締法で厳しく規制されており，大麻研究者の免許なしでは取扱えない．不法栽培は懲役7年以下，不法所持は5年以下の罰則である．②形態が同じでも成分の違う生理種がある．テトラヒドロカンナビノールを含み，吸煙すると強い幻覚作用などを示す．③オランダや米国のある州では，医師の処方箋によって末期がん患者に鎮痛を目的にモルヒネと併用されている．④繊維用として各国で栽培．⑤マリファナ：タイマの葉・花房の末に香料を加え紙巻きにして吸う．ハシッシュ：タイマ樹液を固めてパイプで吸う．

67・2　マシニン 局

英　Hemp Fruit
ラ　CANNABIS FRUCTUS
漢　火麻仁，麻子仁

基原植物　アサ　*Cannabis sativa* Linné（クワ科 Moraceae）

薬用部分　果実

性状　わずかに扁平な卵球形を呈し，外面は灰緑色〜灰褐色．一端はややとがり，他の一端には果柄の跡があり，両側には稜線がある．外面はつやがあり，白色の網脈模様がある．果皮はやや硬い．種子はやや緑色を帯び，内部には灰白色の胚乳がある．ほとんどにおいはなく，かめば香ばしい．味は緩和で油様．

採集・保存　秋雌株の果穂が充実し，果実が硬くなり褐色を帯びる頃収穫し，よく乾燥後風通しのよい場所で保存．

産地　タイマの項を参照．

主要成分　脂肪酸：オレイン酸，リノール酸，リノレン酸．糖質：ペントサン，デキストリン，イノシトール．タンパク質：エデスチン，グロブリン．塩基性物質：トリゴネリン，コリン，レシチン．酵素：エムルシン，リパーゼ，プロテアーゼ．その他：樹脂，クエン酸など．

確認試験　薄層クロマトグラフ法：メタノール抽出液をヘキサン・酢酸エチル混液で展開．バニリン・硫酸・エタノール試液を噴霧後，加熱するとき R_f 値 0.6 付近に濃青紫色スポット（トリグリセリド）．

薬効・薬理　マシニン煎剤：ウサギに経口投与すると血糖値は初め上昇し，後に下降．マシニン：一度に 60〜120 g 以上服用すると，嘔吐，下痢さらには昏睡などの中毒症状を諸起．

用途・配合処方　老人，子供，妊婦などに対する緩和な粘滑性下剤．緩下剤として麻子仁丸，潤腸湯，また，疲れやすいものの動悸，息切れなどを目的に炙甘草湯に配合．

関連漢方処方

■ 麻子仁丸（ましにんがん）
〔芍薬，厚朴，枳実，大黄，麻子仁，杏仁〕
▶体力中等度以下の老人や虚弱者，長期臥床者で，便量は十分であるが，排便する力が弱く硬い便を出す場合．便秘，腹部膨満，痔など．

ノート　蕡実，大麻仁などとも称する．中国では古くは五穀の一つとして食用にされた．現在でも中国ではスナックとして食用に供される．日本では七味唐辛子などの食用または製油原料，また小鳥の餌としての用途が大．

68. タクシャ 🏁

英 Alisma Tuber

ラ ALISMATIS TUBER

漢 沢瀉

基原植物 サジオモダカ *Alisma orientale* Juzepczuk （オモダカ科 Alismataceae）

語源 *Alisma*：水草の一種のギリシャ名に由来．*orientale*：東の，東方の．

形態 単子葉植物の沼沢性の多年生草本．輪生複総状花序を頂生し，多数の白色小花を付ける．

薬用部分 塊茎

性状 球円形〜円錐形，分枝して不定形を呈するものもある．外面は淡灰褐色〜淡黄褐色．わずかに輪帯があり，根の跡が小さいいぼ状突起として多数存在する．芳ばしい香りが少しあり，味はわずかに苦い．

採集・保存 冬期に掘り出して，中心部の小葉片を残して葉片を取除く．数度に分けて加熱乾燥し，細根や表皮を除く．

産地 中国（四川，江西，福建など）．産地により福建瀉（建瀉）と四川瀉（川瀉）に大別される．

主要成分 トリテルペン：アリソールA，アリソールBおよびこれらのモノアセタート．セスキテルペン：アリスモール．その他：デンプン．

確認試験 薄層クロマトグラフ法：ジエチルエーテルを加えて振り混ぜ，遠心分離した上澄み液を酢酸エチル・ヘキサン・酢酸混液で展開．噴霧用バニリン・硫酸・エタノール試液を噴霧し加熱するとき，タクシャトリテルペンの三つのスポットのうちの一つと一致．

薬効・薬理 アリソールAモノアセタートなど：ラットの血漿および肝臓コレステロール量の低下作用，ラットの尿中ナトリウム排泄量の増加作用．アリスモール：動脈収縮抑制作用，心拍出量減少および冠血流量増加作用，弱い持続性高血圧作用．アリソールBモノアセタートなどのトリテルペンやアリスモールなどのセスキテルペン：ラットⅢ型アレルギーの抑制作用．

用途・配合処方 利尿薬，尿路疾患用薬，鎮暈薬とみなされる処方などに配合される．配合処方：五苓散，柴苓湯，猪苓湯，胃苓湯，茵蔯五苓散，当帰芍薬散，八味地黄丸，啓脾湯，牛車腎気丸など．

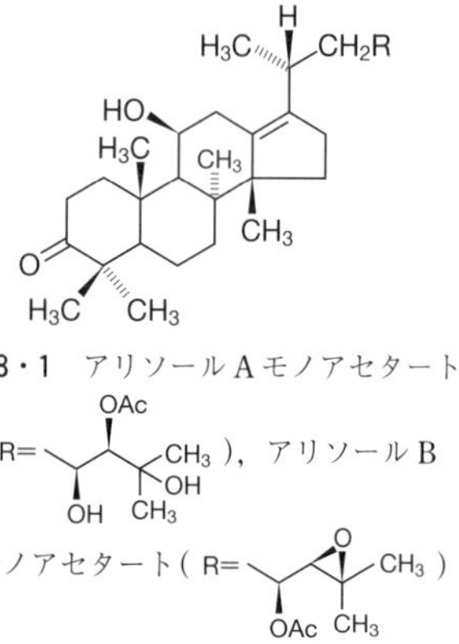

図 68・1　アリソールAモノアセタート

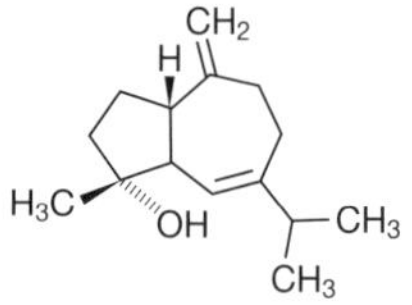

図 68・2　アリスモール

関連漢方処方

■ **猪苓湯** （ちょれいとう）

〔猪苓，茯苓，滑石，沢瀉，阿膠〕

▶尿量が減少して小便が出にくく，口渇のあるものの尿道炎，膀胱炎，腎臓炎，腎結石，淋炎．

■ **猪苓湯合四物湯** （ちょれいとうごうしもつとう）

〔当帰，地黄，芍薬，川芎，沢瀉，猪苓，茯苓，阿膠，滑石〕

▶皮膚が乾燥した感じで色つやが悪いが比較的体力があって胃腸障害のないものの排尿困難,排尿痛,残尿感,頻尿.猪苓湯の証でややこじれたもの.

■ **茯苓沢瀉湯**(ぶくりょうたくしゃとう)
〔茯苓,沢瀉,白朮(蒼朮も可),桂皮,生姜,甘草〕
▶体力中等度以下で胃もたれ,悪心,嘔吐などがあり渇きを覚えるものの胃炎,胃アトニー.

ノート ①以前は台湾・韓国・日本産も流通していたが,現在日本市場では中国産のみである. ②タクシャ末局

ダツラ → ロートコン・ダツラ・
ベラドンナコン (p.123)

チクセツニンジン → ニンジン・
コウジン・チクセツニンジン (p.96)

69. チ モ 局

英 Anemarrhena Rhizome
ラ ANEMARRHENAE RHIZOMA
漢 知 母

基原植物 ハナスゲ *Anemarrhena asphodeloides* Bunge (ユリ科 Liliaceae)

語源 *Anemarrhena*: anemos (風) + arren (男らしい). この植物は強じんで風によく耐えることに由来. *asphodeloides*: *Asphodelus* (ツルボラン属) に似た.

形態 単子葉植物の多年生草本.長穂状花序を頂生.白色や淡紫色の狭い筒状の花.花期5〜6月.乾燥した丘陵地や砂丘に自生または栽培.

薬用部分 根茎

性状 毛状物を付けた細長いやや扁平な根茎.わずかにわん曲して,分枝しているものが多い.外面は黄褐色〜褐色.弱いにおいがあり,味はわずかに甘く,粘性で後に苦い.充実肥大してひげ根が残っていないものが良品.

採集・保存 秋に掘り出した根から地上茎と細根を除去した後に陽乾する.黄色の繊毛が付いているので**毛知母**と称されている.外皮を削り取って陽乾したものは**知母肉**または**光知母**とよばれる.日本市場では毛知母が流通している.

産地 中国 (河北,遼寧,吉林,山西,陝西,内蒙古自治区など),韓国

主要成分 ステロイドサポニン(約6%): チモサポニン類やプソイドチモサポニン類など.キサントン配糖体(1〜2%): マンギフェリン.多糖: アネマラン類.

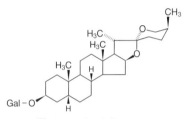

図69・1 チモサポニン A-I

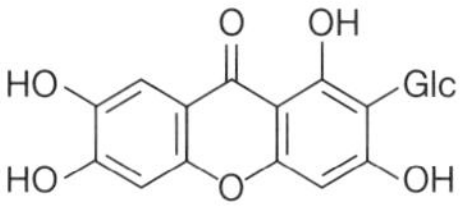

図69・2 マンギフェリン

確認試験 ①水抽出液を激しく振り混ぜると,持続性の泡を生じる(サポニン類).また,塩化鉄(III)試液を加えると黒緑色の沈殿を生じる(タンニン類). ②薄層クロマトグラフ法: 塩酸を加えて加熱還流し,上澄を取除いた後の残渣に,ジエチルエーテルを加えて振り混ぜ,遠心分離した上澄み液をヘキサン・アセトン混液で展開.噴霧用バニリン・硫酸・エタノール試液を噴霧し加熱するとき,サルササポゲニンと一致するスポット.

薬効・薬理 多糖 (アネマラン A〜D) や

ステロイドサポニン（チモサポニン類）：アロキサンまたはストレプトゾトシン誘発の高血糖マウスに対して血糖降下作用．キサントン配糖体（マンギフェリン）など：インスリン非依存性糖尿病マウス kk-Ay に対して血糖降下作用．ステロイドサポニン類：血小板凝集抑制作用，溶血作用および Na^+, K^+-ATP アーゼ阻害作用．

用途・配合処方 漢方では解熱薬とみなされる処方などに配剤される．配合処方：白虎湯，白虎加桂枝湯，白虎加人参湯，酸棗仁湯など．

関連漢方処方

■ **滋陰降火湯**（じいんこうかとう）
〔当帰，芍薬，地黄，麦門冬，陳皮，天門冬，白朮（蒼朮も可），知母，黄柏，甘草，大棗，生姜（大棗，生姜はなくても可）〕
▶老人，虚弱者など体力が低下したものの咳嗽，粘稠で切れにくい痰，呼吸器疾患．

■ **滋陰至宝湯**（じいんしほうとう）
〔当帰，芍薬，白朮（蒼朮も可），茯苓，陳皮，知母，香附子，地骨皮，麦門冬，柴胡，貝母，甘草，薄荷〕
▶虚弱者の慢性となった咳嗽，痰，呼吸器疾患．

■ **白虎湯**（びゃっことう）
〔知母，粳米，石膏，甘草〕
▶体力中等度以上で喉の渇きとほてりのあるもののほてり，湿疹，皮膚炎，止渇，解熱．

70. チョウジ ㊀

英 Clove
ラ CARYOPHYLLI FLOS
漢 丁香，丁子

基原植物 チョウジ *Syzygium aromaticum* Merrill et Perry (*Eugenia caryophyllata* Thunberg)（フトモモ科 Myrtaceae）

語源 *Syzygium*：ギリシャ語 syzygia（対の状態，連結状）より．*aromaticum*：

aromaticus（芳香性の）．*Eugenia*：植物を愛好した Prince Eugen への献名．*caryophyllata*：ギリシャ語 karyon（豆）+ phyllon（葉）に由来．

形態 モルッカ諸島原産，常緑高木．熱帯の各地で栽培．果実は長さ 1～1.5 cm の暗紅色の石果で長楕円形．

薬用部分 つぼみ

性状 暗褐色～暗赤色，四稜柱状の花床，その上端に厚い 4 枚のがく片および 4 枚の膜質花弁がほぼ球状に重なり合っている．強い特異臭，味は灼くようで，後にわずかに舌を麻痺．

採集・保存 9 月～翌年 3 月頃，つぼみが青みがかった色から鮮紅色に変わるとき採集．採集後，花柄を除き，陽乾する．冷暗所に保管．チョウジ末は気密容器，チョウジ油は遮光した気密容器に保存する．

産地 東アフリカ（タンザニア，ケニア），マダガスカル，インドネシア

主要成分 精油（チョウジ油）15～20%（精油含量：1.6 mL/10 g 以上）：オイゲノール（37～63%），オイゲノールアセタート（2～3%），チャビコール，バニリン，β-カリオフィレン，フムレンなど．タンニン：オイゲニイン，1-デスガロイルオイ

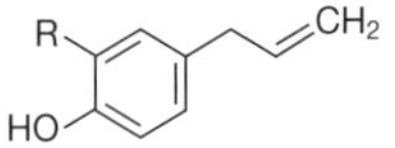

図 70・1 オイゲノール（R＝H_3CO），チャビコール（R＝H）

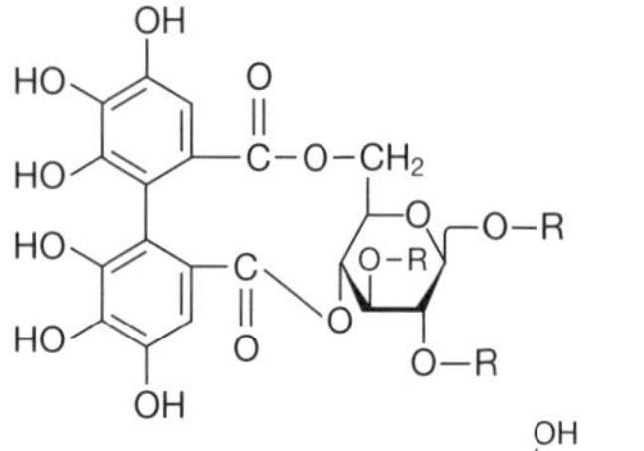

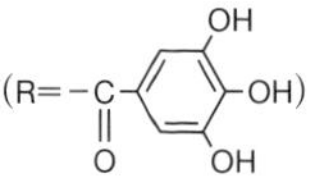

図 70・2 オイゲニイン（R＝...）

ゲニイン，2-デスガロイルオイゲニイン．その他：脂肪油，ろうなど．

確認試験 精油定量で得た精油とキシレンとの混液にエタノールを加え，塩化鉄（Ⅲ）試液で緑色〜青色（オイゲノール）．

薬効・薬理 エタノールおよび水浸液：子宮収縮作用．水浸液：摘出心臓の運動抑制，後肢血管の拡張作用があり，アドレナリンと拮抗する．

用途・配合処方 芳香性健胃薬．クローブとして香辛料に用いられる．チョウジ油の製造原料．漢方処方では吃逆（しゃっくり）抑制薬とみなされる処方に配合．配合処方：柿蔕湯，治打撲一方，丁香柿蔕湯，女神散．

関連漢方処方

■ 柿蔕湯 (していとう)
〔丁子，柿蔕，生姜〕
▶横隔膜の間代性痙攣で，重篤な疾患に併発して起こるしゃっくり．

■ 丁香柿蔕湯 (ちょうこうしていとう)
〔柿蔕，桂皮，半夏，陳皮，丁子，良姜，木香，沈香，藿香，茴香，厚朴，縮砂，甘草，乳香〕
▶体力中等度以下のものの胃腸虚弱なもののしゃっくり．

ノート チョウジ末⑯，チョウジ油⑮（元来チョウジのつぼみの精油であるが，現在工業的に生産されるチョウジ油は葉および花茎から得た精油が大部分を占めている）

71. チョウトウコウ⑮

英 Uncaria Hook
ラ UNCARIAE UNCIS CUM RAMULUS
漢 釣藤鈎（釣藤鉤）

基原植物 カギカズラ *Uncaria rhynchophylla* Miquel, *U. sinensis* Haviland または *U. macrophylla* Wallich（アカネ科 Rubiaceae）

語源 *Uncaria*：uncus（曲がる）．茎にかぎ状に曲がったとげがあることに由来．*rhynchophylla*：くちばし状の葉．

形態 常緑藤木．茎は方形で無毛．茎の変形したかぎ状のとげが節ごとに単双交互に付き，他のものにからみつく．葉は対生し，葉身は楕円形，紙質，両面無毛，葉柄をもつ．托葉は二深裂し，裂片は広線形．花序は球形で径約 2 cm，長さ 2〜3 cm の柄の先に付く．がく裂片はほぼ三角形，花冠は白緑色，花柱は外へ長く伸びる．さく果は長さ約 5 mm，種子は長さ約 0.5 mm，両端に長い翼が付く．

薬用部分 とげ

性状 かぎ状（つりばり状：釣鉤状）のとげ，またはとげが対生または単生する短い茎からなる．とげはわん曲して先端がとがり，外面は赤褐色〜暗褐色，または灰褐色を呈し，毛を付けるものもある．横切面は長楕円形〜楕円形で，淡褐色を呈する．茎は細長い方柱形〜円柱形．ほとんどにおいがなく，味はほとんどない．

採集・保存 春と秋に，かぎを伴った茎を切り取り，陽乾する．鍋で蒸すこともある．通常野生品を用いる．栽培は温暖な気候で，肥沃な砂質壌土か粘質壌土がよい．繁殖はおもに根分けや挿し木で行う．

産地 千葉県以南の各地に自生する．

主要成分 インドールアルカロイド：リンコフィリン，イソリンコフィリン，ヒルスチン，ヒルステイン，コリナンテイン，ジヒドロコリナンテイン，ガイソシジンメチルエーテル．

確認試験 薄層クロマトグラフ法：水・アンモニア試液抽出液にジエチルエーテルを加え，上層を分取し乾固．メタノールに溶解し蛍光剤入りシリカゲル薄層板にて酢酸エチル・1-プロパノール・水・酢酸混液で展開．紫外線（主波長 254 nm）照射

によって R_f 値 0.5 および 0.55 付近にリンコフィリンおよびヒルスチンと一致する暗紫色スポット.

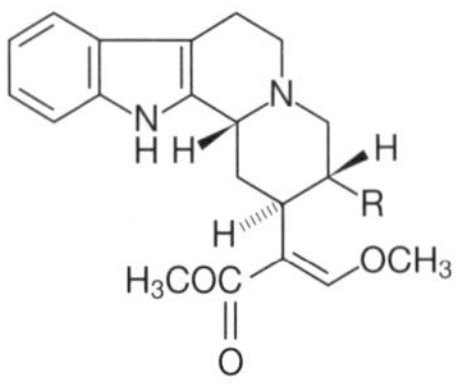

図 71・1　ヒルスチン (R=-CH₂CH₃), ヒルステイン (R=-CH=CH₂)

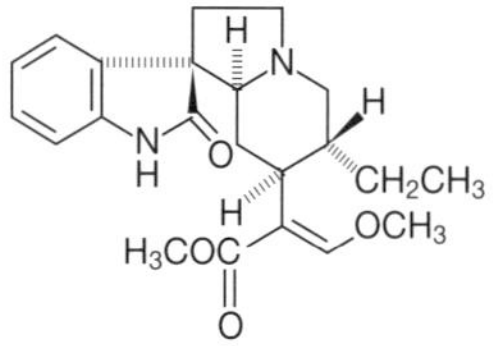

図 71・2　リンコフィリン

薬効・薬理　① 中枢作用: ヒルスチンはメタンフェタミンの自発運動亢進に対し拮抗を示し，ヘキソバルビタール睡眠の延長をひき起こす.体温下降作用があり，全体として鎮静作用をもつと考えられる.ヒルステインにも同様な鎮静作用がある.② 末梢神経系: ヒルスチン，イソリンコフィリンは自律神経節伝達を抑制する.この効果はニコチン受容体の選択的遮断に基づく.③ 平滑筋 (非血管系): モルモット摘出腸管においてガイソシジンメチルエーテル，ジヒドロコリナンテイン，コリナンテインはセロトニンの部分活性薬様作用を示す.④ 循環器系: リンコフィリン，イソリンコフィリン，ヒルスチン，ヒルステインを静脈内投与すると麻酔ラットの血圧下降と心拍数減少を生じる.ヒルスチン，ヒルステインはイヌの後肢血管標本においてパパベリンの効力に匹敵する血管拡張作用を生じた.⑤ カルシウム拮抗作用: ラット摘出腸間膜動脈灌流標本において，ヒルスチンおよびジヒドロコリナンテインはカルシウムによる収縮を抑制する.ヒルスチンは細胞内カルシウム貯蔵部位からのカルシウム遊離阻害，カルシウム貯蔵部位への取込み促進を軽度に起こす.

用途・配合処方　めまい，頭痛，のぼせ，精神的興奮症状，心悸亢進などに用いる.これらの症状は高血圧症に随伴して起こる症状に似る.配合処方: 釣藤散，七物降下湯，抑肝散，抑肝散加陳皮半夏.

関連漢方処方

■ **七物降下湯** (しちもつこうかとう)
〔当帰, 芍薬, 川芎, 地黄, 釣藤鉤, 黄耆, 黄柏〕
▶四物湯に釣藤鉤, 黄耆, 黄柏を加味した処方で, 体力中等度以下で疲れやすく, 胃腸障害のないものの高血圧症, 動脈硬化症, 頭痛, 肩こり, のぼせなど.

■ **釣藤散** ® (ちょうとうさん)
〔半夏, 麦門冬, 茯苓, 橘皮(陳皮も可), 釣藤鉤, 人参, 防風, 菊花, 甘草, 生姜, 石膏〕
▶体力中等度で頭痛, 肩こり, めまいのあるものの慢性頭痛, のぼせ, 不眠, 更年期障害, 自律神経失調症. 高血圧の傾向のあるもの.

■ **抑肝散** ® (よくかんさん)
〔川芎, 釣藤鉤, 当帰, 白朮(蒼朮も可), 茯苓, 柴胡, 甘草〕
▶体力中等度を目安として, 神経が高ぶり, 怒りやすく, いらいらのあるものの神経症, てんかん, 精神不安定, 不眠症, 小児夜泣き, 小児疳症, 夜尿症, 更年期障害, チック症, 歯ぎしり.

■ **抑肝散加陳皮半夏** (よくかんさんかちんぴはんげ)
〔川芎, 釣藤鉤, 当帰, 白朮(蒼朮も可), 茯苓, 柴胡, 甘草, 陳皮, 半夏〕
▶体力中等度, 抑肝散証に嘔吐感や胃部不快感を伴う症状.

72. チョレイ 局

英 Polyporus Sclerotium
ラ POLYPORUS
漢 猪　苓

基原植物　チョレイマイタケ *Polyporus umbellatus* Fries（サルノコシカケ科 Polyporaceae）

語源　*Polyporus*: poly（多い）＋ porus（孔）．*umbellatus*: 傘形の．

形態　日本産はハンノキ，ナラ類，中国産はカラコギカエデ，カシワなどの生きた根に付着して形成される．菌核は形が不規則で表面は凹凸が著しく，やや扁平，ときにはショウガの根茎に似た形である．子実体は地下の菌核から生じ，菌柄は円柱状，基部が相重なり上部が多分枝して，枝の先端ごとに傘を開く．

薬用部分　菌核

性状　不整の塊状を呈し，外面は黒褐色〜灰褐色，多数のくぼみと粗いしわがある．折りやすく，折面はやや柔らかくコルクのようで，ほぼ白色〜淡褐色を呈し，内部には白色のまだら模様がある．質は軽い．においおよび味がない．

採集・保存　採取には寄生植物を目標とし，晩秋から冬季に菌体を掘り出し水洗いした後陽乾する．

産地　中国（陝西，雲南，河南），日本（北海道，東北）

主要成分　多糖体：GU-2，GU-3，GU-4，アルカリ可溶グルカン，6分岐 β 1→3 グルカン．ステロール：エルゴステロール，2-ヒドロキシテトラコサン酸．

確認試験　アセトン抽出液を蒸発乾固し，無水酢酸，硫酸を加えるとき，液は赤紫色から暗緑色に変わる（Liebermann-Burchard 反応，エルゴステロール）．

薬効・薬理　GU-2，GU-3，GU-4，アルカリ可溶グルカン：利尿作用，抗脂肪肝作用，抗腫瘍作用．エルゴステロール：発がん抑制作用，血小板凝集増強作用．

用途・配合処方　解熱，消炎，利尿，抗腫瘍性．配合処方：胃苓湯，茵蔯五苓散，五苓散，柴苓湯，四苓湯，猪苓湯など．

関連漢方処方

■ **胃 苓 湯**（いれいとう）
〔蒼朮，厚朴，陳皮，猪苓，沢瀉，白朮，茯苓，芍薬，桂皮，大棗，生姜，甘草，縮砂，黄連(芍薬，縮砂，黄連はなくても可)〕
▶体力中等度で水様性の下痢，嘔吐があり，口渇，尿量減少を伴うものの夏ばて，夏の食あたり，急性腹痛・慢性胃炎，浮腫，腎炎．

■ **五 苓 散** 局（ごれいさん）
〔沢瀉，猪苓，茯苓，蒼朮(白朮も可)，桂皮〕
▶水毒の諸症状に用いる代表的な方剤．急性胃腸炎，乗り物酔い，浮腫，腎炎，ネフローゼ，膀胱炎，頭痛，めまい，胃腸型感冒，二日酔い，下痢，悪心，嘔吐，口渇．

■ **柴 苓 湯** 局（さいれいとう）
〔柴胡，半夏，生姜，黄芩，大棗，人参，甘草，沢瀉，茯苓，猪苓，白朮(蒼朮も可)，桂皮〕
▶小柴胡湯と五苓散の合方．体力中等度で胸脇苦満があり，喉が渇いて尿量が少ないものの腎炎，肝炎，胃腸炎，下痢，暑気あたり，むくみ．

ノート　チョレイ末 局

チンピ → トウヒ・キジツ(キコク)・
　　　　　　　　　　チンピ (p.90)

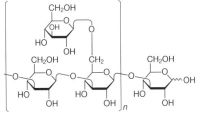

図 72・1　チョレイ抗腫瘍多糖の共通構造単位

73. トウキ⑮・センキュウ⑮

73・1　トウキ⑮

[英] Japanese Angelica Root
[ラ] ANGELICAE ACUTILOBAE RADIX
[漢] 当帰

基原植物　トウキ *Angelica acutiloba* Kitagawa またはホッカイトウキ *A. acutiloba* Kitagawa var. *sugiyamae* Hikino（セリ科 Umbelliferae）

語源　*Angelica*：angel（天使）に由来（p.92 参照）．*acutiloba*：鋭形，浅裂葉の．

形態　双子葉植物離弁花類の多年生草本．葉は互生，一〜二回出羽状複葉．複散形花序は頂生し，白色の小花．花期は8〜10月．ホッカイトウキは北海道で栽培されており，トウキとの相違点は，主根が太く長く，側根がやや少ない．茎の色は緑色（トウキは紫色）．葉質が薄く，花期が早い．

薬用部分　根

性状　太くて短い主根から多数の根を分枝し，紡錘形を呈する．外面は暗褐色〜赤褐色．折面は暗褐色〜黄褐色を呈し，平ら．特異なにおいがあり，味はわずかに甘く，後にやや辛い．

採集・保存　10月頃掘り上げた根を湯通ししてから乾燥，調製．本品は油分を含む．空気中の水分を吸収しやすく腐りやすく，虫が付きやすいため，低温で，湿度の低い場所に保存．

産地　奈良，和歌山，北海道で栽培，中国（四川，雲南）

主要成分　精油 0.1〜0.3％．フタリド類：リグスチリド，ブチリデンフタリドなど．多糖類：アラビノ-3,6-ガラクタン（AG-IIa）．

薬効・薬理　メタノールエキス：家兎十二指腸内投与により子宮収縮運動を亢進する．リグスチリド，ブチリデンフタリド：抗アセチルコリン作用．リグスチリド：抗喘息，鎮痙作用．熱水抽出物の多糖体（アラビノ-3,6-ガラクタン）：抗補体活性，マウスのエールリッヒ腹水がんに対して抗腫瘍活性が認められている．

用途・配合処方　漢方で補血，強壮，鎮痛，鎮静を目的に，婦人薬，冷え症用薬，保健強壮薬，精神神経用薬，尿路疾患用薬など婦人科の各種疾患に処方．配合処方：温経湯，乙字湯，帰耆建中湯，紫雲膏，四物湯，十全大補湯，加味逍遙散，当帰芍薬散，女神散，人参養栄湯，防風通聖散，補中益気湯など．

関連漢方処方

■ **逍遙散**（しょうようさん）
〔芍薬，白朮（蒼朮も可），当帰，茯苓，柴胡，甘草，生姜，薄荷〕
▶体力中等度以下で冷え症，虚弱体質，月経不順，更年期障害，血の道症．

■ **清暑益気湯**（せいしょえっきとう）
〔白朮（蒼朮も可），人参，麦門冬，黄耆，当帰，陳皮，黄柏，甘草，五味子〕
▶体力虚弱で疲れやすく，食欲不振，口渇などがあるものの暑気あたりによる疲労倦怠，夏ばて，慢性疾患による体力低下．

■ **千金鶏鳴散**（せんきんけいめいさん）
〔当帰，桃仁，大黄〕
▶打撲の腫れと痛み．

■ **当帰散**（とうきさん）
〔当帰，芍薬，川芎，黄芩，朮〕
▶産前産後の障害（貧血，めまい，むくみ，疲労倦怠）．

■ **当帰湯**（とうきとう）
〔当帰，半夏，芍薬，桂皮，厚朴，人参，黄耆，山椒，乾姜，甘草〕
▶体力中等度以下で背中に冷感があり，腹

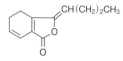

図 73・1　リグスチリド

77. ト コ ン 㽷

[英] Ipecac
[ラ] IPECACUANHAE RADIX
[漢] 吐 根

基原植物 *Cephaelis ipecacuanha* A.
Richard または *C. acuminata* Karsten（ア
カネ科 Rubiaceae）

語源 *Cephaelis*: cephale（頭）＋
eilein（集合する）．花が頭状に集まること
による．*ipecacuanha*: ポルトガル語で嘔
吐させる小草の意味．

形態 ブラジル原産（*C. ipecacuanha*）
は高温多湿の密林中に自生する草本性の小
低木で，横走する茎に輪節状の太さ約5
mm の貯蔵根を付ける．直立茎は30～60
cm．葉は対生し，倒卵状で円形，短柄，
先端が細裂した小さい托葉を一対伴う．茎
頂部の葉腋から花柄を出し，頭状に10～
12個の白色合弁花を付ける．
　コロンビア原産（*C. acuminata*）は中南
米で栽培される．根はブラジル原産のそれ
より大形で，しばしば径9 mm に達する．

薬用部分 根および根茎

性状 円柱形で，多くはねじれて屈折
し，ときには分枝する．外面は灰色，暗灰
褐色または赤褐色で，不規則な輪節状を呈
する．根を折ると皮部は木部から容易に分
離する．横断面の皮部は灰褐色，木部は淡
褐色，皮部の厚さは肥厚部では直径の約
2/3 に達する．根茎は円柱状を呈し，対生
する葉跡が認められる．弱いにおいがあ
り，その粉末は鼻粘膜を刺激し，味はわず
かに苦く，辛く，不快である．

採集・保存 念珠状の根を採取し，水洗
い後陽乾．密閉容器に入れ乾燥した場所に
保存．

産地 ブラジル，ベネズエラ，コロン
ビア，エルサルバドル

主要成分 イソキノリンアルカロイド：
エメチン（70％），セファエリン，サイコ
トリン，*O*-メチルサイコトリン，イペコ
シドなど．

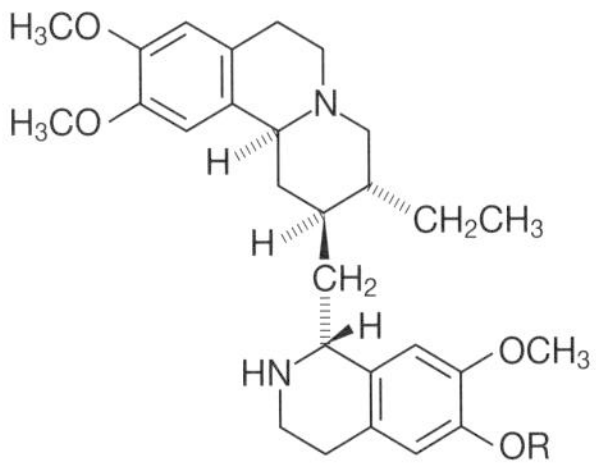

図77・1 エメチン（R＝CH₃），セファエ
リン（R＝H）

確認試験 塩酸に混ぜ1時間放置後ろ過
し，ろ液を蒸発皿にとりさらし粉の小粒を
加えるとき，周辺は赤色を呈する（エメチ
ン）．

薬効・薬理 トコンの主アルカロイドで
あるエメチンは，アメーバ赤痢の特効薬で
ある．大量投与で知覚神経末梢刺激後，胃
粘膜を刺激して催吐作用を示す．少量では
気管粘膜の分泌を促進して去痰作用を示
す．トコンは悪心期が長く，催吐剤として
は不適当であり，通常去痰薬として使用．

用途・配合処方 吐剤，去痰剤，エメチン
（抗原虫薬）製造原料．催吐薬トコンシロッ
プ㽷（タバコ，医薬品などの誤飲時にお
ける嘔吐）．

ノート トコン末㽷

78. ト チ ュ ウ 㽷

[英] Eucommia Bark
[ラ] EUCOMMIAE CORTEX
[漢] 杜 仲

基原植物 トチュウ *Eucommia ulmoides*
Oliver（トチュウ科 Eucommiaceae）

語源 *Eucommia*: eu（美しい）＋
kommi（ゴム）．*ulmoides*: ulmus（ニレ）

のような.

形態 落葉高木, 高さ 10〜20 m. 葉にはまばらな毛がある. コルク皮は縦じわがあり灰色, 内面はなめらかで暗紫色. 4〜5月頃淡緑色の花を開く. 葉, 若枝, 樹皮は折ると白糸を引く.

薬用部分 樹皮

性状 大小不同の半管状または板状の皮片, 厚さ 2〜6 mm. 外面灰褐色, 内面暗褐色, 明らかな縦じわと皮糸を有す. わずかに特異なにおいおよび味がある.

採集・保存 4〜6月に 15〜20年生以上の木から一部分の皮をはぎ取り, 粗皮を削り去り陽乾し, 風通しのよい場所で風乾, 保存.

産地 中国 (四川, 浙江, 湖南, 広西). 韓国, 日本でも栽培.

主要成分 グッタペルカ. リグナン配糖体: ピノレシノール, ピノレシノールジグルコシド. イリドイド配糖体: アウクビン, ゲニポシド.

確認試験 水, ジエチルエーテルを加え, かくはん後, ジエチルエーテル層留去後エタノールを加えるとコロイド状物質を認める.

薬効・薬理 家兎に水性エキスを投与すると著明な血圧降下を示す. Magnus 法による家兎摘出腸管において初め緊張, 濃度を増すにつれ振幅は小さくなりついに弛緩静止. 摘出子宮で運動増強, 振幅拡大を呈しついに一過性強直静止をまねく. 上記作用はいずれもアトロピンの前処理により拮抗.

用途・配合処方 強壮, 強精, 鎮痛薬として, 四肢の冷えや疲労を伴う腰痛, 外傷性の腰痛, 月経期の腰痛または流産防止の目的で妊娠時の下腹部痛に使用. また, 高血圧症を目的として加味四物湯, 大防風湯などに配合.

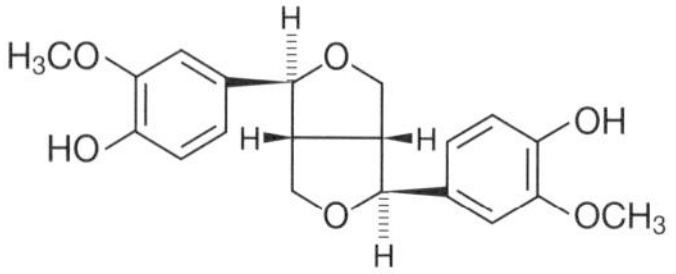

関連漢方処方

■ **大防風湯** (だいぼうふうとう)
〔黄耆, 防風, 人参, 地黄, 川芎, 羌活, 芍薬, 甘草, 杜仲, 白朮(蒼朮も可), 牛膝, 生姜(乾姜も可), 当帰, 大棗, 加工ブシ〕
▶体力虚弱あるいは体力が消耗した貧血気味なものの関節の腫れや痛み, 麻痺, 強直して屈伸しづらいものの諸症, 下肢の関節リウマチ, 慢性関節炎, 痛風.

ニチニチソウ → p. 126

---

79. ニンジン局・コウジン局・チクセツニンジン局

79・1 ニンジン局

英 Ginseng
ラ GINSENG RADIX
漢 人参

基原植物 オタネニンジン *Panax ginseng* C. A. Meyer (*Panax schinseng* Nees) (ウコギ科 Araliaceae)

語源 *Panax*: pan (すべて) + akos (治療). *ginseng*: 中国語の人参の発音 jinsen

図 78・1 ピノレシノール

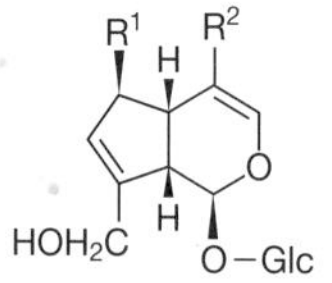

図 78・2 アウクビン (R^1=OH, R^2=H), ゲニポシド (R^1=H, R^2=COOCH$_3$)

より.

形態 多年生草本，高さ60 cm，根は白色多肉の直根，葉は五小葉からなる掌状複葉．5月頃散形花序を頂生．果実は夏期熟して紅色球形．

薬用部分 細根を除いた根

性状 細長い円柱形〜紡錘形，5〜20 cmの数本の側根 (p.10) を分枝．主根は径0.5〜3 cm，外面は淡黄褐色〜淡灰褐色．縦じわおよび細根の跡がある．根頭部は葉柄の付け根がくぼみ，短い根茎を付けることがある．特異なにおいがあり，味は初めわずかに甘く，後にやや苦い．

採集・修治 4〜5年目の9月頃収穫．白参（はくじん）は外皮を除き陽乾したものをさし，紅参（こうじん）は蒸して陽乾したものをさす (p.96，コウジンの項を参照)．なお漢方薬に配合される人参は通常，白参をさす．白参は特に虫が付きやすいので気密容器で保存．

産地 中国東北地方，朝鮮半島．日本（長野，福島，島根）でもごくわずか栽培．

主要成分 サポニン：ギンセノシド類（ギンセノシド Rb$_1$, Rb$_2$, Rc, Rd, Re, Rf, Rg$_1$ など．なお b$_1$, b$_2$, c, d のマロニルエステルでも存在）．精油：β-エレメン．ポリアセチレン化合物：パナキシノール．

確認試験 ① 切面に希ヨウ素試液を滴下すると暗青色（デンプン）．② 薄層クロマトグラフ法：水および1-ブタノール抽出液を酢酸エチル・メタノール・水混液で展開．噴霧用バニリン・硫酸・エタノール試液を噴霧後加熱するとギンセノシド Rg$_1$

と一致するスポット．

薬効・薬理 含水エタノールエキス：血圧降下，血糖降下，赤血球数の増加，消化運動亢進，副腎皮質機能増強．サポニン画分：中枢興奮，抗疲労，抗ストレス作用．ギンセノシド：プロトパナキサジオール系は中枢抑制，プロトパナキサトリオール系は興奮性．

用途・配合処方 強壮，強精を目的に，また胃腸衰弱，胃部のつかえ，消化不良，嘔吐，強緩性下痢，食欲不振などの改善を目的に多数の漢方処方に配合．配合処方：胃風湯，柴朴湯，人参養栄湯，麦門冬湯，十全大補湯，補中益気湯など．

関連漢方処方

■ 桂枝加芍薬生姜人参湯 （けいしかしゃくやくしょうきょうにんじんとう）
〔桂皮，大棗，芍薬，生姜，人参，甘草〕
▶体力虚弱なもののみぞおちのつかえ，腹痛，風邪で発汗後体が痛むときに適用．

■ 桂枝人参湯 （けいしにんじんとう）
〔桂皮，甘草，白朮（蒼朮も可），人参，乾姜〕
▶体力虚弱で，胃腸が弱く，ときに発熱・悪寒を伴うものの胃腸炎．やせ型患者の発熱，頭痛に伴う腹部全体の痛みと動悸，下痢．人参湯に桂皮の加わった薬方で，頭痛や悪心などの症状の強い自律神経失調型の症例に用いる．

■ 香砂六君子湯 （こうしゃりっくんしとう）
〔人参，白朮（蒼朮も可），茯苓，半夏，陳皮，香附子，大棗，生姜，甘草，縮砂，藿香〕

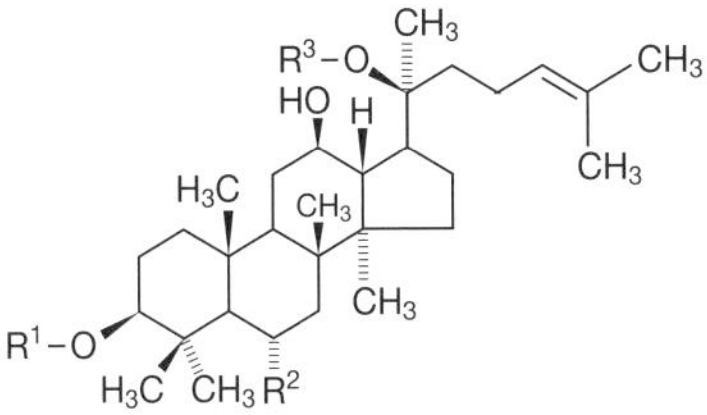

	R^1	R^2	R^3
ギンセノシドRb$_1$	Glc$\overset{2}{-}$Glc-	H	Glc$\overset{6}{-}$Glc-
ギンセノシドRc	Glc$\overset{2}{-}$Glc-	H	Ara(f)$\overset{6}{-}$Glc-
ギンセノシドRd	Glc$\overset{2}{-}$Glc-	H	Glc-
ギンセノシドRe	H	-O-Glc$\overset{2}{-}$Rha	Glc-
ギンセノシドRf	H	-O-Glc$\overset{2}{-}$Glc	H
ギンセノシドRg$_1$	H	-O-Glc	Glc-

図79・1 ギンセノシド類

▶体力中等度以下で，気分が沈みがちで頭が重く，胃腸が弱く食欲なく，みぞおちがつかえて疲れやすく，貧血で手足が冷えやすいものの胃炎，胃下垂，消化不良，胃痛，嘔吐．

■ **十全大補湯** 局 （じゅうぜんたいほとう）

〔人参，黄耆，白朮（蒼朮も可），茯苓，当帰，芍薬，地黄，川芎，桂皮，甘草〕

▶気血，陰陽，表裏，内外のすべての虚を補う効果がある．体力虚弱なものの食欲不振，貧血．病後術後の体力低下，疲労倦怠，貧血に用いる．また抗がん剤投与や放射線治療中に本方を併用すると，副作用を軽減．

■ **人 参 湯** （にんじんとう）

〔人参，白朮（蒼朮も可），甘草，乾姜〕

▶体力虚弱で疲れやすく手足の冷えやすいものの腹痛と食欲不振，下痢または軟便，貧血傾向で顔色が悪く，冷えや倦怠感を訴えるものに用いる．胃腸炎，胃潰瘍．

■ **白虎加人参湯** （びゃっこかにんじんとう）

→ セッコウの項（p.64）を参照．

ノート ①日本におけるオタネニンジンの栽培は300年以前にさかのぼる．第三代将軍徳川家光の時代に日光の今市で栽培に成功し，幕府から各藩に種子が配布されたので，"御種人参"と称され，オタネニンジンとよばれるようになった．ニンジンは体力の回復，疲労回復などを目的に薬膳に広く用いられる．②ニンジン末 局

79・2　コウジン 局

英 Red Ginseng

ラ GINSENG RADIX RUBRA

漢 紅 参

基原植物 オタネニンジン *Panax ginseng* C. A. Meyer（*Panax schinseng* Nees）（ウコギ科 Araliaceae）

形 態 ニンジンの項を参照．

薬用部分 根を蒸して乾燥したもの

性 状 細長い円柱形〜紡錘形で，しばしば中ほどから2〜5本の側根を分枝する．

外面はおおむね淡黄褐色〜赤褐色を呈し，半透明で縦じわがある．根頭部はややくびれて短い根茎を付けることがある．折面は平らで，質は角質様で硬い．特異なにおいがあり，味は初めわずかに甘く，後にやや苦い．

採集・修治 根を洗い90〜93℃の蒸気で2〜4時間蒸し，65〜70℃の熱気乾燥6時間の後，さらに火力乾燥する（このような熱湯，水蒸気処理を**修治**という）．よく乾燥した場所や気密容器で保存．虫害に要注意．

産 地 ニンジンの項を参照．

主要成分 ニンジンと同成分であるが，マロニルエステル型サポニンの脱マロニルおよび糖部の部分的加水分解などが認められる：ギンセノシド Rg_2，ギンセノシド Rg_3，ギンセノシド Rh_1，ギンセノシド Rh_2 など．ポリアセチレン系化合物：パナキシトリオールなど．

確認試験 ①粉末に無水酢酸を加え，水浴上で加温後，ろ過．ろ液に硫酸を穏やかに加えると，境界面は赤褐色．②薄層クロマトグラフ法：ニンジンの項に準ずる．

薬効・薬理 ギンセノシド：プロトパナキサジオール系は中枢抑制，プロトパナキサトリオール系は興奮性．

用途・配合処方 強壮，強精，胃腸衰弱，胃部のつかえ，消化不良，嘔吐，強緩性下痢，食欲不振などを目的に多数の漢方処方に配合．

ノート 紅参は人参に比べ，より体力の低下したものに適用．また，修治の過程で生じるギンセノシド類は抗腫瘍活性をもつものが多い．

79・3　チクセツニンジン 局

英 Panax Japonicus Rhizome

ラ PANACIS JAPONICI RHIZOMA

漢 竹節人参

基原植物 トチバニンジン *Panax japon-*

icus C. A. Meyer（ウコギ科 Araliaceae）

形態 多年生草本，高さ 50〜80 cm. 直根がなく，竹節状の根茎が地中に長く横走．地上部の形状はオタネニンジンとほぼ同じであるが液果は球形．果は赤熟，ときに果の半分が黒色となる．日本各地の下林の陰地に自生．

薬用部分 根茎

性状 不整の円柱形を呈し，明らかな節がある．外面は淡黄褐色で，細い縦みぞがある．中央のくぼんだ茎の跡が上面に突出し，節間には根の跡がこぶ状に隆起する．折りやすく，折面はほぼ平らで淡黄褐色を呈し，角質様．弱いにおいがあり，味はわずかに苦い．

採集・保存 水洗後，湯通しして乾燥したものを，よく乾燥した場所で保存．

産地 山形，群馬，長野，福井など

主要成分 オレアノール酸をアグリコンとするチクセツサポニン類（チクセツサポニン I_b，IV，V など）が主サポニンで，その他，(20S)-プロトパナキサトリオールをアグリコンとするダマラン系サポニン（チクセツサポニン I，I_a，III など）．

確認試験 薄層クロマトグラフ法：メタノール抽出液を酢酸エチル・水・ギ酸混液で展開．希硫酸噴霧後加熱するとチクセツサポニン IV と一致する赤紫色スポット．

薬効・薬理 チクセツサポニン III：弱い鎮静，鎮痙作用．チクセツサポニン IV：去痰作用，腸管の自動運動促進，ストレス潰

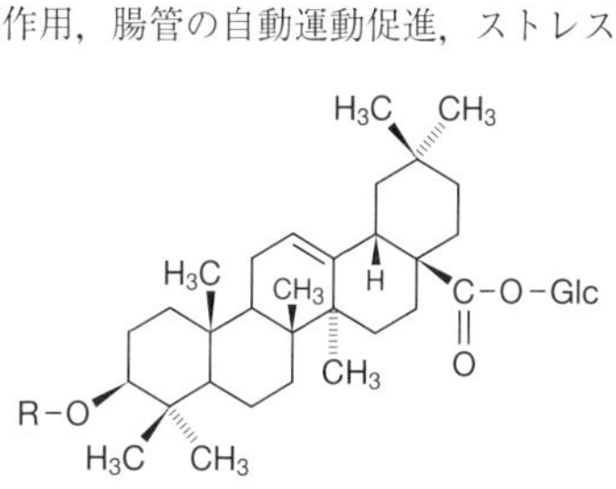

図 79・2 チクセツサポニン IV
〔R＝-GlcA$\frac{4}{}$Ara(f)〕，チクセツサポニン V〔R＝-GlcA$\frac{2}{}$Glc〕

瘍抑制作用．チクセツサポニン V：抗腫瘍作用，血糖降下作用．ニンジンの代用として他薬と配合して用い，解熱，鎮咳，去痰，健胃作用および胃部の熱感および水分停滞感，心窩部のつかえなどを取り去る．

用途・配合処方 漢方で強壮，解熱，去痰，健胃を目的に胃部の熱感および水分停滞感，心窩部のつかえなどの症状に用いる．1 日最大分量 6 g. 1 回量 3 g.

ノート ① 三七人参（田七）*P. notoginseng* F. H. Chen の主として根部も，同じように用いられる．中国中南部に産するが，わが国での市場性は多くはない．② チクセツニンジン末⑥

80. バクモンドウ ⑥

英 Ophiopogon Root

ラ OPHIOPOGONIS RADIX

漢 麦門冬

基原植物 ジャノヒゲ *Ophiopogon japonicus* Ker-Gawler（ユリ科 Liliaceae）

語源 *Ophiopogon*：ophio（ヘビ）＋ pogon（ひげ）．*japonicus*：日本の．

形態 東アジア温帯の山林の周辺や草原の日当たりのよい場所で自生する常緑多年草．葉は多数叢生し，線状でゆるく曲がる．初夏，総状花序を頂生，白花または淡紫色の小花を付ける．種子は裸出し，球形で光沢ある青紫色．

薬用部分 根の膨大部

性状 紡錘形，一端はややとがり，他端はやや丸みを帯びる．外面は淡黄色〜淡黄褐色で大小の縦じわがある．折るとき，皮層は柔軟であるが，中心柱は強じん．微臭，わずかに甘くて粘着性．

採集・保存 7〜8 月頃，根を掘り，膨らんだ部分（貯蔵根）だけを用いる．

産地 中国，韓国，日本（長野，群馬，鳥取）

主要成分　ステロイド配糖体: オフィオポゴニン A～D. ホモイソフラボノイド: オフィオポゴノン A, B, メチルオフィオポゴノン A, B, オフィオポゴナノン A など. ステロール: β-シトステロール, スチグマステロール, β-シトステロールグルコシド. 単糖, オリゴ糖および多糖.

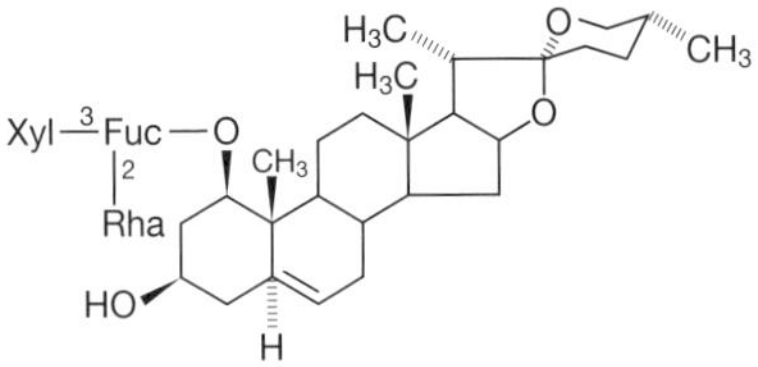

図80・1　オフィオポゴニン D

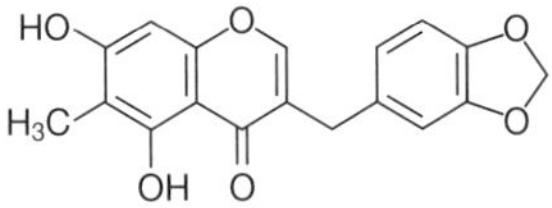

図80・2　オフィオポゴノン A

確認試験　薄層クロマトグラフ法: 水抽出液を 1-ブタノールと遠心分離し, 水層をエタノール・水・酢酸混液で展開. 4-メトキシベンズアルデヒド・硫酸試液を噴霧後加熱すると, R_f 値 0.3 付近に青緑色スポット.

薬効・薬理　水製エキス: 血糖降下作用. メタノールエキス: 浮腫抑制作用. ホモイソフラボノイド化合物: 細胞毒性作用.

用途・配合処方　漢方処方用薬で, 鎮咳去痰薬とみなされる処方などに配合され, 止渇, 強壮, 鎮咳, 去痰, 鎮静などを目標に用いる. 配合処方: 麦門冬湯, 竹筎温胆湯, 補肺湯など.

関連漢方処方

■ **麦門冬湯** 局 (ばくもんどうとう)
〔麦門冬, 半夏, 粳米, 大棗, 甘草, 人参〕
▶体力中等度以下で, 痰が切れにくくとき

に強く咳こみ, のぼせて咽喉が乾き, 咽喉に異物感があるもの (から咳, 気管支炎, 気管支喘息, 咽頭炎, しわがれ声).

■ **竹筎温胆湯** (ちくじょうんたんとう)
〔柴胡, 半夏, 茯苓, 竹筎, 生姜, 麦門冬, 香附子, 桔梗, 陳皮, 枳実, 黄連, 人参, 甘草〕
▶体力中等度のものの, インフルエンザ, 風邪, 肺炎などの回復期に熱が長引いたり, また平熱になっても気分がさっぱりせず, 咳や痰が多くて安眠ができないもの.

---

81. ハ ッ カ 局

英 Mentha Herb
ラ MENTHAE HERBA
漢 薄荷

基原植物　ハッカ Mentha arvensis Linné var. piperascens Malinvaud (シソ科 Labiatae)

語源　Mentha: ギリシア神話の女神 Mintha に由来. arvensis: 野生の. piperascens: コショウに似た香りの.

形態　多年生草本, 高さ 20～60 cm, 長い地下茎で繁殖する. 葉は対生, 表裏に多数の腺毛[†]. 四角形の茎の上部葉腋に, 夏～秋, 淡紫色の小唇形花輪散花序を付ける. 全草に強い芳香.

[†]腺毛: 多細胞毛で, 多くは先端が球状に膨らみその中に分泌物を含む.

薬用部分　地上部

性状　方柱形で淡褐色～赤紫色の茎と腺毛がある. 対生する卵円形～長楕円形の葉からなる. 葉柄は長さ 0.3～1 cm. 特異な芳香があり, 口に含むと清涼感がある.

採集・保存　9～10 月に地上部を採取し, かびが生えやすいのでよく乾燥後気密容器か風袋に入れ乾燥した場所で保存.

産地　中国 (江蘇, 浙江)

主要成分　精油含量 0.4 mL/50 g 以上.

モノテルペン：*l*-メントール，*l*-メントンなど．

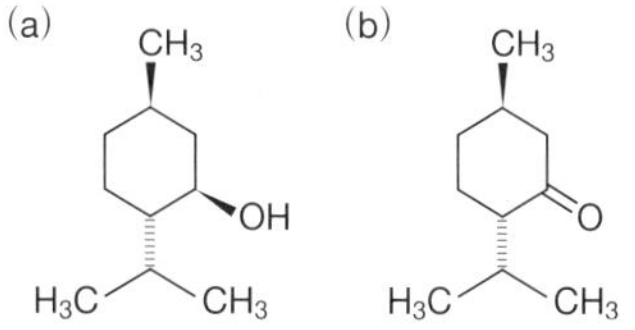

図81・1　(a) *l*-メントール，(b) *l*-メントン

確認試験　薄層クロマトグラフ法：ジエチルエーテルを加えて振り混ぜ，遠心分離した上澄み液をヘキサン・アセトン混液で展開．4-メトキシベンズアルデヒド・硫酸・酢酸・エタノール試液を噴霧し加熱するとき，メントールと一致するスポット．

薬効・薬理　*l*-メントール⑮：ラットの胆汁分泌促進，胃腸運動亢進，中枢神経刺激，末梢血管弛緩，発汗作用など．

用途・配合処方　芳香性健胃薬，浸剤，茶剤として服用．清涼，解熱鎮痛，発汗，健胃などの目的で漢方方剤に配合される．配合処方：加味逍遙散，柴胡清肝湯，清上防風湯，逍遙散など．

関連漢方処方

■ **川芎茶調散** (せんきゅうちゃちょうさん)
→サイチャの項 (p.44) を参照．

■ **逍遙散** (しょうようさん)
〔当帰，芍薬，柴胡，白朮(蒼朮も可)，茯苓，生姜，甘草，薄荷〕
▶体力中等度以上で，精神的に疲弊した状態で，冷え症，月経不順，肩こり，疲れやすいなど，特に婦人薬として適用．八味逍遙散ともいう．

ノート　① 類似植物として *M. piperita* Linné〔セイヨウハッカ，*l*-メントール (50〜60%) を含む〕，*M. spicata* Linné〔ミドリハッカ，*l*-カルボン (60%) を含む〕がある．ペパーミントの原植物は *M. piperita*

で，その精油（ペパーミント油）は薬用，香味料として使用．スペアミントは *M. spicata* で，その精油（スペアミント油）の香気は他のハッカ油と異なる．香味料として使用．② ハッカ水⑮（うがいまたは皮膚の洗浄），ハッカ油⑮〔芳香健胃薬として胃腸薬の原料，局所刺激剤（パップ剤，プラスター）の製造原料〕

82. バッカク

英 Ergot
ラ ERGOTA
漢 麦角

基原植物　バッカクキン *Claviceps purpurea* Tulasne（バッカクキン科 Clavicipitaceae）がライムギ *Secale cereale* Linné その他のイネ科植物の花穂に寄生して生じる菌核

語源　*Claviceps*: clava(根棒)＋cepa(頭)，バッカクの形．*purpurea*: 紫色の．

形態　春に，菌核状に径約 2 mm の球形の頭部が長柄の先に付く子座を生じ，内部に無数の長形の子嚢をもつ子嚢殻を形成する．

薬用部分　菌核

性状　鈍い稜のある紡錘形で，外面は黒紫色〜灰紫色，縦溝と横の裂け目がある．折りやすい．横切面の周辺部は黒紫色，内部は灰白色である．特異な弱いにおいがあり，味は初めやや甘く，後に不快である．

産地　アメリカ，ロシア，北アフリカ，スペイン

主要成分　アルカロイド（麦角アルカロイド）：エルゴタミン，エルゴメトリン，エルゴタミニン，エルゴシン，エルゴシニンなど．キサントン：エルゴクロム A，B，セカロン酸 A．

確認試験　エルゴタミンの酢酸・酢酸エチル混液に硫酸を加えると紫色を呈し，さらに塩化鉄(Ⅲ)試液を加えると青色〜

青紫色を呈する．エルゴタミンの酒石酸
溶液に 4-ジメチルアミノベンズアルデヒ
ド・塩化鉄(Ⅲ)試液を加えると青色を呈す
る（Ehrlich 反応）．

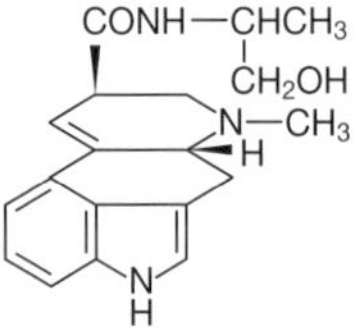

図 82・1　エルゴメトリン

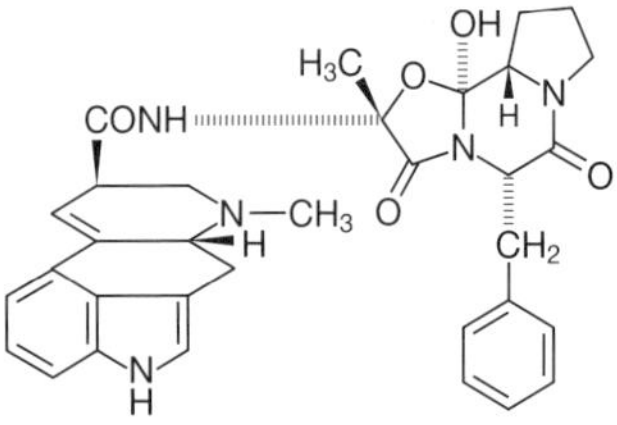

図 82・2　エルゴタミン

薬効・薬理　　エルゴメトリン：速効性，
持続性の顕著な平滑筋収縮作用が認められ
る．エフェドリンと拮抗しない．エルゴタ
ミン：顕著な持続性の平滑筋収縮作用を示
し，エフェドリンと強く拮抗し交感神経遮
断作用，血管収縮作用が著しい．

用途・配合処方　　子宮収縮薬，陣痛促進薬，
エルゴメトリンマレイン酸塩局劇処（子
宮収縮薬），エルゴタミン酒石酸塩局劇（片
頭痛治療薬）の製造原料．

ノート　　バッカクの毒から半合成された
リゼルグ酸ジエチルアミド（LSD）は中枢
神経系に作用するため幻覚剤として大きな
社会問題となっており，麻薬に指定されて
いる．

ハマボウフウ → ボウフウ・
　　　　　　　　ハマボウフウ（p. 110）

83. ハ　ン　ゲ 局

英 Pinellia Tuber
ラ PINELLIAE TUBER
漢 半　夏

基原植物　　カラスビシャク Pinellia ternata
Breitenbach（サトイモ科 Araceae）

語源　　Pinellia：イタリアの G.V. Pinelli
への献名．ternata：三つの，三葉の．

形態　　多年生草本，高さ 15〜30 cm．楕
円形〜披針形の三出複葉の小葉を付ける．
葉柄にむかごを付けて繁殖．初夏肉穂状花
序を開く．地下に小指から親指大の塊茎[†]
を付け，塊茎はきわめてえぐい．

　†塊茎：地下茎の一種で，地中にある茎
の先端がデンプンなどの養分を蓄え，塊状
に肥大したもので，通常多くの芽をもつ．
例：ジャガイモ．

薬用部分　　コルク層を除いた塊茎

性状　　球形〜不整形を呈する．外面は
白色〜灰白黄色で，上部には茎の跡が，周
辺には根の跡がくぼみとなって残る．切面
は白色，粉性．においはなく，味は初めは
ないが，後に強いえぐ味を呈する．

採集・修治　　地上部が枯れる時期に掘り
取り，塊茎部を集め塩水と砂を入れた容器
で外皮を除去．一夜水につけた後，十分陽
乾．ショウガを加えた水で修治する場合も
ある．気密容器で保存．

産地　　中国，韓国，日本などに自生．
中国（四川，湖北）で一部栽培．

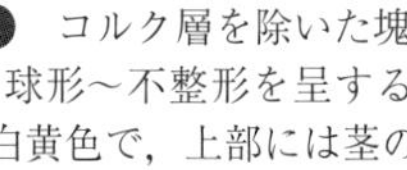

図 83・1　ホモゲンチジン酸

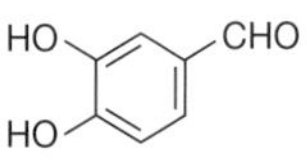

図 83・2　3,4-ジヒドロキシ
ベンズアルデヒド

主要成分 3,4-ジヒドロキシベンズアルデヒドジグルコシド（えぐ味成分），ホモゲンチジン酸，エフェドリン．多糖体：アラビノガラクツロナン．

薬効・薬理 水製エキス：イヌとネコに対して鎮吐作用発現．ヒトの妊娠悪阻（つわり）に対する鎮吐作用．ピネリン酸：マウスの気道における IgA 抗体産生増強による抗インフルエンザウイルス活性．

用途・配合処方 胃内停水による悪心，嘔吐に鎮嘔，鎮吐剤として用いる．また，咳や急性胃カタル，咽喉頭痛や妊娠悪阻などに用いる．配合処方：小青竜湯，半夏厚朴湯，半夏瀉心湯，六君子湯など．

関連漢方処方

■ **延年半夏湯**（えんねんはんげとう）
〔半夏，柴胡，別甲，桔梗，檳榔子，生姜，人参，枳実，呉茱萸〕
▶体力中等度でみぞおちに抵抗感があり，肩がこり，足の冷えるものの慢性胃炎，胃痛，食欲不振，腹部，胸部の引きつりを伴う症状の鎮痛・鎮痙．

■ **乾姜人参半夏丸**（かんきょうにんじんはんげがん）
〔乾姜，人参，半夏〕
▶体力中等度以下で，舌は白苔で，上腹部の詰まったようなつかえ感があり，悪心，嘔吐，食欲減退などを伴い，腹がグルグル鳴り，下痢などを伴う胃腸疾患．妊娠悪阻．

■ **堅中湯**（けんちゅうとう）
〔半夏，茯苓，桂皮，大棗，芍薬，乾姜（生姜でも可），甘草〕
▶体力虚弱で，ときに胃部に水がたまる感じのするものの慢性胃炎，腹痛，身体衰弱を伴うときの鎮痛・鎮痙．

■ **大半夏湯**（だいはんげとう）
〔半夏，人参，蜂蜜〕
▶体力中等度以下で，みぞおちにつかえた感じがあるものの嘔吐，むかつき，吐き気，悪心．

■ **半夏瀉心湯**⊛（はんげしゃしんとう）
〔半夏，黄芩，乾姜，甘草，人参，大棗，黄連〕
▶体力中等度で，みぞおちがつかえた感じがあり，精神的な要素からくる悪心，嘔吐，食欲不振，急性胃腸カタル，胃潰瘍，口内炎など．

■ **六君子湯**⊛（りっくんしとう）
〔人参，白朮（蒼朮も可），茯苓，半夏，陳皮，大棗，甘草，生姜〕
▶体力中等度以下で，胃腸が弱く，食欲がなく，みぞおちがつかえ，疲れやすく，貧血性で手足が冷えやすいものの胃炎，胸やけ，膨満感，食欲不振，胃腸虚弱，萎縮性胃炎など．

84. ビャクシ ⊛

英 Angelica Dahurica Root
ラ ANGELICAE DAHURICAE RADIX
漢 白 芷

基原植物 ヨロイグサ *Angelica dahurica* Bentham et Hooker filius ex Franchet et Savatier（セリ科 Umbelliferae）

語源 *Angelica*：angel（天使）に由来．*dahurica*：シベリアのバイカル湖以東の地名．

形態 東南アジア温帯地方に自生，栽培の大形多年草．夏，複散形花序を頂生し，小さな白色花を多数付ける．

薬用部分 根

性状 主根から多数の長い根を分枝し，ほぼ紡錘形または円錐形．外面は灰褐色〜暗褐色．縦じわおよび横長に隆起した多数の細根の跡がある．横切面の周辺部は灰白色で，中央部は暗褐色を呈するものがある．特異臭，微苦味．

採集・保存 秋（11月中〜下旬），葉と茎が黄変した後に掘り取り，乾燥．翌春，葉茎を切り取る．

産地 日本（奈良，北海道），中国（浙江），韓国

主要成分 フロクマリン類（0.1〜0.2%）：

ビャクアンゲリコール，オキシポイセダニン，インペラトリン，フェロプテリン，ビャクアンゲリシンなど．

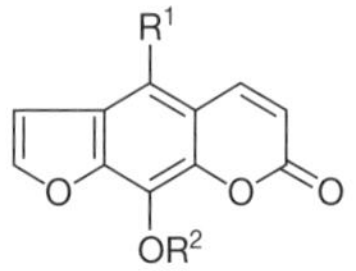

	R¹	R²
ビャクアンゲリシン	$-OCH_3$	$-CH_2-CH-C{<}^{CH_3}_{CH_3}$ OH OH
ビャクアンゲリコール	$-OCH_3$	$-CH_2-CH-C{<}^{CH_3}_{CH_3}$ O
フェロプテリン	$-OCH_3$	$-CH_2-CH=C{<}^{CH_3}_{CH_3}$
インペラトリン	$-H$	$-CH_2-CH=C{<}^{CH_3}_{CH_3}$

図84・1 ビャクアンゲリシン，ビャクアンゲリコール，フェロプテリン，インペラトリン

確認試験 エタノール抽出液に紫外線（主波長約365 nm）を照射するとき，液は青色～青紫色の蛍光（フロクマリン誘導体）．
薬効・薬理 エーテルエキス：血圧上昇，呼吸運動など中枢興奮作用．フロクマリン類：アドレナリンまたは副腎皮質刺激ホルモン誘発の脂肪分解促進作用，インスリン誘発の脂肪生成阻害作用．フロクマリン類：発がんプロモーター抑制作用．
用途・配合処方 漢方処方用薬で，鎮痛とみなされる処方などに配合され，解熱，鎮痛，解毒，排膿などを目標に用いる．配合処方：藿香正気散，五積散，清湿化痰湯，清上防風湯など．

関連漢方処方

■ 清上防風湯（せいじょうぼうふうとう）
〔荊芥，黄連，薄荷，枳実，甘草，山梔子，黄芩，桔梗，川芎，防風，白芷，連翹〕
▶体力中等度以上でときにのぼせのあるものの顔面，頭部の湿疹やにきび．
■ 清湿化痰湯（せいしつけたんとう）
〔天南星，黄芩，生姜，半夏，茯苓，蒼朮（白朮も可），陳皮，羌活，白芷，白芥子，甘草〕
▶体力中等度以下で，背中に冷感があり痛みのあるものの神経痛，関節痛，筋肉痛．
■ 清上蠲痛湯（せいじょうけんつうとう）
〔麦門冬，黄芩，羌活，独活，防風，蒼朮（白朮も可），当帰，川芎，白芷，蔓荊子，細辛，甘草，藁本，菊花，生姜（藁本，菊花，生姜はなくても可）〕
▶慢性化した痛みのあるものの顔面痛，頭痛．

85. ビャクジュツ㊏・ソウジュツ㊏

85・1 ビャクジュツ ㊏

英 Atractylodes Rhizome
ラ ATRACTYLODIS RHIZOMA
漢 白朮

基原植物 オケラ *Atractylodes japonica* Koidzumi ex Kitamura またはオオバナオケラ *A. macrocephala* Koidzumi（*A. ovata* De Candolle）（キク科 Compositae）
語源 *Atractylodes*：キク科植物の Atractylis に似た（odes）．*japonica*：日本の．*ovata*：卵形の．
形態 双子葉植物合弁花類の多年生草本．オケラは茎頂に頭状花序を単生．頭状花序は深羽裂した魚骨状の苞葉に囲まれる．花冠は管状で白色～淡紅色．オオバナオケラの形状はオケラに似るが，頭状花序が著しく大形で花冠が紅紫色～紫色．
薬用部分 根茎
性状 和ビャクジュツ（オケラの根茎）：肥大した不整塊状，不規則に屈曲した円柱状．外面は淡灰黄色～淡黄白色．折りにく

く，特異なにおい．味はわずかに苦い．

唐ビャクジュツ（オオバナオケラの根茎）：不整に肥大した塊状．外面は灰黄色～暗褐色．ところどころにこぶ状の小突起．

採集・保存 秋から冬にかけて掘り出した根茎からひげ根を除去した後に加熱しては天日乾燥する．韓国ではオケラの根茎からコルク層を除去したものをビャクジュツ，そのまま乾燥したものをソウジュツとして市販しており，中国で関東蒼朮と称するものはオケラ由来である．このようにビャクジュツとソウジュツの名称の一部に混乱が生じている．また，産地，加工法の違いによって多種の朮類生薬が存在する．

産地 オケラは中国長白山山系（吉林，黒竜江，遼寧），北朝鮮，韓国，日本（ただし日本産は市場性なし）．オオバナオケラは中国（湖南，広西壮族自治区）．

主要成分 セスキテルペン：アトラクチロンなど．ポリアセチレン：ジアセチルアトラクチロジオールなど．多糖体：アトラクタン類．精油含量 0.5 mL/50 g 以上．

確認試験 薄層クロマトグラフ法：ヘキサン抽出液をヘキサン・酢酸混液で展開．4-ジメチルアミノベンズアルデヒド試液を噴霧後に加熱するとき，R_f 値 0.6 付近にアトラクチロンと一致する赤紫色スポット．

薬効・薬理 アトラクチロン：塩酸・エタノール誘発胃潰瘍抑制および肝障害抑制．多糖体アトラクタン類：血糖降下作用．

用途・配合処方 漢方ではいずれも健胃消化薬，止瀉整腸薬，利尿薬，鎮暈薬，保健強壮薬，鎮痛薬とみなされる処方に比較的高頻度で配合される．粉末を芳香性健胃薬として胃腸剤に用いる．配合処方：五苓散，柴苓湯，人参養栄湯，防風通聖散など．なお，原典では十全大補湯，補中益気湯，加味逍遙散，苓桂朮甘湯にはビャクジュツ，真武湯，当帰芍薬散はソウジュツとされる．

関連漢方処方

■ 胃風湯（いふうとう）

〔当帰，芍薬，川芎，人参，白朮，茯苓，桂皮，粟〕

▶体力中等度以下で，顔色が悪く食欲がなく，疲れやすいものの急・慢性腸炎，冷えによる下痢．

■ 四君子湯（しくんしとう）

〔人参，白朮(蒼朮も可)，茯苓，甘草，大棗，生姜〕

▶体力虚弱で，血色が悪く，胃腸機能が低下して食欲もなく疲れやすいものの胃腸虚弱，慢性胃炎，胃のもたれ，嘔吐，下痢．

■ 二朮湯（にじゅつとう）

〔白朮，茯苓，陳皮，天南星，香附子，黄芩，威霊仙，羌活，半夏，蒼朮，甘草，生姜〕

▶胃内停水がある比較的体力のあるものの五十肩など肩からひじにかけて痛むもの．

ノート ビャクジュツ末局

85・2 ソウジュツ局

英 Atractylodes Lancea Rhizome

ラ ATRACTYLODIS LANCEAE RHIZOMA

漢 蒼朮

基原植物 ホソバオケラ *Atractylodes lancea* De Candolle, *A. chinensis* Koidzumi またはそれらの雑種（キク科 Compositae）

形態 双子葉植物合弁花類の多年生草

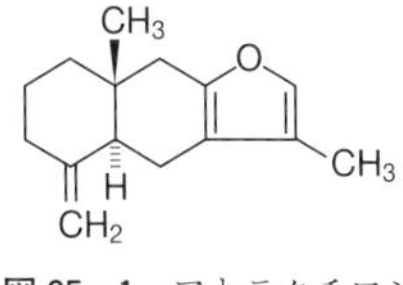

図 85・1 アトラクチロン

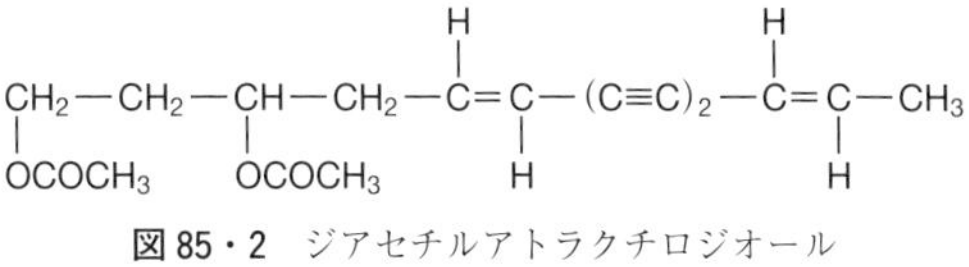

図 85・2 ジアセチルアトラクチロジオール

本．ホソバオケラの形状はオケラに似るが葉が細長く，披針形，頭状花序もやや細い．

薬用部分 根茎

性 状 不規則に屈曲した円柱形，外面は暗灰褐色～暗黄褐色．特異なにおいがあり，味はわずかに苦い．

採集・保存 貯蔵しておくと表面に白色綿状の結晶が析出．

産 地 中国（湖北，陝西，江西，安徽，河北，河南，遼寧，内蒙古自治区）

主要成分 セスキテルペン：β-オイデスモール，ヒネソール，エレモールなど．ポリアセチレン：アトラクチロジンなど．多糖体：イヌリン．精油含量 0.7 mL/50 g 以上．

確認試験 薄層クロマトグラフ法：ヘキサン抽出液をヘキサン・酢酸混液で展開．4-ジメチルアミノベンズアルデヒド試液を噴霧後に加熱するとき，R_f 値 0.5 付近にアトラクチロジンと一致する灰緑色スポット．

薬効・薬理 β-オイデスモール，ヒネソール：胃液分泌抑制，抗胃潰瘍，肝障害抑制，小腸運動亢進作用．β-オイデスモール：神経節接合部遮断作用，抗無酸症作用．アトラクチロジン：利胆作用．イヌリン：細網内皮系の貪食活性化作用．多糖（アラビノ-3,6-ガラクタン）：腸管免疫促進作用，カンジダ感染防御作用．

用途・配合処方 配合処方：大防風湯，平胃散，防已黄耆湯，薏苡仁湯など．なお，

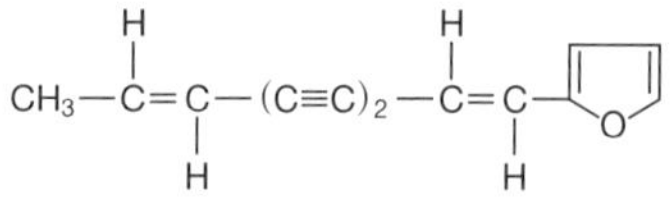

図 85・3　アトラクチロジン

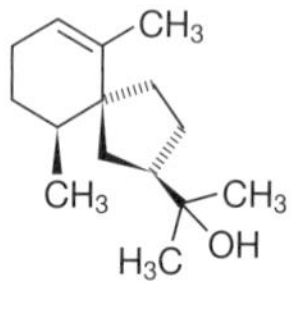

図 85・4　ヒネソール

ビャクジュツとソウジュツが両方とも配合されている処方に，香砂養胃湯，二朮湯，分消湯，補気建中湯がある．

関連漢方処方

■ 分消湯（ぶんしょうとう）

〔白朮,蒼朮,茯苓,陳皮,厚朴,香附子,猪苓,沢瀉,枳実,大腹皮,縮砂,木香,生姜,燈心草〕

▶体力中等度以上で，尿量が少なく，便秘傾向あるもののむくみ，排尿困難，腹部膨満感．

■ 平胃散（へいいさん）

〔蒼朮,厚朴,陳皮,甘草,大棗,生姜〕

▶比較的体力のあるもので胃腸が悪く腹部膨満感のあるものの急性・慢性胃カタル，胃アトニー，消化不良，食欲不振．

■ 桂枝加朮附湯（けいしかじゅつぶとう）

→ ブシの項（p.107）を参照．

ノート ソウジュツ末局

86. ブクリョウ 局

英 Poria Sclerotium

ラ PORIA

漢 茯苓

基原植物 マツホド *Wolfiporia cocos* Ryvarden et Gilbertson（*Poria cocos* Wolf）（サルノコシカケ科 Polyporaceae）

語源 *Poria*：ラテン語の *porus*（管孔）．*cocos*：ヤシ．菌核がヤシの実に似ていることに由来．

形態 日本産のものはアカマツ・クロマツ，中国産はアカマツを伐採後，3～5 年経過した切り株の付近で，地下の深さ 15～30 cm のところにある根に付着して形成される．菌核は不定の塊状で，大きいものでは径 30 cm に達する．寄主の材部を抱き込んでいるものを茯神という．子実体は菌核の表面に生じ，全背着生で傘を

つくらない．初め白色，しだいに淡褐色となる．

薬用部分　菌核

性状　塊状を呈し，通例その破片または切片からなる．白色またはわずかに淡赤色を帯びた白色である．外層が残存するものは暗褐色〜暗赤褐色で，きめが粗く，裂け目がある．質は硬いが砕きやすい．ほとんどにおいがなく，味はないがやや粘液様である．

採集・保存　秋〜翌春にかけて土中の菌核を突き当てた後掘り出し，褐色の外皮を削り切断し，陰乾する．

産地　中国（雲南，四川，河南），日本（千葉，鹿児島，宮崎，茨城），韓国

主要成分　多糖体：パヒマン（$\beta 1 \to 3$ 結合をもつグルカン），トリテルペノイド：エブリコ酸，パキマ酸など．ステロール：エルゴステロール．

確認試験　① アセトン抽出物を無水酢酸に溶かし，硫酸を加えると淡赤色を呈し，直ちに暗緑色に変わる（Liebermann-Burchard 反応，トリテルペノイド，ステロイド）．② 本品の断面または粉末にヨウ素試液を滴下すると濃赤褐色を呈する（多糖）．

薬効・薬理　利尿作用，抗炎症作用，腎障害改善作用，抗胃潰瘍作用，プロゲステロン増加作用，心臓収縮作用，放射線障害防護作用．

用途・配合処方　漢方で利尿，健胃を目標に排尿異常による浮腫，めまい，胃内停水などに用いる．配合処方：加味逍遙散，桂枝茯苓丸，五苓散，十全大補湯，四君子湯，柴朴湯，柴苓湯，真武湯，半夏厚朴湯，八味地黄丸，当帰芍薬散，猪苓湯，釣藤散，

人参養栄湯など．

関連漢方処方

■ 桂枝茯苓丸® （けいしぶくりょうがん）
〔桂皮，茯苓，牡丹皮，桃仁，芍薬〕
▶比較的体力があり，ときに下腹部痛，肩こり，頭重，めまい，のぼせて足冷えなどを訴えるものの駆瘀血剤として月経不順，月経困難症，子宮筋腫，乳腺炎，更年期障害，不妊症，血の道症，高血圧症，慢性肝炎，湿疹，しもやけ，皮下出血，打撲傷，凍傷，眼底出血，自律神経失調症に用いる．

■ 茯苓飲 （ぶくりょういん）
〔茯苓，白朮（蒼朮も可），人参，陳皮，枳実，生姜〕
▶体力中等度以下で吐き気や胸やけ，上腹部膨満感があり，尿量が減少するものの慢性胃炎，胃下垂，胃拡張，神経性胃炎，胃部膨満感，げっぷ症．

■ 苓姜朮甘湯 （りょうきょうじゅつかんとう）
〔茯苓，乾姜，白朮（蒼朮も可），甘草〕
▶体力中等度以下で腰から下肢に冷えと痛みがあって尿量の多いものの腰痛，腰部冷感，座骨神経痛，夜尿症，遺尿症．

■ 分消湯 （ぶんしょうとう）〔実脾飲（じっぴいん）〕
〔白朮，蒼朮，茯苓，陳皮，厚朴，香附子，猪苓，沢瀉，枳実（枳殻を用いる場合は実脾飲とする），大腹皮，縮砂，木香，生姜，燈心草〕
▶体力中等度以上で，尿量が少なくて，みぞおちがつかえ便秘傾向のあるもののむくみ，排尿困難，腹部膨満感．

■ 四苓湯 （しれいとう）
〔沢瀉，茯苓，蒼朮（白朮も可），猪苓〕
▶喉が渇いて水を飲んでも尿量が少なく，吐き気，嘔吐，腹痛，むくみなどを伴う暑

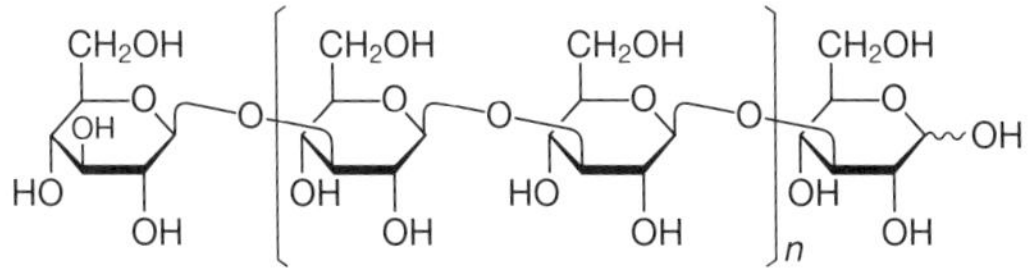

図 86・1　パヒマンの構造単位（少量の $\beta 1 \to 6$ 分岐構造を含む）

気あたり，急性胃腸炎，むくみなど，止瀉，利尿，鎮吐薬として用い，五苓散 (p.85) から桂皮を除いた処方.

■ **参苓白朮散**（じんりょうびゃくじゅつさん）
〔人参，山薬，白朮，茯苓，薏苡仁，桔梗，甘草，扁豆，蓮肉，縮砂〕
▶体力虚弱で胃腸が弱く，やせて顔色が悪く，食欲がなく，下痢が続く傾向があるものの食欲不振，慢性下痢，病後の体力低下，疲労倦怠.

■ **茯苓飲加半夏**（ぶくりょういんかはんげ）
〔茯苓，白朮（蒼朮も可），陳皮，人参，枳実，生姜，半夏〕
▶体力中等度以下で吐き気や胸やけが強く，上腹部膨満感があり尿量減少するものの胃炎，胃腸虚弱，胸やけ.

(ノート) ブクリョウ末局

87. ブ シ 局

英 Aconite Root
ラ ACONITI RADIX
漢 附 子

(基原植物) ハナトリカブト *Aconitum carmichaeli* Debeaux またはオクトリカブト *A. japonicum* Thunberg (キンポウゲ科 Ranunculaceae)

(語源) *Aconitum*: ある種の毒草に付けられたラテン名に由来. *carmichaeli*: 中国で医療に従事した J. R. Carmichael の名にちなむ. *japonicum*: 日本の.

(形態) オクトリカブトは日本の山地に野生する多年生草本. 高さ約 1 m, 根は紡錘形で次年に地上茎を生じる新しい根（子根）を横に伴う. 葉は互生し，有柄，掌状に三～五深裂する. 秋，茎頂と葉腋に円錐花序を付け，青紫色のかぶと状の花を開く. ハナトリカブトは多年生草本，高さ約 1 m, 塊茎は紡錘形で黒色, 葉は互生, 掌状に三全裂. 6～7 月に円錐花序を頂生し，藍紫色の花を付ける.

(薬用部分) 塊根

(性状) 円錐状紡錘形で，外面は暗褐色で縦じわがあり，破折面は粉質で淡褐色である.

(採集・修治) 秋に根を掘り取り，水洗い. そのまま乾燥した塊茎を附子(子根)および烏頭(母根)という. 十分乾燥させた後，密閉容器に入れ保存.

(産地) 中国，日本

(主要成分) ジテルペンアルカロイド. アコニチン系（猛毒性）：アコニチン，ジェサコニチン，メサコニチン，ヒパコニチン. アチシン系(低毒性)：アチシン，コプシン，イグナビン，ソンゴリンなど.

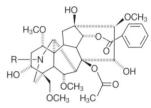

図 87・1 アコニチン (R=CH$_2$CH$_3$), メサコニチン (R=CH$_3$)

(薬効・薬理) アコニチンなどのアルカロイド：動物実験により呼吸中枢麻痺，心伝導障害，循環系麻痺，知覚麻痺，運動神経麻痺などの毒性作用を示し，気管支に対しては振幅を減少させる. 水煎液に顕著な強心作用があり，強心薬として用いられるが，毒性が強いため医師の指導下で服用しなければならない. また，アコニチンなどのジエステル型アルカロイドは毒性が強いが，加水分解してモノエステル型あるいは非エステル型にすると毒性が減じ，強心性が生じる.

(用途・配合処方) 漢方で鎮痛，強心，興奮，新陳代謝の機能亢進などを目標に用いる. 主要作用 ① 温補・回陽作用：陽気を補い

巡らし，身体を温め，冷えを除き，四肢厥冷（手足の末端から冷えが突き上げてくる状態）を治す．②鎮痛作用：寒邪および湿邪による関節痛・筋肉痛・腰痛に用い，それらの邪を除き，気の巡りをよくし，鎮痛する．配合処方：桂枝加朮附湯，桂枝加苓朮附湯，牛車腎気丸，八味地黄丸など．

注：上述の"ブシ"は従来のブシすなわち修治していない生薬のブシをさす．漢方処方には修治したブシ（加工ブシ）が用いられる．なお日本薬局方で"ブシ"として収載されている加工ブシ† は漢方処方で用いられる加工ブシである．

関連漢方処方

■ 桂枝加朮附湯 (けいしかじゅつぶとう)
〔桂皮, 芍薬, 生姜, 大棗, 蒼朮(白朮も可), 甘草, 加工ブシ〕
▶冷え症で手足がこわばり尿量が少なく，比較的体力が低下したものの慢性関節リウマチ，関節痛，神経痛．本処方に茯苓を加えた**桂枝加苓朮附湯** (けいしかりょうじゅつぶとう) はよりむくみやめまいが強い場合に用いられる．

■ 真 武 湯 (しんぶとう)
〔茯苓, 芍薬, 蒼朮または白朮, 生姜, 加工ブシ〕
▶虚弱体質，四肢に冷感があり，疲労倦怠感があり，共に下痢，腹痛，めまいのあるものの胃腸疾患，胃腸虚弱，動悸，むくみ，湿疹，皮膚炎，皮膚のかゆみ，神経衰弱，心悸亢進．

■ 葛根加朮附湯 (かっこんかじゅつぶとう)
〔葛根, 麻黄, 桂皮, 甘草, 芍薬, 大棗, 生姜, 蒼朮, 加工ブシ〕
▶比較的体力があり，悪寒発熱して頭痛があり項部・肩背部に緊張感のあるものの肩こり，肩甲部の神経痛，肋間神経痛，上半身の関節リウマチ．

■ 桂枝芍薬知母湯 (けいししゃくやくちもとう)
〔桂皮, 知母, 防風, 生姜, 芍薬, 麻黄, 白朮(蒼朮も可), 甘草, 加工ブシ〕
▶体力虚弱で，皮膚が乾燥し，四肢あるいは関節の腫れが慢性化したものの，関節の腫れや痛み，神経痛，関節炎，関節リウマチ．

■ 附子理中湯 (ぶしりちゅうとう)
〔人参, 甘草, 白朮(蒼朮も可), 乾姜, 加工ブシ〕
▶体力虚弱で胃腸虚弱で血色悪く，顔に生気がなく，尿量多く手足に冷感あり，下痢の傾向，吐き気，めまい，胃痛を訴えるものの慢性の胃腸カタル，胃アトニー症．

■ 麻黄附子細辛湯 (まおうぶしさいしんとう)
〔麻黄, 細辛, 加工ブシ〕
▶体力の低下したもので，手足に冷えがあり，悪寒を伴う発熱．水溶性鼻漏，喀痰，四肢の痛み，感冒，インフルエンザ，気管支炎，気管支喘息，アレルギー性鼻炎．

† 加工ブシ：日本薬局方では下記の加工ブシが"ブシ"として収載されている．

ブシ局 (英 Processed Aconite Root, ラ ACONITI RADIX PROCESSA)：ハナトリカブトまたはオクトリカブトの塊根を①，②または③の減毒加工法により製したもの（それぞれをブシ1，ブシ2およびブシ3とする）．①高圧蒸気処理．②食塩，岩塩または塩化カルシウムの水溶液に浸漬後，加熱または高圧蒸気処理．③食塩の水溶液に浸漬後，水酸化カルシウムを塗布．生薬の乾燥物に対し，それぞれ総アルカロイド〔ベンゾイルアコニンとして〕0.7〜1.5％，0.1〜0.6％および0.5〜0.9％を含む．性状は不整な多角形 (1, 3) またはほぼ倒円錐形 (2)，外面は暗灰褐色〜黒褐色 (1) または淡褐色〜暗褐色 (2) または灰褐色 (3)，質は堅く，しわはなく，切面は平らで光沢あり (1, 2) または光沢なし (3)．弱い特異なにおい．

（確認試験） 薄層クロマトグラフ法：ジエチルエーテル，アンモニア試液抽出液を酢酸エチル・エタノール・アンモニア水混液で展開．噴霧用ドラーゲンドルフ試液噴霧後，亜硝酸ナトリウム試液を噴霧するとき，ベンゾイルメサコニン塩酸塩と一致する黄褐色スポット．

ノート ①トリカブトは，その花の形が舞楽で楽人・舞い手がかぶる鳳凰の頭の形を模した冠である鳥兜に似ていることからの命名である．②アコニチンは神経細胞のナトリウムチャネル受容体に結合してチャネルを解放させ，多量のナトリウムイオンが細胞内に流入し，アセチルコリンの遊離が抑制され神経伝達が阻害される．③トリカブトの毒はわが国の矢毒の歴史から受け継がれてきた．④ブシ末⑲

プラウノイ → p. 126

ベラドンナコン → ロートコン・ダツラ・ベラドンナコン（p. 123）

88. ボウイ ⑲

英 Sinomenium Stem and Rhizome
ラ SINOMENI CAULIS ET RHIZOMA
漢 防已

基原植物 オオツヅラフジ *Sinomenium acutum* Rehder et Wilson（ツヅラフジ科 Menispermaceae）

語源 *Sinomenium*: sina〔支那(中国)〕＋ menis（半月）．果実の核が半月形をしており，中国産であることによる．*acutum*: 鋭先葉の．

形態 中国および日本の関東以西の暖地に自生する．雌雄異株．落葉性のつる性の多年生草本．茎は長く伸び木質で硬い．葉は互生し，葉柄は長さ5～10 cm，葉身は五～七角ある円形～卵円形でしばしば五～七中裂または浅裂し，基部はやや心形．7月頃円錐花序を頂生または腋生し，淡緑色の小花を付ける．核果は黒熟する．

薬用部分 つる性の茎および根茎を，通例，横切したもの

性状 円形または楕円形．横断面の皮部は褐色で，側面は暗灰色縦溝といぼ状突起がある．ほとんどにおいはなく味は苦い．

採集・保存 太いつるを採取し，輪切りにして陽乾する．異物の混入がないように密閉容器で乾燥した場所に保存．

産地 関東以西～沖縄の暖地の山林に生育（長野，宮崎，鹿児島など）．

主要成分 アルカロイド：シノメニン，ジシノメニン，イソシノメニン，シナクチン，ツヅラニン，マグノフロリンなど．

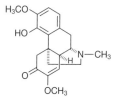

図88・1 シノメニン

確認試験 熱希酢酸抽出液にドラーゲンドルフ試液を加えると，直ちに橙黄色の沈殿を生じる（シノメニン）．

薬効・薬理 シノメニン：動物実験で鎮痛作用，抗炎症作用が認められている．熱湯抽出エキス：白血球増加作用や抗アレルギー作用も認められている．

用途・配合処方 漢方で利尿（むくみ，関節水腫）や抗炎症，鎮痛薬（神経痛，関節リウマチ）などに使用．主要作用 ① 利水作用：体表の湿を除き，浮腫および倦怠感を解消する．② 鎮痛作用：体表の湿の停滞によって起こる筋肉痛・関節炎に用い，湿を除き，鎮痛をはかる．配合処方：疎経活血湯，木防已湯，防已黄耆湯，防已茯苓湯．

関連漢方処方

■ **疎経活血湯**（そけいかっけつとう）
〔地黄，川芎，蒼朮(白朮も可)，当帰，桃仁，茯苓，芍薬，牛膝，陳皮，防已，防風，竜胆，威霊仙，羌活，生姜，白芷，甘草〕
▶体力中等度で，痛みがありしびれのある

ものの関節痛，神経痛，腰痛，筋肉痛．

■ 防已黄耆湯 ⑱（ぼういおうぎとう）

〔防已，黄耆，白朮（蒼朮も可），生姜，大棗，甘草〕

▶体力中等度以下で色白で疲れやすく，汗のかきやすいもので水太りの肥満症，関節の腫れや痛み，むくみ，多汗症．

■ 防已茯苓湯（ぼういぶくりょうとう）

〔防已，黄耆，桂皮，茯苓，甘草〕

▶体力中等度以下で手足のむくみや冷えやすい傾向のあるものの手足の疼痛，しびれ感，むくみ，めまい．

■ 木防已湯（もくぼういとう）

〔石膏，防已，桂皮，人参〕

▶体力中等度以上でみぞおちがつかえ，顔色がさえず，咳を伴う呼吸困難があり，心臓下部に緊張圧重感があるものの動悸，息切れ，不整脈，ネフローゼ，腎炎，浮腫，気管支喘息．

ノート ① 中国では *Aristolochia fangchi* Wu（ウマノスズクサ科 Aristolochiaceae）の根を広防已として用いるが，これに含まれるアリストロキア酸による腎臓障害および発がん性があることが報告されている．異物同名であり，防已との誤認に警戒を要する．類似生薬として *Stephania tetrandra* S. Moore（シマハスノカズラ，粉防已，漢防已，中国産），*A. westlandi* Hemsl（木防已，中国産）などがある．② シノメニンの構造はモルヒネ（p.1）と鏡像関係の基本骨格をもつ．

---

89. ボウフウ ⑳ ・ ハマボウフウ ⑳

89・1 ボ ウ フ ウ ⑳

英 Saposhnikovia Root and Rhizome

ラ SAPOSHNIKOVIAE RADIX

漢 防 風

基原植物 *Saposhnikovia divaricata* Schischkin（セリ科 Umbelliferae）

語源 *divaricata*：二条に分枝する．

形態 中国北部，シベリア自生の多年草．茎は直立し，上部分枝．根生葉は長柄で，二〜三回羽状複葉．複散形花序を頂生し，多数の淡黄白色小花を付ける．

薬用部分 根および根茎

性状 細長い円錐形で，外面は淡褐色．根には多数の縦じわおよび細根の跡があり，根茎には密に輪節状の横じわがある．横切面の皮部は灰褐色で，空隙が多く，木部は黄色．弱臭，微甘味．

採集・保存 春，秋共に採集できる．根をよく洗い乾燥し，日干しして八分どおり乾かしてから束に縛り，さらに日干しして十分に乾燥させる．直射日光を避け，防湿・冷所保存．

産地 中国（内蒙古，雲南，四川，湖北）

主要成分 クマリン：フラキシジン，イソフラキシジン，スコポレチン，ソラレン，ベルガプテン，デルトイン．クロモン誘導体：4′-*O*-グルコシル 5-*O*-メチルビサミノール，シミフギン，ハマウドール，*sec*-*O*-グルコシルハマウドール．多糖：サポシニコバン A〜C．

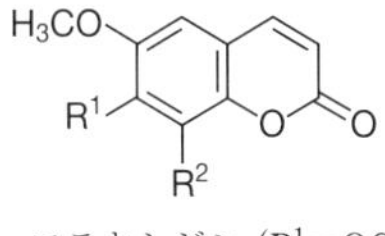

図 89・1 フラキシジン（R¹=OCH₃, R²=OH），イソフラキシジン（R¹=OH, R²=OCH₃），スコポレチン（R¹=OH, R²=H）

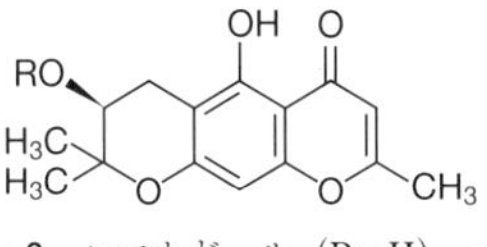

図 89・2 ハマウドール（R=H），*sec*-*O*-グルコシルハマウドール（R=Glc）

確認試験 薄層クロマトグラフ法：メタノール抽出液をギ酸エチル・ギ酸・2-

ブタノン・水混液で展開. 紫外線（主波長 254 nm）照射により 4′-O-グルコシル-5-O-メチルビサミノールと一致するスポット.

（薬効・薬理）　煎出エキス：ラットのアジュバント関節炎を抑制する. サポシニコバン類：細網内皮系賦活作用. クマリン類：抗ヒスタミン作用, カルシウム拮抗作用, 血小板凝集抑制作用, 発がんプロモーター抑制作用.

（用途・配合処方）　漢方処方用薬で, 皮膚疾患用薬, 消炎排膿薬, 鎮痛薬とみなされる処方に配合され, 発汗, 解熱, 鎮痙などを目標に, 感冒による頭痛, 関節痛などに用いる. 配合処方：荊芥連翹湯, 十味敗毒湯, 消風散, 釣藤散など.

関連漢方処方

■ **防風通聖散** ⓛ（ぼうふうつうしょうさん）
〔当帰, 芍薬, 川芎, 山梔子, 連翹, 薄荷, 荊芥, 生姜, 防風, 麻黄, 大黄, 芒硝, 白朮, 桔梗, 黄芩, 甘草, 石膏, 滑石〕
▶下剤が入っているので, 瀉下作用があり, のぼせを改善する. 脈は沈実で, 力があり, 腹部も充実して, 弾力があるものに用いる. 高血圧症と随伴症状, 肥満症, 常習便秘, 脳出血後遺症, 糖尿病, 湿疹, 浮腫, 耳鳴り.

■ **十味敗毒湯**（じゅうみはいどくとう）
〔柴胡, 桜皮, 桔梗, 川芎, 連翹, 茯苓, 独活, 防風, 甘草, 荊芥, 生姜（連翹はなくても可）〕
▶体力中等度なものの皮膚疾患で発赤があり化膿するものの化膿性皮膚疾患, 初期のじんま疹, 接触性皮膚炎, 中毒性皮膚炎, 中耳炎, にきび.

■ **荊防敗毒散**（けいぼうはいどくさん）
〔荊芥, 防風, 独活, 柴胡, 薄荷, 連翹, 桔梗, 枳殻, 川芎, 前胡, 金銀花, 羌活, 甘草, 生姜〕
▶比較的体力のあるものの急性化膿性皮膚疾患の初期, 湿疹, 皮膚炎.

■ **秦艽防風湯**（じんぎょうぼうふうとう）
〔秦艽, 沢瀉, 陳皮, 柴胡, 防風, 当帰, 蒼朮, 桃仁, 升麻, 甘草, 黄柏, 大黄, 紅花〕
▶体力中等度で, 便秘傾向のあるものの痔核で排便痛のあるもの.

■ **駆風解毒散**（くふうげどくさん）
→ セッコウの項（p.65）を参照.

89・2　ハマボウフウ ⓛ

英 Glehnia Root and Rhizome
ラ GLEHNIAE RADIX CUM RHIZOMA
漢 浜防風

（基原植物）　ハマボウフウ *Glehnia littoralis* Fr. Schmidt ex Miquel（セリ科 Umbelliferae）

（語源）　*Glehnia*：ロシアの植物採集家グレーン（P. von Glehn）の名にちなむ. *littoralis*：海浜生の.

（形態）　アジア東部, 北米西部の海岸の砂地に分布, 日本では北海道から九州に至り自生する多年生草本. 根は深く伸び, 根茎はときに伸長する. 葉は互生し, 複散形花序を頂生し, 多数の白色小花を付ける.

（薬用部分）　根および根茎

（性状）　円柱形～細長い円錐形を呈し, 外面は淡黄褐色～赤褐色. 根茎は通例短く, 細かい輪節があり, 根には縦じわと多数の暗赤褐色の小突起または横長の隆起がある. 弱いにおいがあり, 味はわずかに甘い.

（採集・保存）　夏に根茎と根を掘り取り, 水洗後陽乾. 風通しのよい暗所に保管し, 湿度や虫食いに注意.

（産地）　韓国, 中国（広東, 福建）, 日本（北海道, 新潟, 島根, 鳥取）

（主要成分）　クマリン：ソラレン, オステノール, インペラトリン, ベルガプテン. ポリアセチレン化合物：パナキシノール.

（薬効・薬理）　エタノールエキス：チフスワクチン発熱ウサギに対し解熱作用.

（用途・配合処方）　漢方でボウフウの代用として使用される.

90. ボタンピ 局

[英] Moutan Bark
[ラ] MOUTAN CORTEX
[漢] 牡丹皮

基原植物 ボタン *Paeonia suffruticosa* Andrews (*P. moutan* Sims) (ボタン科 Paeoniaceae)

語源 *Paeonia*：ギリシャ神話の医神 Paeon に由来. *suffruticosa*：亜低木の, 半灌木状の.

形態 双子葉植物離弁花類の落葉低木. 花は頂生し単生, 大形で径約 20 cm. 薬用には淡紅色から赤紫色の一重の花の品種が用いられる.

薬用部分 根皮

性状 管状〜半管状の皮片で, 外面は暗褐色〜帯紫褐色. 特異なにおいがあり, 味はわずかに辛くて苦い.

採集・保存 掘り出した根を木づちで軽く叩き, 芯を抜き取り, 5 cm ほどに切り陽乾する.

産地 中国 (安徽, 四川, 甘粛, 陝西, 湖北, 湖南, 山東, 貴州, 雲南), 韓国, 日本 (奈良, 長野)

主要成分 芳香族化合物：ペオノールとその配糖体 (ペオノシド, ペオノリド), モノテルペン配糖体：ペオニフロリンなど. その他：タンニン.

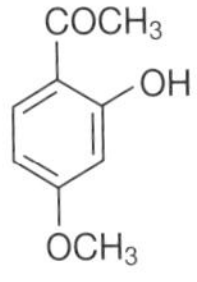

図 90・1 ペオノール

確認試験 薄層クロマトグラフ法：ヘキサン抽出液を酢酸エチル・ヘキサン混液で展開. 紫外線 (主波長 254 nm) 照射によりペオノールと一致する黒色スポット.

薬効・薬理 ペオノール：ラット摘出心房標本で収縮力の増大あるいは心拍数の増加作用, 摘出大動脈血管標本でノルアドレナリンによる収縮に対する弛緩作用, 虫垂炎感染菌への抗菌作用, 鎮静, 体温降下, 解熱, 鎮痛, 抗痙攣などの中枢抑制作用, 抗炎症作用, ストレス性胃潰瘍抑制, 胃液分泌抑制, 向筋肉性鎮痙作用, 抗凝血作用, 血小板凝集抑制, 抗トロンビン作用, 細網内皮系貪食作用亢進作用, 子宮運動抑制作用および利尿作用. ペオニフロリンなどのモノテルペン配糖体：ヒスタミン遊離抑制作用. タンニン：抗ウイルス作用.

用途・配合処方 駆瘀血作用があって, 婦人病とみなされる処方などに配合される. 配合処方：温経湯, 加味逍遙散, 芎帰調血飲, 芎帰調血飲第一加減, 桂枝茯苓丸, 牛膝散, 折衝飲, 大黄牡丹皮湯, 八味地黄丸, 六味丸, 牛車腎気丸.

関連漢方処方

■ **折衝飲** (せっしょういん)
〔牡丹皮, 川芎, 芍薬, 桂皮, 桃仁, 当帰, 延胡索, 牛膝, 紅花〕
▶体力中等度以上で下腹部痛のあるものの月経不順, 月経痛.

■ **大黄牡丹皮湯** (だいおうぼたんぴとう)
〔大黄, 桃仁, 牡丹皮, 芒硝, 冬瓜子〕
▶比較的体力があり, 下腹部に痛みがあり便秘気味のものの月経不順, 月経困難, 便秘, 痔疾に用いる駆瘀血薬.

ノート ボタンピ末 局 (粉末化されたボタンピからのペオノールの揮散は著しいので, 長期保存には向かない. ラミネート処理した容器に保存)

91. ポドフィルムコン

[英] Podophyllum Rhizome, May Apple Root
[ラ] PODOPHYLLI RHIZOMA
基原植物 *Podophyllum peltatum* Linné

（メギ科 Berberidaceae）

語源 *podophyllum*：pous （脚） + phyllon（葉），葉形を鴨の足にたとえた．*peltatum*：盾状の（葉の形より）

形態 北米東部，カナダの広葉樹林帯に生育する多年生草本．根茎は長く横走し，その節より地上茎を出す．茎は高さ30～50 cm で1～2枚の大形の葉を付ける．葉は掌状に分裂した楯状で長葉柄を有する．5月頃葉腋に大きな白色六弁花を単生．液果は紅熟．

薬用部分 根茎

性状 わん曲した円柱状で往々分枝する．外面は暗褐色を呈し，分枝部は結節状で膨大し，茎痕もしばしば見られる．質は硬くてもろく，折面は平ら．不快麻酔性の臭気があり，味は苦く苛裂である．

産地 米国，カナダ

主要成分 リグナン：ポドフィロトキシン，ポドフィロトキシングルコシドなど．

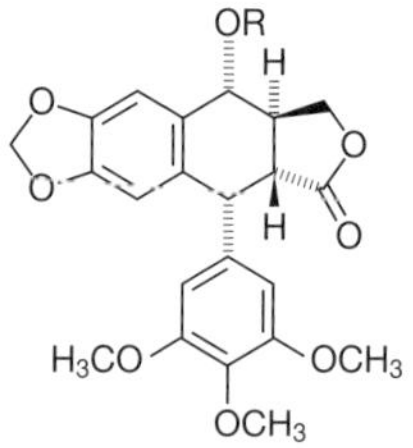

図91・1 ポドフィロトキシン（R=H），ポドフィロトキシングルコシド(R=Glc)

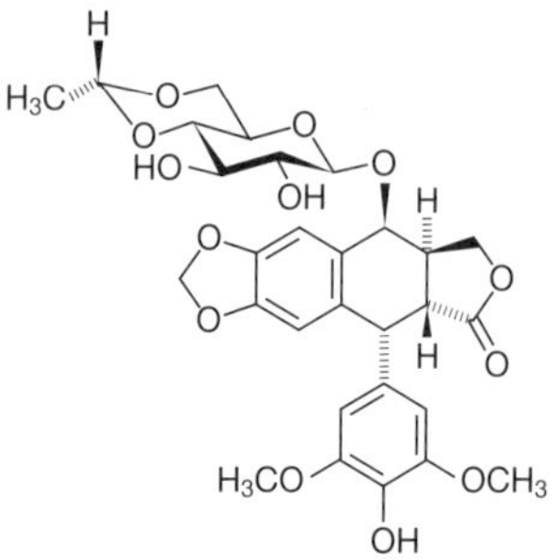

図91・2 エトポシド

薬効・薬理 瀉下作用を示す．局所的適応により腐食作用，角質溶解作用，抗脂漏作用がある．

用途・配合処方 瀉下薬（おもに根茎から得られるポドフィルム脂を用いる）．ポドフィロトキシン誘導体（エトポシド局劇処）は抗腫瘍剤．

ノート ポドフィロトキシンをリード化合物として開発されたエトポシドは，おもに肺小細胞がん，悪性リンパ腫，急性白血病，精巣腫瘍などに用いられている．

92. ホ ミ カ 局

英 Nux Vomica
ラ STRYCHNI SEMEN
漢 馬銭子

基原植物 *Strychnos nux-vomica* Linné（マチン科 Loganiaceae）

語源 *Strychnos*：古代ギリシャ医学で各種の有毒ナス科植物を意味した．*nux-vomica*：nux（堅果） + vomere（吐く）．

形態 インド，インドシナ半島，インドネシア諸島などに分布する常緑高木．高さ13 m に達する．葉は対生し，卵形～広楕円形で光沢あり，三行脈を有する．複集散花序を頂生し，多数の花を付ける．花は白色，円筒状で，先端は五裂する．液果は球形で，成熟すると外皮は硬くなり，橙黄色を呈し，白い果肉中に2～8個の種子を有する．

薬用部分 種子

性状 ほぼ円盤状で，外面は淡灰黄緑色～淡灰褐色，中央部から周辺に向かう光沢のある伏毛で密に覆われている．両面の周辺および中央部はやや隆起し，周辺の一点には点状の珠孔がある．質はきわめて硬い．無臭で味はきわめて苦く，残留性である．

採集・保存 成熟した種子を採取し，水に浸して種子を分離し，陽乾する．

産地 インド，東南アジア

主要成分 インドールアルカロイド：ストリキニーネ，ブルシン，ホミシン．イリドイド配糖体：ロガニン．

確認試験 ① アンモニア試液およびクロロホルムの冷浸液からクロロホルムの大部分を留去した後，希硫酸を加え，さらにクロロホルムのにおいがなくなるまで加温．放冷後，硝酸を加えると赤色を呈する（ブルシンに基づく呈色）．② ①の残りの液に二クロム酸カリウム試液を加え，放置すると黄赤色の沈殿を生じ，その一部を水に溶かし，硫酸を器壁に沿って滴下すると硫酸層は紫色になり，直ちに赤色～赤褐色に変わる（ストリキニーネに基づく反応）．

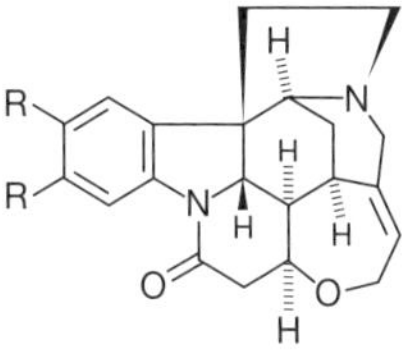

図 92・1 ストリキニーネ (R=H)，
ブルシン (R=CH₃O)

薬効・薬理 ストリキニーネ，ブルシン：中枢神経を興奮し，胃腸の機能亢進として食欲増進剤として用いることもあるが，ホミカの種子1個で致死量に近いストリキニーネ，ブルシンを含み，その中毒は全身筋肉の強直性痙攣をひき起こす．

用途・配合処方 胃腸機能亢進，苦味健胃薬，硝酸ストリキニーネ（中枢神経興奮薬）の製造原料．

ノート ① ホミカは江戸時代，イヌ，ネズミの駆除に使用された．② ストリキニーネは他の多くの植物成分の作用とは異なり，脊髄や脳幹には効くが，大脳や小脳にはほとんど効かない．その痙攣作用は，脊髄内にある小型のレンショウ細胞が運動神経を抑制する作用を遮断することによる．③ ホミカエキス局劇，ホミカエキス

散局劇，ホミカチンキ局劇として苦味健胃薬に配合される．

ボレイ → センソ・ゴオウ・ボレイ・
ユウタン (p.67)

---

93. マ オ ウ 局

英 Ephedra Herb

ラ EPHEDRAE HERBA

漢 麻 黄

基原植物 *Ephedra sinica* Stapf, *E. intermedia* Schrenk et C. A. Meyer または *E. equisetina* Bunge（マオウ科 Ephedraceae）

語源 *Ephedra*：epi（上）＋ hedra（産），石の上に生ずるの意．*sinica*：支那（中国）の．*intermedia*：中間の．*equisetina*：スギナのような．

形態 常緑低木，高さ 30～70 cm，下部の木質茎より緑色の草質茎を分枝，節が多くスギナに似る．雌雄異株，夏黄色の花を付け，秋赤熟．

薬用部分 地上茎

性状 細い円柱状～楕円柱状，径 0.1～0.2 cm，節間の長さ 3～5 cm，淡緑色～黄緑色．外面に多数の平行する縦溝があり，節部には鱗片状の葉を付ける．葉は淡褐色～褐色，対生，基部は筒状．わずかににおいがあり，味は渋くわずかに苦く，やや麻痺性．

採集・保存 当年茎が伸びきって充実した時期に収穫，直ちに陽乾し乾燥．吸湿しない場所で保存．

産地 中国北部（内蒙古），モンゴル，パキスタン，ロシア

主要成分 アルカロイド：*l*-エフェドリン，*d*-プソイドエフェドリン，*l*-メチルエフェドリン．総アルカロイド（エフェドリンおよびプソイドエフェドリン）0.7%以上含む．

確認試験 薄層クロマトグラフ法：メタノール抽出液を 1-ブタノール・水・酢酸混液で展開．噴霧用ニンヒドリン・エタノール試液を噴霧し，加熱するとき，R_f 値 0.35 付近にエフェドリンと一致する赤紫色スポット．

薬効・薬理 マオウエキス：鎮咳作用，抗炎症作用，発汗作用．l-エフェドリン：交感神経興奮，気管支弛緩，血圧上昇，中枢興奮作用．l-エフェドリン塩酸塩⑬⑭⑮（覚醒剤原料，気管支拡張薬）原料．

用途・配合処方 呼吸困難，喘鳴，悪寒，身体疼痛，関節痛，頭痛，発熱などに発汗，鎮咳，去痰薬として用いる．1 日最大分量 4 g．マオウは胃を障害する可能性が高いので，胃腸障害のない実証の患者に限って適用．配合処方：葛根湯，五虎湯，小青竜湯，麻黄湯，麻杏甘石湯など．

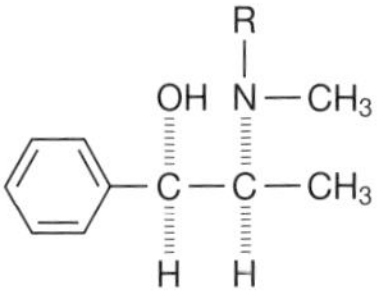

図 93・1　l-エフェドリン（R＝H），
l-メチルエフェドリン（R＝CH₃）

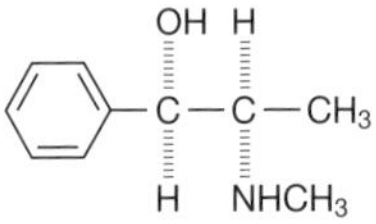

図 93・2　d-プソイドエフェドリン

関連漢方処方

■ **小青竜湯**⑬（しょうせいりゅうとう）

〔麻黄，芍薬，乾姜，甘草，桂皮，細辛，五味子，半夏〕

▶体力中等度またはやや虚弱で，うすい水様の痰を伴う咳や鼻水が出るもののアレルギー性鼻炎，花粉症，感冒，くしゃみ，気管支炎，気管支喘息，むくみ．

■ **小青竜湯加石膏**（しょうせいりゅうとうかせっこう）

〔麻黄，芍薬，乾姜，甘草，桂皮，細辛，五味子，半夏，石膏〕

▶体力中等度で小青竜湯単独に比べ，喉の渇きのあるもののより熱性の症状と若年者の水毒による喘息，呼吸困難，鼻汁，くしゃみなどの症状に適用．

■ **小青竜湯合麻杏甘石湯**（しょうせいりゅうとうごうまきょうかんせきとう）

〔麻黄，芍薬，乾姜，甘草，桂皮，細辛，五味子，半夏，杏仁，石膏〕

▶体力中等度で発汗，口渇，喘鳴，粘り痰を伴う気管支喘息，小児喘息．

■ **麻 黄 湯**⑬（まおうとう）

〔麻黄，杏仁，桂皮，甘草〕

▶体力充実して風邪の引きはじめで，頭痛，発熱，悪風があり，咳が出て体のふしぶしが痛く，無汗の感冒，鼻風邪，気管支炎，インフルエンザの初期症状．

ノート マオウは乾燥地帯に生育するが，中国では栽培は行われておらず，大量の野生種が採取され供給されてきた．このため中国の自生地の砂漠化が進んだとの判断から，2000 年から厳しい輸出規制が始まっている．このような深刻な生薬事情にもかかわらず，米国では無承認・無許可医薬品（いわゆる脱法ドラッグ）としての使用頻度が高く，やせ薬などの目的で適正使用されていないため，死亡例も報告され使用が禁止された．

---

94. マ ク リ ⑬

英 Digenea
ラ DIGENEA
漢 海人草

基原植物 マクリ　*Digenea simplex* C. Agardh（フジマツモ科 Rhodomelaceae）

語源 *Digenea*：di（二）＋ genes（基

源），薬体の上にしばしば他の藻類（トゲイギス，タマモサヅキ）が付着し，二つの植物からなるの意. *simplex*: 単純な.

形 態 地中海，インド洋，日本の暖流海域に生育する紅藻．黒褐色円柱形で，外面は細く短い小枝で覆われる.

薬用部分 全藻

性 状 丸いひも状で，暗赤紫色～暗灰赤色または灰褐色．海藻臭があり，味はわずかに塩辛く不快.

採集・保存 6～10月に潜水して付着する岩石から採集し，海浜で2～3日陽乾.

産 地 日本（沖縄，鹿児島），中国（東沙島，海南島）

主要成分 アミノ酸類：α-カイニン酸，α-アロカイニン酸（駆虫成分），アルギニン，アスパラギン酸，グリシン，グルタミン酸など．ペプチド：プロリルグルタミン酸など．有機酸：酪酸など．粘質多糖類：アガロースなど.

(a)

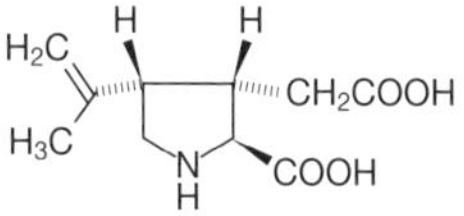

(b)

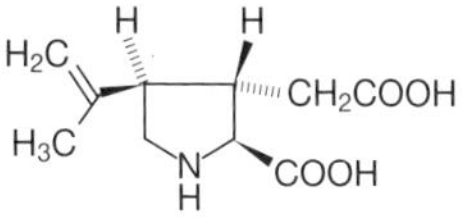

図 94・1 (a) α-カイニン酸，
(b) α-アロカイニン酸

確認試験 薄層クロマトグラフ法：希エタノール抽出液をギ酸エチル・水・ギ酸混液で展開，ニンヒドリン・エタノール試液を噴霧，加熱するとき，黄赤色スポット（カイニン酸）.

薬効・薬理 カイニン酸：回虫の運動麻痺作用（駆虫作用）および顕著な神経細胞興奮作用がある.

用途・配合処方 回虫駆除薬，カイニン酸水和物�局，カイニン酸・サントニン散�局⑮（カイニン酸とサントニンを配合して併用効果をねらった回虫駆除薬）製造原料.

関連漢方処方

■ **鷓鴣菜湯**（しゃこさいとう）
〔海人草，大黄，甘草〕
▶回虫の駆除.

■ **清肌安蚘湯**（せいきあんかいとう）
〔柴胡，半夏，生姜，黄芩，海人草，麦門冬，人参，甘草〕
▶体力中等度で，ときに脇腹からみぞおちにかけて苦しく，食欲不振や口の苦味のあるものの回虫の駆除.

ノート ハナヤナギ *Chondria armata* (Kutzing) Okamura は鹿児島県徳之島でドウモイとよばれ，古くからマクリより強い駆虫効果があるといわれ，ドウモイン酸が見いだされた.

マシニン → タイマ・マシニン (p.79)

---

95. モクツウ ⑮

英 Akebia Stem
ラ AKEBIAE CAULIS
漢 木 通

基原植物 アケビ *Akebia quinata* Decaisne またはミツバアケビ *A. trifoliata* (Thunb.) Koidzumi （アケビ科 Lardizabalaceae）

語 源 *Akebia*: 日本語の植物名アケビに由来. *quinata*: 5個からなる. *trifoliata*: 三葉の.

形 態 落葉つる性低木，掌状複葉の五小葉．葉は無毛，長円形～長円状倒卵形．雌雄異花で早春紫色花を開く．雌花は3本の子房をもち，秋に長円形果実となり熟す

と裂ける（裂果†）．ミツバアケビは三小葉よりなる掌状複葉．

†裂果：裂開果ともいう．成熟すると自然に裂開して種子を出す果実をいう．裂開の形によりそれぞれ豆果（p.28），袋果，短角果，長角果，さく果（p.1），横裂果などに区別される．

薬用部分 つる性の茎を，通例，横切したもの

性状 円形または楕円形の切片．両切面の皮部は暗灰褐色．ほとんどにおいはなく，味はわずかにえぐい．

採集・保存 秋茎を採取し，切断後陽乾．乾燥した場所で保存．

産地 日本各地の山野に自生，徳島，香川．

主要成分 サポニン：アケボシド $St_{b〜f}$，$St_{h〜k}$（ヘデラゲニン，オレアノール酸をゲニンとする）．

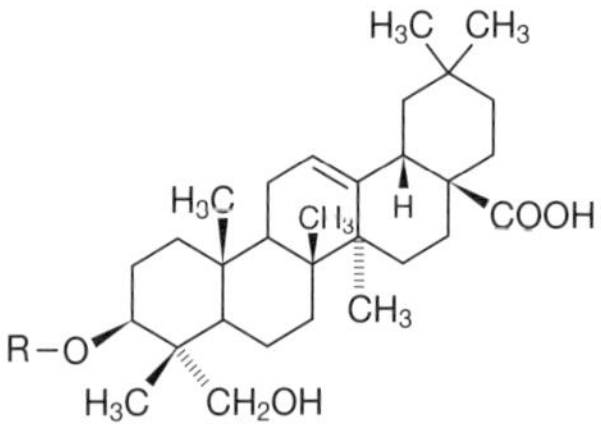

図95・1 アケボシド St_b（R=Ara－），
アケボシド St_c（R=Rha$\overset{2}{-}$Ara－），
アケボシド St_d（R=Glc$\overset{2}{-}$Ara－）

確認試験 本品の粉末に水を加え，煮沸した後放冷し，強く振り混ぜるとき，サポニンによる持続性の微細な泡を生じる．

薬効・薬理 水製エキス：ウサギへ内服または静注で利尿作用発現，また，マウスへ内服して利尿作用．サポニン画分：ラットに対し抗炎症作用とストレス性胃潰瘍に対する予防効果．

用途・配合処方 消炎性利尿，鎮痛薬として，湿熱を除き，小便を通じ，関節を利かす効果がある．小便不利，関節リウマチ，

神経痛，月経不順など，煎剤として 2.5〜9 g，1 日最大分量 10 g．配合処方：加味解毒湯，竜胆瀉肝湯，当帰四逆加呉茱萸生姜湯など．

関連漢方処方

■ **五淋散**（ごりんさん）
→ シャゼンシの項（p.57）を参照．

■ **消風散**（しょうふうさん）
→ ゴマ・ゴマ油の項（p.38）を参照．

■ **通導散**（つうどうさん）
〔当帰，大黄，芒硝，枳実，厚朴，陳皮，木通，紅花，蘇木，甘草〕
▶体力中等度以上で，陽明病期の症状で腹部膨満感，便秘，月経異常，更年期障害，高血圧の随伴症状（頭痛，めまい，肩こり）．

■ **当帰四逆湯**（とうきしぎゃくとう）
〔桂皮，芍薬，当帰，木通，大棗，細辛，甘草〕
▶体力中等度以下で，手足の冷えが強いもののしもやけ，下腹部痛，下痢，月経痛，冷え症．

ノート 中国から輸入された当帰四逆加呉茱萸生姜湯（p.36）を服用して腎炎を発症した患者が出たことから，その原因追及が行われ，中国において木通として使われている関木通（キダチウマノスズクサ *Aristolochia manshuriensis*）が配合され，それに含まれているアリストロキア酸が腎炎を誘発したことが明らかとなった．

96. モッコウ 局

英 Saussurea Root
ラ SAUSSUREAE RADIX
漢 木 香

基原植物 *Saussurea lappa* Clarke（キク科 Compositae）

語源 *Saussurea*：スイスの Th. de Saussure への献名．*lappa*：ケルト語の lap

（手）に由来．*Saussurea* 属の昔の属名が *Lappa* 属で，種子が手に付くことに由来．

形 態 双子葉植物合弁花類の多年生草本．頭状花序を頂生，腋生．花は管状花で暗紫色．花期7～9月．

薬用部分 根

性 状 ほぼ円柱形で，外面は黄褐色～灰褐色．特異なにおいがあり，味は苦い．

採集・保存 秋から冬期に掘り上げた根から茎，細根を除去し，陽乾した後に外皮をはぎ取る．

産 地 インド（カシミール地方），ミャンマー，中国（雲南，広西，四川）

主要成分 セスキテルペン：コスツノリド，デヒドロコスツスラクトン．

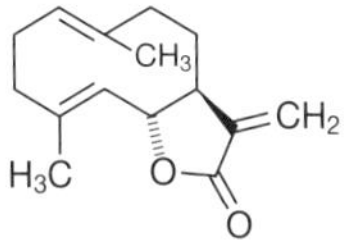

図96・1　コスツノリド

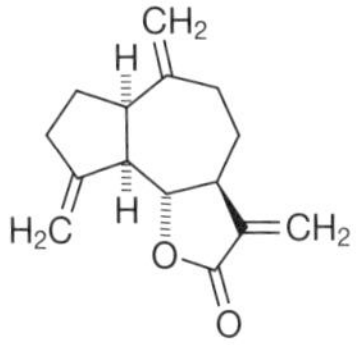

図96・2　デヒドロコスツスラクトン

確認試験 薄層クロマトグラフ法：メタノール抽出液をヘキサン・アセトン混液で展開．希硫酸を噴霧し加熱したとき，R_f 値0.5付近にデヒドロコスツスラクトンと一致する赤紫色のスポットおよび，直下にコスツノリドと一致する灰青色～灰褐色のスポット．

薬効・薬理 コスツノリド，デヒドロコスツスラクトン：アルコール吸収抑制作用，塩酸・エタノール誘発胃粘膜障害の抑制作用，マクロファージからの過剰な一酸化窒素産生抑制作用，胃排出能抑制作用，ウサギ大動脈の塩化カリウムまたはノルア

ドレナリンによる収縮抑制作用および胆汁分泌促進作用．

用途・配合処方 芳香性健胃薬として食欲不振，胃腸薬として消化不良に用いる．漢方では婦人薬，精神神経用薬とみなされる処方などに配合される．配合処方：加味帰脾湯，帰脾湯，芎帰調血飲第一加減，香砂養胃湯，牛膝散，椒梅湯，参蘇飲，実脾飲，分消湯，銭氏白朮散，丁香柿蒂湯，女神散など．

関連漢方処方

■ **参 蘇 飲**（じんそいん）
〔半夏，茯苓，葛根，桔梗，前胡，陳皮，枳実，蘇葉，大棗，人参，木香，生姜，甘草〕
▶胃内停水のある胃腸虚弱なものの風邪が長引いたとき．

■ **銭氏白朮散**（せんしびゃくじゅつさん）
〔白朮，茯苓，葛根，人参，藿香，木香，甘草〕
▶体力虚弱で，嘔吐，下痢があり，ときに口渇や発熱のある小児の消化不良，感冒時の嘔吐，下痢．

■ **九味檳榔湯**（くみびんろうとう）
〔檳榔子，桂皮，厚朴，橘皮，蘇葉，生姜，大黄，木香〕
▶体力中等度以上で，下肢の倦怠感の強いものの疲労倦怠感，更年期障害，動悸，息切れ，むくみ，神経症，関節の腫れ．

ノート ① 本植物はワシントン条約（p.68）で輸出入を規制すべき種に入れられている．② 中国で用いられている青木香（マルバウマノスズクサ・ウマノスズクサ），南木香（雲南馬兜鈴）にアリストロキア酸が含有されている．

97. ヤ ク チ 局

図 Bitter Cardamon
ラ ALPINIAE FRUCTUS
漢 益 智

基原植物 *Alpinia oxyphylla* Miquel
（ショウガ科 Zingiberaceae）

語源 *Alpinia*：イタリア人 P. Alpini に由来．*oxyphylla*：鋭い葉の，とがった葉の．

形態 単子葉植物の多年生草本．総状花序は頂生し，美花を付け，がくは筒状，花冠は管の長さ 8～10 mm．粉白色で紅色の脈紋がある．花期 3～5 月．林下の陰湿地に自生．

薬用部分 果実

性状 球形～紡錘形で，外面は褐色～暗褐色で，多数の縦に連なる小こぶ状の隆起線がある．特異なにおいがあり，味はわずかに苦い．

採集・保存 初夏（5～6 月）に果実を摘み取り，陽乾する．

産地 中国（広東省，海南島など），ベトナム

主要成分 セスキテルペン：ノートカトン．モノテルペン：1,8-シネオール，β-ピネン．ジアリルヘプタノイド：ヤクチノンA，B（辛味成分）．精油含量 0.4 mL/50 g 以上．

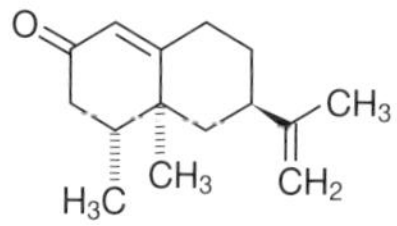

図 97・1 ノートカトン

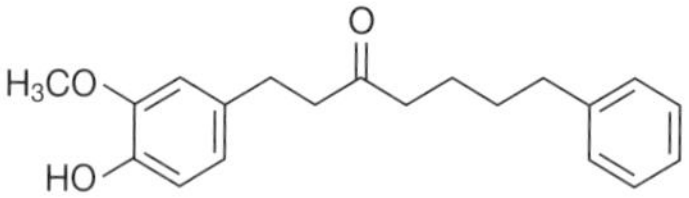

図 97・2 ヤクチノン A

薬効・薬理 セスキテルペン（ノートカトン）：マクロファージからの一酸化窒素産生抑制活性．抗胃潰瘍活性，平滑筋弛緩および心筋抑制作用．ジアリルヘプタノイド（ヤクチノン類）：モルモット摘出心房で陽性変力作用およびチロシナーゼ阻害作用．

用途・配合処方 芳香性健胃薬として食欲不振，胃腸薬として消化不良に用いる．配合処方：神効湯．

98. ヤボランジヨウ

英 Jaborandi Leaf

ラ JABORANDI FOLIUM

基原植物 *Pilocarpus jaborandi* Holmes または *P. pennatifolius* Lemaire（ミカン科 Rutaceae）

語源 *Pilocarpus*：pilos（球）+ carpos（果実），果実は球形である．*jaborandi*：本植物のブラジル土名 yaborandi より．*pennatifolius*：羽状葉の．

形態 南米・中米に野生する低木．奇数羽状複葉で小葉は 3～9 枚，種によりその数は異なる．花は紫～紅褐色で五弁．果実は球形で熟すと裂ける．

薬用部分 小葉

性状 披針形または卵形．大きさは種により異なり，大きいものは長さ約 15 cm，幅 4 cm に達する．全縁，鈍頭で上端はややへこむ．灰褐色～緑褐色，厚いクチクラのため革質，陽に向かって透視すれば多数の大きな油質が斑点として見える．生薬をもむとトウヒに類する芳香を発し，かむと刺激性で苦味がある．

産地 ブラジル

主要成分 イミダゾールアルカロイド：ピロカルピン，ピロカルピジンなど．

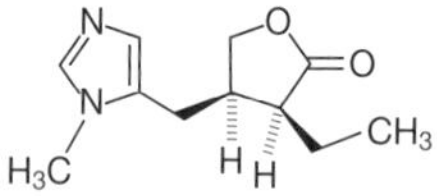

図 98・1 ピロカルピン

薬効・薬理 ピロカルピン：副交感神経興奮剤でアトロピンに拮抗し，コリン作動性受容体に直接作用して，眼内圧を下げる．早期および中程度の原発性緑内障治療薬として用いる．

用途・配合処方 発汗，縮瞳薬，ピロカルピン塩酸塩⑬劇（緑内障用薬，発汗，縮瞳薬）の製造原料．

ノート ①ブラジル南部，パラグアイに分布する *P. pennatifolius* Lem. も同様に用いられる．②ナス科植物のダツラ，ロートコン中に含まれるアトロピン硫酸塩⑬劇の散瞳作用を抑えるのに点眼液として用いる．

ユウタン → センソ・ゴオウ・ボレイ・ユウタン（p. 68）

---

99. ヨ ク イ ニ ン ⑬

英 Coix Seed
ラ COICIS SEMEN
漢 薏苡仁

基原植物 ハトムギ *Coix lacryma-jobi* Linné var. *mayuen* Stapf（イネ科 Gramineae）

語源 *Coix*: *Hyphoene coriacea*（ヤシ科植物）のギリシャ古名．*lacryma*: 涙．

形態 中国，インドシナ原産，一年生草本．東アジア各地で栽培．直立，分岐し，葉は互生し，有柄，抱茎．上部葉腋に花穂を束生，小穂は単生で，下部の雌花はつぼ状の包鞘に包まれる．包鞘は果実が成熟すると硬くなり，中に1個のえい果をもつ．この果実を**ハトムギ**といい，局外生規に収載．

薬用部分 種皮を除いた種子

性状 光沢のある卵形〜広卵形．両端はややくぼみ，背面は丸く膨れ，腹面の中央には縦に深い溝がある．弱いにおいがあり，味はわずかに甘く，粘着性．

採集・保存 9月下旬，果実の成熟期に刈り取り，2〜3日乾燥し脱穀（脱穀していないものはハトムギと称する）．

産地 日本，中国

主要成分 デンプン（50〜80％），タンパク質（16〜20％），脂肪油・脂肪酸（7％）：パルミチン酸，ステアリン酸，*cis*-8-ステアリン酸のグリセリドおよびコイキセノリド，酸性多糖：コイキサンA〜C．

確認試験 横断面にヨウ素試液を滴下すると内乳は暗赤褐色，胚盤は暗灰色．

薬効・薬理 コイキサン類：血糖降下作用．コイキセノリド：抗腫瘍作用．

用途・配合処方 滋養・強壮薬，いぼとりや肌荒れに用いられる．漢方では利尿，消炎，鎮痛，排膿の目的に用いる．配合処方：桂枝茯苓丸料加薏苡仁，参苓白朮散，麻杏薏甘湯，薏苡仁湯．

関連漢方処方

■ 麻杏薏甘湯（まきょうよくかんとう）
〔麻黄，杏仁，薏苡仁，甘草〕
▶体力中等度なものの関節・筋肉痛，リウマチ，神経痛，いぼ，手掌角化症．

■ 薏苡仁湯（よくいにんとう）
〔麻黄，当帰，蒼朮(白朮も可)，薏苡仁，桂皮，芍薬，甘草〕
▶体力中等度で上下肢の疼痛・項部および肩の疼痛に用いる．変形性関節症，関節リウマチ，関節痛，筋肉痛，脚気．

■ 桂枝茯苓丸料加薏苡仁（けいしぶくりょうがんりょうかよくいにん）
〔桂皮，茯苓，牡丹皮，桃仁，芍薬，薏苡仁〕
▶比較的体力があり，ときに下腹部痛，肩こり，頭重，めまい，のぼせて足冷えなどを訴えるもののつぎの諸症：月経不順，血の道症（婦人にみられる一種の神経症），にきび，しみ，手足の荒れ．

ノート ①ジュズダマ *C. lacryma-jobi* L. var. *susutama* Honda はアジア熱帯の原産．多年草．ハトムギに比べ果実は卵形で硬く，強い光沢がある．近年，ジュズダマと交雑したヨクイニンが増えてきている．②ヨクイニン末⑬

100. ラウオルフィア

英 Indian Snake Root
ラ RAUWOLFIAE RADIX
漢 印度蛇木

基原植物 インドジャボク *Rauwolfia serpentina* Bentham（キョウチクトウ科 Apocynaceae）

語源 *Rauwolfia*：ドイツの医師 L. Rauwolf の名にちなむ．*serpentina*：蛇形の意味．根の形状による．インドジャボク：インド付近に自生し，その根がヘビに似るからとも，ヘビの咬傷に効果があることに由来するともいわれている．

形態 熱帯アジアの森林に自生する常緑の低木．高さ 0.5～1 m，葉は輪生，披針形，鋭尖頭，波状縁，短柄がある．集散花序を頂生または腋生し，白または淡赤色の花を付ける．

薬用部分 根

性状 ややねじれて屈曲した円筒形．外面は淡灰黄色～淡灰黄赤色．皮部ははぎやすい．折るともろく，根茎には小さな髄がある．わずかなにおいと苦味がある．

採集・保存 秋から冬に根を掘り取り，水洗い後適当に切断し，陽乾．密閉容器で乾燥した場所に保存．

産地 インド，パキスタン，スリランカ，ミャンマー，タイ

主要成分 インドールアルカロイド：レセルピン，レシナミン，デセルピジン，セルペンチン，アジマリンなど．

薬効・薬理 レセルピン：血圧降下作用，鎮静作用．アジマリン：抗不整脈作用．

用途・配合処方 血圧降下剤，精神安定剤．インドでは民間薬として蛇咬傷，解熱，抗赤痢，子宮収縮促進，老化防止などに用いられてきた．レセルピン局劇処（抗精神病薬，降圧薬，交感神経ニューロン遮断薬），アジマリン局劇処（抗不整脈薬）の製造原料．

ノート 古代インドではインドジャボクを"チャンドラ"とよび，精神錯乱の特効薬として用いた．その後の成分研究の結果，レセルピンはトランキライザーとして精神病患者の温和な薬物療法剤となり，その作用はドパミンの働きすぎを抑制することによる．

リュウコツ → セッコウ・リュウコツ（p. 65）

リュウタン → センブリ・ゲンチアナ・リュウタン（p. 70）

---

101. レンギョウ 局

英 Forsythia Fruit
ラ FORSYTHIAE FRUCTUS
漢 連翹

基原植物 レンギョウ *Forsythia suspensa*

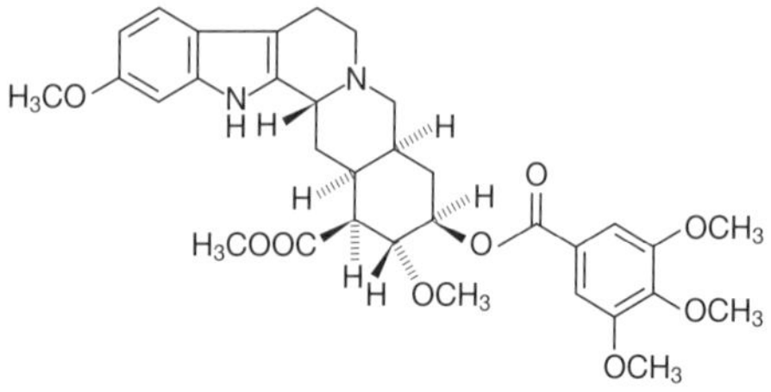

図 100・1 レセルピン

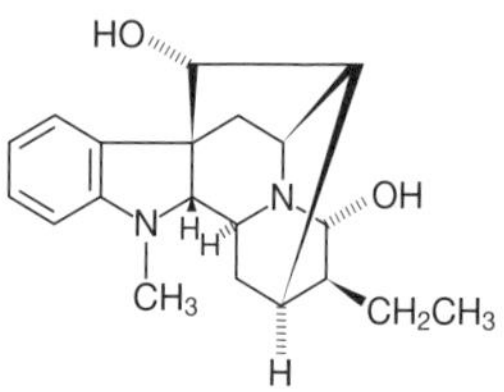

図 100・2 アジマリン

Vahl（モクセイ科 Oleaceae）

語源 *Forsythia*：イギリスの園芸家 W. A. Forsyth の名にちなむ．*suspensa*：枝が垂れる．

形態 中国原産の落葉低木で，表面にこぶ状突起が多い．葉は対生し，葉身は広卵形で，ときには三出葉．早春，葉に先んじて黄色四弁花を枝に密に付ける．

薬用部分 果実

性状 卵円形～長卵円形のさく果（p.1）で，先端はとがり，基部に果柄を残すものがある．外面は淡褐色～暗褐色で，淡灰色の小隆起点が散在し，2 本の縦溝がある．開裂した果皮の内面は黄褐色で，中央に隔壁がある．種子は細長い長楕円形で，通例，翼がある．弱臭，無味．

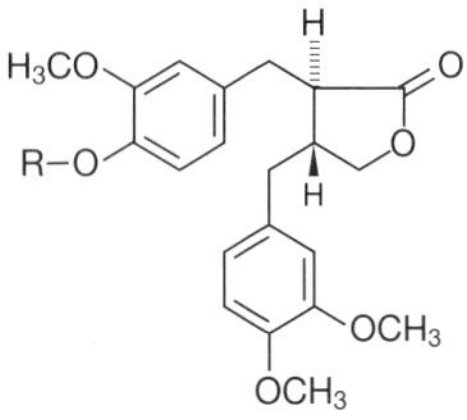

図 101・1 アルクチイン（R=Glc），アルクチゲニン（R=H）

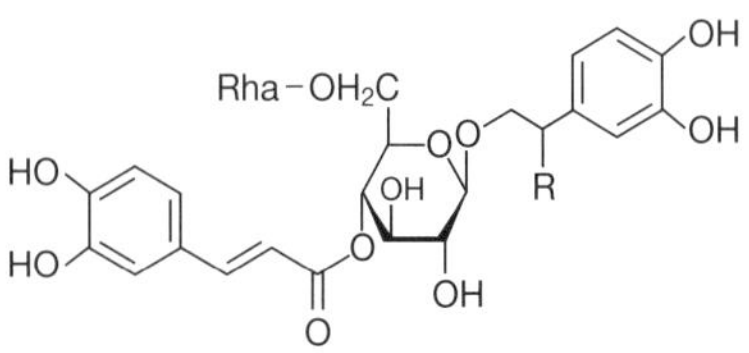

図 101・2 ホルシチアシド（R=H），サスペンサシド（R=OH）

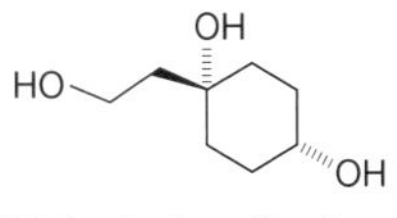

図 101・3 レンギョオール

採集・保存 夏から秋にかけて成熟直前の果実を採集し，茶褐色になるまで陽乾．

産地 中国（山西，河南，山東），韓国

主要成分 リグナン：アルクチイン，アルクチゲニン，フィリリン，マタイレシノール，ピノレシノール，ピノレシノールグルコシド．フェネチルアルコール配糖体：ホルシチアシド，サスペンサシド．フラボノイド：ルチン．トリテルペノイド：オレアノール酸．

確認試験 薄層クロマトグラフ法：メタノール抽出液を酢酸エチル・エタノール・水混液で展開．4-メトキシベンズアルデヒド・硫酸試液を噴霧し加熱したとき，R_f 値 0.3 付近にレンギョオールと一致する赤紫色～赤褐色のスポット．

薬効・薬理 ピノレシノール，マタイレシノール，ピノレシノールグルコシド：cAMP ホスホジエステラーゼ阻害作用が認められる．

用途・配合処方 漢方で消炎，利尿，解毒，排膿などを目標に用いる．配合処方：響声破笛丸，駆風解毒散，独活湯，防風通聖散など．

関連漢方処方

■ **治頭瘡一方**（ぢづそういっぽう）
〔川芎，蒼朮，連翹，防風，忍冬，甘草，荊芥，紅花，大黄（大黄はなくても可）〕
▶体力中等度以上のものの顔面，頭部の皮膚疾患でかゆみ，分泌物のあるものの湿疹，乳幼児の湿疹，皮膚炎，アトピー性皮膚炎．

■ **響声破笛丸**（きょうせいはてきがん）
〔連翹，桔梗，甘草，訶子，縮砂，川芎，大黄，阿仙薬，薄荷（大黄はなくても可）〕
▶"万病回春"に，謳歌によって音を失するを治す，とある．しわがれ声，咽頭不快．

ノート 庭園樹として広く日本各地で植栽．

102. ロートコン⑮・ダツラ・ベラドンナコン⑮

102・1 ロートコン⑮

英 Scopolia Rhizome
ラ SCOPOLIAE RHIZOMA

基原植物 ハシリドコロ *Scopolia japonica* Maximowicz, *S. carniolica* Jacquin または *S. parviflora* Nakai（ナス科 Solanaceae）

語源 *Scopolia*：オーストリアの学者 J. A. Scopoli の名にちなむ．*japonica*：日本の．*carniolica*：旧ユーゴスラビア Krain の地名に由来．*parviflora*：小形花の．ハシリドコロ：地下茎がヤマノイモ科のオニドコロに似て猛毒があり，間違って服用し中毒すると，ところかまわず走り回って苦しむところからこの名が付けられた．

形態 ハシリドコロは日本に自生する有毒植物．多年生草本で，根茎はくびれのある太い塊で先端に茎を生じ，早春に帯紫色の若い葉を付けるがしだいに緑色となる．全株無毛で，茎は約 40 cm，葉は互生し，有柄，狭楕円形．春に紫黄色で先が五浅裂する鐘形の花を腋生する．

薬用部分 根茎および根

性状 不規則に分枝する多少曲がった根茎で，外面は灰褐色でしわがあり，ところどころくびれて分節している．各節の上面には茎の跡があり，側面と下面には根またはその跡がある．折面は灰白色～淡褐色で，皮部の色はやや薄い．特異なにおいがあり，味は甘く，後にわずかに苦い．

採集・保存 初夏，茎葉が枯死する前に根茎や根を掘り取り，ひげ根を取り水洗いし，陽乾．乾燥後は異物が混入しないように，密閉容器に入れ保存．湿気や虫食いに注意．

産地 中国，韓国，ヨーロッパ，日本

主要成分 総アルカロイド（ヒヨスチアミン，スコポラミン）0.29 % 以上を含む．トロパンアルカロイド：*l*-ヒヨスチアミン，アトロピン，*l*-スコポラミン，アポアトロピンなど．クマリン類：スコポレチン，スコポリンなど．

確認試験 ① ジエチルエーテルおよびアンモニア試液の冷浸液から得た残留物にジエチルエーテルおよび希硫酸を加え抽出，水層にアンモニア試液を加えて弱アルカリ性とし，ジエチルエーテル抽出．残留物に発煙硝酸を加え，蒸発乾固物を N,N-ジメチルホルムアミドに溶かし，テトラエチルアンモニウムヒドロキシド試液で赤紫色～紫色を呈する（Freeman の改良，Vitali 法によるアトロピンなどの呈色反応：エステルの酸部であるトロパ酸をニトロ化合物として，そのアルカリによる呈色）．② 薄層クロマトグラフ法：アンモニア試液抽出液に酢酸エチルを加え，酢酸エチル層分取，アセトン・水・アンモニア水混液で展開．ドラーゲンドルフ試液を噴霧するとき，標準液（アトロピン硫酸塩水和物）の黄赤色スポットと色調および R_f 値が等しい．

薬効・薬理 ロートエキス：消化液分泌抑制，鎮痙作用があり，胃酸過多，胃痛，胃・十二指腸潰瘍などに用いられる．アトロピ

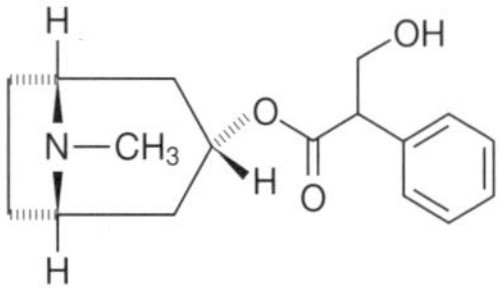

図102・1 アトロピン（*dl*-ヒヨスチアミン）

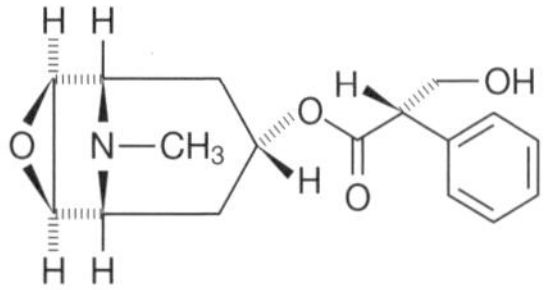

図102・2 *l*-スコポラミン

ン：0.1％の溶液で瞳孔を散大させる作用があり，眼科治療に用いられる．臭化水素酸スコポラミン：鎮静催眠作用があり，モルヒネによる嘔吐，船酔い，無痛分娩に使用．

用途・配合処方　鎮痛，鎮痙薬．ロートエキス⑥⑩（鎮痛，鎮痙薬），アトロピン硫酸水和物⑥⑩（消化性潰瘍治療薬，散瞳薬，アセチルコリンエステラーゼ阻害薬中毒治療薬，副交感神経遮断薬，鎮痙薬），スコポラミン臭化水素酸塩水和物⑥⑩⑰（副交感神経遮断薬，鎮静薬）の製造原料．

ノート　① アトロピンの副交感神経遮断作用は，その立体構造がアセチルコリンと似ており，アセチルコリン受容体に競合的に拮抗して結合し，興奮伝達を阻害することによる．② ロートエキス⑥⑩，ロートエキス散⑥⑩，配合剤としてロートエキス・アネスタミン散⑥⑩，ロートエキス・カーボン散⑥⑩，複方ロートエキス・ジアスターゼ散⑥⑩など多数の局方製剤の原料となる．

102・2　ダ ツ ラ

英 Thorn Apple Leaf
ラ DATURAE FOLIUM
漢 曼陀羅葉

基原植物　ヨウシュチョウセンアサガオ *Datura tatula* Linné，シロバナヨウシュチョウセンアサガオ *D. stramonium* Linné，その他同属植物（ナス科 Solanaceae）

語源　*Datura*：この植物のアラビア名 tatorah，ヒンズー名 dhatura から変化したもの．*stramonium*：strychnon（麻痺性の毒草）＋ nanicon（狂騒させる）

形態　ヨウシュチョウセンアサガオは熱帯アメリカ原産，シロバナヨウシュチョウセンアサガオはカスピ海地方原産の一年生草本で，高さ 1〜1.5 m，茎は分枝する．葉は互生し，粗い鋸歯がある．夏期，漏斗状の五弁花を腋生し，花の色は前種は淡紫

色，後種は白色．果実は長卵形のさく果（p.1）で，とげが多く，後に四縦裂する．種子は黒褐色偏円形で，網目状の模様がある．日本では春種子をまき，花期に 2〜3 回葉の収穫ができる．

薬用部分　葉

性状　通例しわが寄って縮み暗緑色〜灰緑色．水に浸してしわを伸ばすと葉柄約 8 cm，葉身は卵形で葉柄とも 12〜25 cm に達し，鋭頭で不規則な湾入鋸歯縁，葉脚はくさび形．主脈は太く，両側に 3〜5 の側脈がある．不快なにおいがあり，味は麻痺性で苦い．

採集・保存　危険なため民間では使用しない．

産地　アメリカ大陸原産で，日本に帰化し，各地に野生．

主要成分　トロパンアルカロイド：*l*-ヒヨスチアミン，アトロピン，*l*-スコポラミン，アポアトロピンなど．

確認試験　ロートコンの項参照．

薬効・薬理　ロートコンの項参照．

用途・配合処方　鎮痛，鎮痙，鎮咳薬．アトロピン硫酸塩水和物⑥⑩の製造原料．

ノート　麻沸散（曼陀羅葉，烏頭，白芷，天南星，川芎，当帰）に使用される．華岡青洲の考案した全身麻酔剤（世界初の全身麻酔の成功）の原料．

102・3　ベラドンナコン ⑥

英 Belladonna Root
ラ BELLADONNAE RADIX

基原植物　*Atropa belladonna* Linné（ナス科 Solanaceae）

語源　*Atropa*：ギリシャ神話の運命の女神モイラの一人で運命の糸を断ち切るアトロポス（Atropos）にちなむ．*belladonna*：イタリア語 "美しい淑女の"．

形態　ヨーロッパ各地よりイランにかけて野生する多年生草本で高さ 0.5〜2 m，茎は直立し二股状に分枝する．葉は互生

し, 上部では対生状で, 有柄. 葉身は楕円形で, 全縁で鋭頭, ほとんど無毛. 初夏, 長花柄, 下向の鐘状で紫褐色の花を腋生する. 黒色で光沢ある球形の液果を付ける.

薬用部分 根

性状 円柱形で, しばしば横切または縦割される. 外面は灰褐色～灰黄褐色で, 縦じわがあり, 周皮を除いたものもある. 切面は粉質で淡黄色～淡黄褐色. ほとんど無臭で苦味がある.

採集・保存 秋に3～4年生の根を掘り上げ, よく水洗いした後陽乾. 十分乾燥したものを密閉して保存.

産地 ヨーロッパ, 西アジア各国

主要成分 トロパンアルカロイド: *l*-ヒヨスチアミン, アトロピン, スコポラミンなど. クマリン類: スコポレチン, スコポリンなど.

確認試験 ロートコンの項参照.

薬効・薬理 ベラドンナアルカロイドはいずれも副交感神経末梢に麻痺的に作用する.

用途・配合処方 ロートコンの項参照.

ノート ① ベラドンナの語源 "美しい淑女" は, この草の汁1滴を点眼すると瞳がぱっちり開くことにちなむ. ② ベラドンナエキス⑤

---

103. キ ジ ュ

⑨ Camptotheac
⑨ 喜樹 (旱蓮木)

基原植物 カンレンボク *Camptotheca acuminata* Decne (ヌマミズキ科 Nyssaceae)

語源 *acuminata*: 長くとがった形.

形態 落葉高木. 葉は互生し, 単葉, 卵状楕円形. 雌雄異株, 花期は7～8月, 花序は球形で頭花となる. 果実は瘦果.

薬用部分 果実または根

性状 果実は長楕円形. 多数集まり大きなこんぺいとう状になる集合果で, 触ると柔らかい. 外面黄褐色.

採集・保存 10～11月に果実を採取し, 水洗い後陽乾.

産地 中国

主要成分 カンプトテシン, 10-ヒドロキシカンプトテシン.

薬効・薬理 抗がん作用. カンプトテシンは消化器系, 泌尿器系および造血機能の抑制などの重篤な副作用があるため, カンプトテシンをリード化合物としてイリノテカン塩酸塩を開発. I型DNAトポイソメラーゼ阻害作用によるDNA合成阻害薬として小細胞肺がん, 子宮頸がんなどに応用されている. II型トポイソメラーゼを阻害する抗がん剤にはアドリアマイシン, ダウノルビシン, エトポシドなどが知られているが, I型を阻害するものは現在のところカンプトテシン類 (イリノテカン塩酸塩水和物, ノギテカン塩酸塩) しか知られていない.

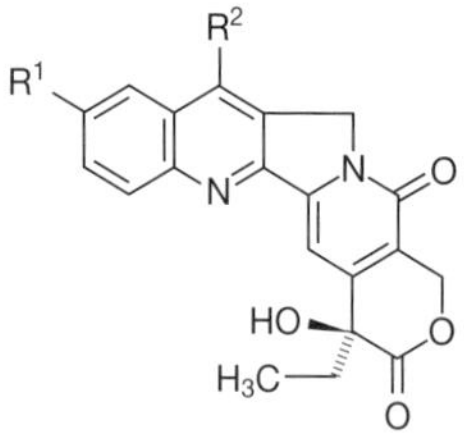

図103・1 カンプトテシン ($R^1=R^2=H$), イリノテカン

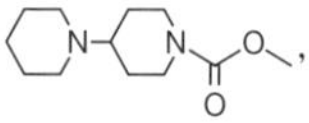

($R^1=$ (構造式), $R^2=CH_2CH_3$)

用途・配合処方 悪性リンパ腫, 胃がんなどの治療に用いるイリノテカンなどの製造原料.

ノート 含有成分カンプトテシンには嘔吐, 下痢, 発疹, 血尿をひき起こすなど毒性があり注意が必要.

104. セイヨウイチイ

英 Yew

漢 西洋一位

基原植物 セイヨウイチイ *Taxus baccata* Linné, タイヘイヨウイチイ *T. brevifolia* Nuttall（イチイ科 Taxaceae）

語源 *Taxus*：ギリシャ名 taxos に由来. イチイ属. *baccata*：液果の.

形態 雌雄異株の常緑針葉高木. 樹高 10〜20 m. 幹は直立し分枝し, 葉は扁平の線形で先がとがり, 2列に並ぶ. 種子には硬い種皮があり, 赤い仮種皮が種皮と密着せず, つぼ状に黒っぽい種子を取囲んでいる. 花期は3〜4月.

薬用部分 樹皮, 葉, 小枝

性状 葉は互生, まれに対生し, 針状, 線形または披針形である.

産地 カナダ（北西部）, 米国

主要成分 ジテルペン：タキソールなど. タイヘイヨウイチイの樹皮から強力な抗がん作用のあるタキソール（一般名はパクリタキセル⑮⑳）が単離された. しかし, 本植物のタキソール含量が低く, 植物の生長も遅いこともあって, 医薬品として大量にタキソールを入手することが困難となっていた. しかし, その後セイヨウイチイの葉や小枝からタキソール関連化合物が発見され, これを原料にして, タキソールや半合成誘導体タキソテール（一般名はドセタキセル⑮⑳）が得られた. 樹皮とは異なり, 葉や小枝であれば再生産可能であり, 伐採することなく医薬品原料が得られる. 自然環境を守りつつ医薬品の供給が可能となる.

薬効・薬理 抗腫瘍活性：マウス可移植性ヒト卵巣がん, 非小細胞肺がん, 乳がん, 胃がんに腫瘍退縮効果や腫瘍増殖抑制効果. シスプラチン感受性ヒト卵巣がん培養細胞とその耐性株に対し腫瘍増殖抑制効

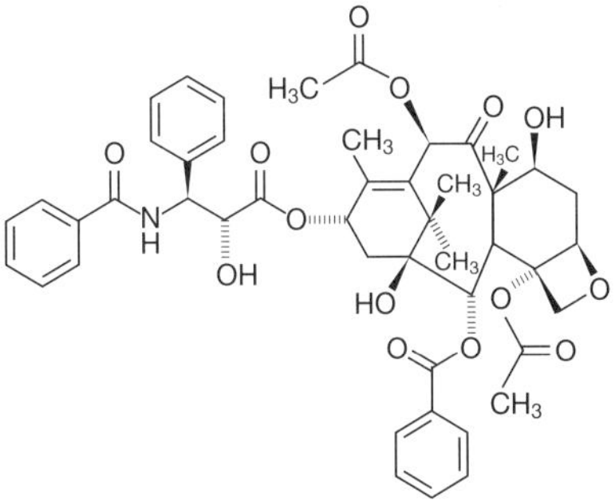

図 104・1　タキソール（パクリタキセル）

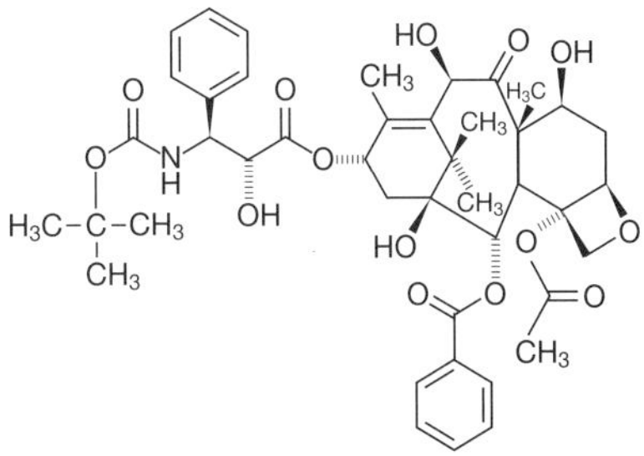

図 104・2　タキソテール（ドセタキセル）

果. 作用機序：微小管タンパク質重合を促進することにより微小管の安定化・過剰形成をひき起こし, 紡錘体の機能を障害することにより細胞分裂を阻害して抗腫瘍活性を発揮.

用途・配合処方 パクリタキセルは抗がん剤として特に卵巣がん, 非小細胞肺がん, 乳がんおよび胃がんに適応される. ドセタキセルの方が投与量が少ない.

ノート ① 国内では, 本州中部以北の山地や北海道にイチイ *T. cuspidata* Sieb. et Zucc. が自生する. 仁徳天皇がこの木で笏を作り, 正一位を授けたと伝えられ, イチイという和名の由来となっている. ② 種子を瀉下, 鎮咳, 葉を通経, 利尿, 駆虫薬として用いる.

105. ニチニチソウ

[英] Madagascar Periwinkle

[漢] 長春花，日日草

基原植物 ニチニチソウ *Catharanthus roseus* (Linné) G. Don. (=*Vinca rosea* Linné) (キョウチクトウ科 Apocynaceae)

語源 *Catharanthus*：ギリシャ語 katharos （純粋な） ＋ anthus （花）. *roseus*：バラ色の.

形態 マダガスカル島原産で多年生草本，日本では一年生草本．世界各地で栽培．葉は楕円形〜長楕円形，対生，全縁．葉柄はないか短い．夏にピンクや白色の五弁花を付ける．

薬用部分 葉

採集・保存 生葉を用時に採取．あるいは花期の地上部を風乾し，乾燥後に葉だけを集める．

産地 マダガスカル島，ジャワ島など

主要成分 ビンカアルカロイド：ビンクリスチン，ビンブラスチンなど．その他：コハク酸，イノシトール，タンニンなど．

薬効・薬理 ビンクリスチン，ビンブラスチン：少量でがん細胞，腫瘍に対して増殖抑制作用がみられる．一方で，毒性が強く，多量に用いると白血球減少，嘔吐などをひき起こす．降圧，抗糖尿，利尿作用が認められる．

用途・配合処方 抗悪性腫瘍薬としてのビンクリスチン硫酸塩[局][劇][処]，ビンブラスチン硫酸塩[局][劇][処]，ビンデシン硫酸塩[劇][処]製造原料．白血病（急性白血病，慢性白血病の急性転化時を含む），悪性リンパ腫，小児腫瘍（神経芽腫，ウィルムス腫瘍，横紋筋肉腫，血管肉腫など）に適用する．

ノート ① ビンクリスチン，ビンブラスチンの構造がきわめて複雑なため，化学合成は不可能と目されている．このため細胞・組織培養により生産する試みがなされている．② 類似植物にツルニチニチソウ (*Vinca major* Linné) がある.

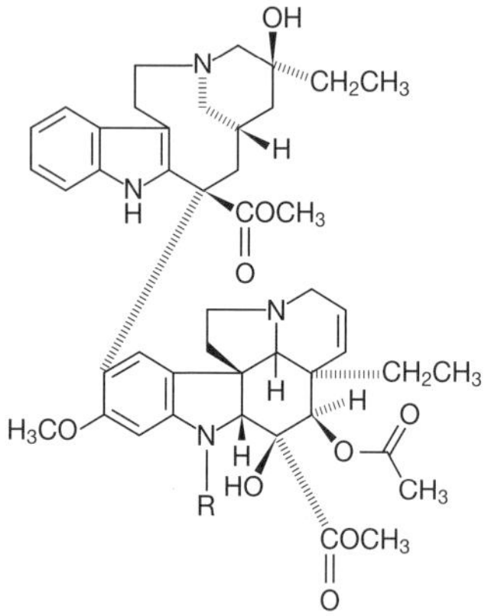

図105・1 ビンクリスチン (R=CHO)，ビンブラスチン (R=CH₃)

106. プラウノイ

[英] Plau-noi

基原植物 *Croton sublyratus* Kurz (トウダイグサ科 Euphorbiaceae)

形態 マレー半島および太平洋諸島の原産で，常緑低木．高さ1〜2 m．分枝する．葉は互生．

薬用部分 葉，茎

産地 南アジア，特にタイ．栽培における最適条件は，雨期の成長期に高温多湿，多照となる気候で，排水良好な砂質の，腐食に富む弱酸性土壌．

主要成分 プラウノトール〔(*E,Z,E*)-7-ヒドロキシメチル-3,11,15-トリメチル-2,6,10,14-ヘキサデカテトラエン-1-オール〕

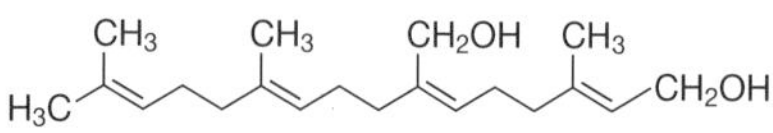

図106・1 プラウノトール

薬効・薬理 抗潰瘍作用, マウスのレセルピン潰瘍, ストレス潰瘍, アスピリン潰瘍, インドメタシン潰瘍の治癒を促進, 炭酸水素イオンの分泌が認められる. ヒトに対し胃液量, 総酸度の抑制, プロスタグランジン (PGE_2, PGI_2) 生成を有意に増加させる.

用途・配合処方 プラウノトールは防御因子増強薬として, 細粒あるいはカプセルとして使用されている医薬品である. 急性・慢性胃炎の急性増悪期の胃粘膜病変, 胃潰瘍に有効.

ノート ①乾燥葉をメタノール抽出. タイでは外傷, 駆虫に使用. ②*C. tiglium* Linné は, 熱帯アジア産植物で, その種子を巴豆とよび, 緩下剤, 皮膚刺激引赤剤とするが, その成分であるホルボールエステル (12-*O*-ミリストイルホルボール) には強い発がん促進作用がある. ③プラウノトール高含有株を選抜し, 組織培養により大量増殖されたものがタイで栽培されている.

128　付　　　録

付録 1　漢方医学用語解説

1　陰　　陽

　陰陽は古代中国の自然哲学であり，人体の調和の乱れを病気ととらえ，病人を陰と陽に分類している．

　陰とは体力，抵抗力が低下し体力が病毒に劣り，悪寒や手足の冷えを感じる寒性で炎症反応の弱い状態をいう．温める作用の薬を用いる．

　陽とは病気に抵抗する力が保たれているが，熱性で炎症反応の強い状態をいう．冷やす作用の薬を用いる．

2　六　病　位

　"傷寒論"では急性熱性病における病態を進行状況に従い六病位という六つの段階に分類している．病気の病態を陰・陽によって相対的に認識し，さらに病気の経過を追ってそれぞれ三つの段階に分け，それぞれの病期の病態と適応処方を述べている．

　病気の進行に従って以下の六つの病位（三陰三陽），太陽病 → 陽明病 → 少陽病，太陰病 → 少陰病・厥陰病に分類されている．

　太陽病（表熱）：発病当初で，悪寒・発熱・頭痛を伴い，身体の表に熱がある．腸チフス，麻疹，感冒などの初期症状をさす．発表剤の桂枝湯，麻黄湯，葛根湯などを用いる．

　陽明病（裏熱）：症状が進み，高熱が続き食欲減退，便秘などの消化器症状が悪化した状態．瀉下剤の大承気湯や清熱剤の白虎湯などを用いる．

　少陽病（半表半裏）：陽明病から移行する場合と太陽病から移行する場合があり，胸脇苦満，往来寒熱，食欲障害，嘔吐などが起こっている状態．和解剤としての小柴胡湯などを用いる．

　太陰病（裏寒）：陰の初期で下痢・腹痛を生じる．温剤としての桂枝加芍薬湯，人参湯，四物湯などを用いる．

　少陰病（表裏虚寒）：さらに症状が進行し，横になってふせっていたい状態．虚弱体質の人，老人なども発病初期にあてはまる．食欲がなく手足は冷える．表寒のものには麻黄附子細辛湯，麻黄附子湯，裏寒のものには真武湯などを用いる．

　厥陰病（裏寒・上熱下寒）：精力は尽き果て最終状態に陥り，上半身が熱く下半身が冷える状態．当帰四逆湯などを用いる．

付　　　録　129

3 証

　西洋医学においては，病名診断とその治療が2段階で行われている．これに対し漢方医学では "証" に基づいて診断と治療が一度に行われる．

　証とは患者の種々の症状を総合的に観察（気血水，陰陽，虚実，寒熱，表裏，五臓，六病位など）してその患者を治療する漢方薬（適応処方）を決定することを意味する．漢方では証に従って治療することを**随証治療**という．

4 気 血 水

　生体の異常（変調）を説明する三つの生理的因子の概念である．気は上昇し変動しようとし，血は停滞あるいは下降し，水も下降あるいは停滞しようとする性質をもっている．これを気血水の失調（変調）という．

　① **気**は生命の基本であり，その異常はこころとからだを結ぶ機能の異常をさし，その低下は人間としてのあらゆる活動性を衰えさせる．

　気虚：気が少ない状態（易疲労，意欲障害，食欲不振，消化機能低下）．

　気滞：気が偏り，滞った状態（頭重，咽頭の詰まる感じ，腹痛，腹満）．

　気逆：発作性症状（のぼせ，ほてり，不安）．

　閉塞（気鬱）：気の上昇に閉塞機転が加わると現れる症状．胸で閉塞すると胸満といい，胸が詰まり，塞がり，重苦しい．腹で閉塞すると腹満という．

　② **血**は血液とその働きで，体の微調整に関与している．

　血虚：血が不足（皮膚乾燥，色素沈着，貧血）．

　瘀血：血が滞っている状態．微小循環障害をさす（月経異常，腹部の圧痛，痔，疼痛）．

　③ **水**は血液以外の体液とその働きをさしている．水毒とは血液以外の体液成分の停滞をいう．

　水毒：体液の偏在（浮腫，尿量の過多・過少，水溶性鼻汁，下痢）．

5 虚実，表裏，寒熱

　虚実：同じ病邪に侵されても，生体の抵抗力により抗病反応は異なる．抗病力（病気になったときはこれを跳ね返す力）が衰えているものを "虚"，充実しているものを "実" と定義し，方剤を使い分ける．平素の頑強な体格を実証，虚弱な体格を虚証とするのはあくまで平素の健康度の目安であり，罹患したときの抗病反応で虚実を決定する．

　表裏：皮膚，筋肉，関節，神経などの身体表層部を "表"，身体深部や内臓を "裏"，中間の肺，肝などの横隔膜周囲の臓器を "半表半裏" と定義し，方剤を使い分ける．

130 付　　　録

寒熱: 病態概念をいい，陰証は寒が主であり，陽証は熱が主とされ手足のほてりなどが現れる.

6 その他の用語

往来寒熱: 少陽病特有の熱型で，寒気がしたり熱が出ること.

五臓: 五臓（肝，心，脾，肺，腎）は現代解剖学にて相当する臓器よりも広い概念をもち，生体の五つの機能として"肝"は自律神経系・視床下部，大脳辺縁系の機能，"心"は中枢神経系の高次機能・血液循環，"脾"は消化吸収機能，"肺"は呼吸器系の機能，"腎"は成長・生殖・老化や水分代謝機能をさす.

舌苔: 舌苔の有無，苔の色調，舌苔の厚薄など苔質についてそれぞれ総合的に判断する. 舌乳頭部分で角化，変性，脱落，雑菌などの繁殖により舌苔を生じる.

切診: 脈診と腹診があり，脈診は現代医学では脈拍数，緊張度，整・不整などを認識するが，漢方では脈の性状，浮・沈，数，速・遅，強弱などから病態を把握する. 腹診は腹力の強弱，胸脇苦満，腹部動悸，腹満などを把握する. 急性疾患では脈診が，慢性疾患では腹診が重視される. 日本の漢方では処方の鑑別に腹診が重視される.

腹証（例）

① **胸脇苦満**: 季肋部の自覚的不快，苦痛，他覚的抵抗圧痛. 両側季肋部と脇腹，側胸部を含む範囲に出現する鈍痛や圧迫感を伴う抵抗圧痛. 腹診で柴胡剤の使用目標となる.

② **胃内停水**: 胃の中に過剰の体液が貯留. 胃下垂や胃弱の人. 握りこぶしで軽くたたくとチャポチャポと水の音がする. 水毒と関連深い徴候.

③ **心下痞鞕**: 心窩部の抵抗・圧痛. 半夏瀉心湯，人参湯の使用目標.

④ **小腹不仁**: 下腹部が軟弱無力で，圧迫すると腹壁は容易に陥没し，按圧する指が腹壁に入る. 通常圧痛および自発痛は認めない. 腎虚を示す腹証で八味丸，牛車腎気丸の使用目標.

脈の種類（例）

① **浮脈**: 健康者の脈を平人の脈（平脈）といい，脈の深さは浮脈・沈脈として表される. 皮下に血管が浮いているようで，指を軽く当てるとはっきり触れる脈を浮脈といい，表証，虚証でみられる.

② **沈脈**: 指を軽く当てただけでは拍動を触れず，強く深く圧迫して触れる脈. 裏証でみられる.

付　録　131

付録2　漢方薬と疾患

　漢方治療は生体の恒常性維持を特徴としており，現代医学的治療に反応性の乏しいものや，体質改善を期待するもの，高齢者，体力低下傾向の著しいものなどの疾患に適している．これらのことから，現代医学と漢方医学の長所を生かしながら相互に補完し合っているのが，わが国の現代医療における漢方薬の果たしている役割といえる．漢方は現代医学的検査で異常が見つからないような病気の初期段階，いわゆる未病も治すことから，21世紀の予防医学においても重要な役割を果たすと考えられる．漢方医学の診察法には四診（望診，聞診，問診，切診）があり，随証治療（証に従って治療すること）により病態の把握と治療に用いる漢方方剤が決められる．すなわち患者の主訴を中心に種々の自覚的・多覚的所見を漢方医学の立場からの体質や症状でまとめた症候群に対応して処方する．このように漢方医学は西洋医学と異なり，病名診断によらず患者の全体像により，治療のための漢方薬（処方）を決める．そのため適応を病名に対応させた場合には，複数の疾患名にわたる場合も多い．付表1には医療用漢方製剤の汎用方剤を主要疾患によって分類した．

　なお，漢方薬は1日3回（朝，昼，夕）の食間（食後1時間〜食前30分）に服用することが多い．一般に医療用漢方製剤は熱いお湯に溶かして服用，慢性疾患では2〜4週間をめどとし症状を観察することが原則である．

付表1　漢方薬のおもな適応疾患による分類

疾　患	漢方薬	疾　患	漢方薬
▶内　科 **呼吸器**		咳	半夏厚朴湯，参蘇飲，柴陥湯，竹筎温胆湯，滋陰至宝湯，五虎湯，柴朴湯
感　冒	葛根湯，小柴胡湯，柴胡桂枝湯，小青竜湯，麻黄湯，補中益気湯，五積散，参蘇飲，竹筎温胆湯，川芎茶調散，麻黄附子細辛湯	痰の切れにくい咳 痰の多く出る咳 痰の出ない咳 咳による胸痛	麦門冬湯 清肺湯 滋陰降火湯 柴陥湯
感冒（初期）	桂枝湯，香蘇散，升麻葛根湯	痰	竹筎温胆湯，滋陰至宝湯
流　感	柴胡桂枝湯	肺　炎	小柴胡湯，柴胡桂枝湯，竹筎温胆湯
インフルエンザ	竹筎温胆湯		
インフルエンザ （初期）	麻黄湯	肺結核 結核症	柴胡桂枝湯 補中益気湯
気管支炎	小柴胡湯，小青竜湯，麦門冬湯，四逆散，神秘湯，柴朴湯，苓甘姜味辛夏仁湯，麻黄附子細辛湯	**循環器** 心臓に基づく疾患 高血圧（症）	木防已湯 八味地黄丸，大柴胡湯，柴胡加竜骨牡蛎湯，黄連解毒湯，真武湯，釣藤散，大承気湯
気管支喘息	小柴胡湯，小青竜湯，麻黄湯，麦門冬湯，麻杏甘石湯，神秘湯，五虎湯，柴朴湯，苓甘姜味辛夏仁湯	高血圧の随伴症状 （のぼせ，肩こり，耳鳴り，頭重）	七物降下湯

132　付　　　録

付表1　漢方薬のおもな適応疾患による分類（つづき）

疾　患	漢方薬	疾　患	漢方薬
高血圧の随伴症状		急性腸炎	桂枝加芍薬大黄湯
（頭痛，めまい，肩	桃核承気湯，通導散	慢性腸炎	真武湯
こり）		大腸炎	桂枝加芍薬大黄湯
（動悸，肩こり，の	防風通聖散	胃潰瘍	柴胡桂枝湯，四逆散
ぼせ）		十二指腸潰瘍	柴胡桂枝湯
（のぼせ，肩こり，	三黄瀉心湯	胃　痛	六君子湯，芍薬甘草湯
耳鳴り，頭重，不		胃酸過多（症）	大柴胡湯，四逆散
眠，不安）		胸やけ	半夏瀉心湯
動脈硬化症	柴胡加竜骨牡蛎湯	げっぷ	半夏瀉心湯
心臓性喘息	木防已湯	胃のもたれ	四君子湯
心臓弁膜症	当帰芍薬散，真武湯	胃内停水	五苓散
心臓衰弱	苓甘姜味辛夏仁湯	溜　飲	茯苓飲，茯苓飲合半夏厚朴湯
神経性心悸亢進症	柴胡加竜骨牡蛎湯	食欲不振	大柴胡湯，補中益気湯，六君
心不全で心悸亢進	真武湯		子湯，十全大補湯，平胃散，
動　悸	黄連解毒湯，当帰芍薬散，苓桂		人参養栄湯，清暑益気湯
	朮甘湯，炙甘草湯，桂枝人参湯	悪　心	大柴胡湯，五苓散，二陳湯
息切れ	苓桂朮甘湯，炙甘草湯	嘔　吐	大柴胡湯，五苓散，呉茱萸湯，
脳溢血	大柴胡湯，真武湯		六君子湯，四君子湯，二陳湯，
半身不随	当帰芍薬散，真武湯，補中益		茵蔯五苓散
	気湯	嘔吐（急性胃腸炎，	小半夏加茯苓湯
しびれ	牛車腎気丸	湿性胸膜炎，水腫	
リンパ腺炎	葛根湯，小柴胡湯	性脚気，蓄膿症）	
脚気衝心	呉茱萸湯	二日酔	半夏瀉心湯，黄連解毒湯，五
消化器			苓散，黄連湯
口内炎	半夏瀉心湯，黄連湯，茵蔯蒿湯	二日酔のむかつき	茵蔯五苓散
神経性食道狭窄症	半夏厚朴湯	下　痢	五苓散，猪苓湯，四君子湯，
胃腸疾患	小柴胡湯		啓脾湯，清暑益気湯
慢性胃腸障害	小柴胡湯	醱酵性下痢	半夏瀉心湯
胃アトニー（症）	安中散，真武湯，人参湯，六	水瀉性下痢	柴苓湯
	君子湯，茯苓飲，平胃散，桂	消化不良	半夏瀉心湯，真武湯，六君子
	枝人参湯		湯，平胃散，啓脾湯
胃下垂（症）	半夏瀉心湯，真武湯，補中益	冷え腹	胃苓湯
	気湯，六君子湯	食あたり	胃苓湯，大承気湯
胃　弱	半夏瀉心湯	便秘（症）	大黄牡丹皮湯，潤腸湯，桃核
胃腸虚弱（症）	真武湯，半夏白朮天麻湯，四		承気湯，防風通聖散，調胃承
	君子湯，啓脾湯		気湯，大黄甘草湯，通導散，
胃拡張	人参湯		三黄瀉心湯，麻子仁丸
胃　炎	黄連解毒湯，四逆散，六君子湯，	急性便秘	大承気湯
	茯苓飲，茯苓飲合半夏厚朴湯	常習便秘	大承気湯，桂枝加芍薬大黄湯
急性胃炎	平胃散，黄連湯	宿　便	桂枝加芍薬大黄湯
慢性胃炎	安中散，四君子湯，平胃散	腹　痛	桂枝加芍薬湯，芍薬甘草湯，
神経性胃炎	安中散，半夏瀉心湯，半夏厚		大建中湯，当帰湯，胃苓湯
	朴湯，茯苓飲合半夏厚朴湯	下腹部痛	当帰四逆加呉茱萸生姜湯，当
胃腸炎	五積散		帰建中湯
急性胃腸炎	大柴胡湯，半夏瀉心湯，五苓	腹部膨満感	大建中湯，当帰湯
	散，人参湯，柴胡湯，胃苓湯	しぶり腹	桂枝加芍薬湯，桂枝加芍薬大
慢性胃腸炎	半夏瀉心湯，人参湯，桂枝人		黄湯
	参湯，小建中湯，啓脾湯	黄　疸	大柴胡湯，茵蔯蒿湯

付　　録　　133

付表1　漢方薬のおもな適応疾患による分類（つづき）

疾　患	漢方薬	疾　患	漢方薬
肝機能障害	大柴胡湯，柴胡桂枝湯	**神経・筋，脳神経**	
慢性肝炎における肝機能障害	小柴胡湯	頭　痛	五苓散，半夏百朮天麻湯，当帰四逆加呉茱萸生姜湯，苓桂朮甘湯，五積散，桂枝人参湯，川芎茶調散
肝硬変症	茵蔯蒿湯		
胆囊炎	大柴胡湯，柴胡桂枝湯，四逆散		
胆石(症)	大柴胡湯，柴胡桂枝湯，四逆散	慢性頭痛 (中年以降，または高血圧傾向)	釣藤散
膵臓炎	柴胡桂枝湯	習慣性頭痛	呉茱萸湯
腹膜炎	桂枝茯苓丸，真武湯	習慣性偏頭痛	呉茱萸湯
切れ痔	乙字湯	めまい	黄連解毒湯，五苓散，半夏白朮天麻湯，苓桂朮甘湯
いぼ痔	乙字湯		
痔(疾)	大柴胡湯，桂枝茯苓丸，大黄牡丹皮湯，補中益気湯，当帰建中湯	浮　腫	五苓散，防已黄耆湯，木防已湯
		浮腫 (腰以下)	猪苓湯
痔 (妊娠中)	当帰芍薬散	むくみ	防風通聖散，六味丸，牛車腎気丸，柴苓湯，茵蔯五苓散
痔核による疼痛	紫雲膏		
脱　肛	補中益気湯	脳溢血	大柴胡湯，真武湯
脱肛の痛み	当帰建中湯	半身不随	当帰芍薬散，真武湯，補中益気湯
肛門裂傷	紫雲膏		
痔出血	芎帰膠艾湯，三黄瀉心湯	しびれ	牛車腎気丸
腎臓		脊髄疾患による運動ならびに知覚麻痺	真武湯
腎臓に基づく疾患	木防已湯		
腎臓病	苓甘姜味辛夏仁湯		
慢性腎臓病	柴胡加竜骨牡蛎湯	神経痛	桂枝加朮附湯，疎経活血湯，五積散，麻杏薏甘湯
腎　炎	八味地黄丸，防已黄耆湯，越婢加朮湯，猪苓湯		
		神経痛(上半身)	葛根湯
慢性腎炎	当帰芍薬散	坐骨神経痛	八味地黄丸
ネフローゼ	五苓散，防已黄耆湯，越婢加朮湯，真武湯，茵蔯蒿湯	肩こり	葛根湯
		五十肩	二朮湯
浮　腫	五苓散，防已黄耆湯，木防已湯	腰　痛	八味地黄丸，当帰四逆加呉茱萸生姜湯，疎経活血湯，桃核承気湯，五積散，通導散，牛車腎気丸，苓姜朮甘湯
浮腫 (腰以下)	猪苓湯		
むくみ	防風通聖散，六味丸，牛車腎気丸，柴苓湯，茵蔯五苓散		
		関節痛	桂枝加朮附湯，薏苡仁湯，疎経活血湯，五積散，芍薬甘草湯，麻杏薏甘湯
尿毒症	五苓散		
萎縮腎	人参湯		
腎石症	猪苓湯	筋　炎	防已黄耆湯
代謝・内分泌		筋肉痛	薏苡仁湯，疎経活血湯，芍薬甘草湯，麻杏薏甘湯
糖尿病	八味地黄丸，大柴胡湯，五苓散		
口　渇	白虎加人参湯	**膠原病**	
しびれ	牛車腎気丸	関節リウマチ	麻黄湯，越婢加朮湯
肥満症	防已黄耆湯，防風通聖散	リウマチ	真武湯
脚　気	八味地黄丸，当帰芍薬散，越婢加朮湯	関節リウマチ(下肢)	大防風湯
		共通 (領域を問わないもの)	
脚気衝心	呉茱萸湯	虚弱体質	加味逍遙散，黄耆建中湯
痛　風	大防風湯	病後の体力低下	補中益気湯，十全大補湯，黄耆建中湯，人参養栄湯
血液			
貧　血	当帰芍薬散，十全大補湯，帰脾湯，人参養栄湯，加味帰脾湯		

付表1 漢方薬のおもな適応疾患による分類 (つづき)

疾患	漢方薬	疾患	漢方薬
食欲不振	大柴胡湯, 補中益気湯, 六君子湯, 十全大補湯, 平胃散, 人参養栄湯, 清暑益気湯	痰の切れにくい咳	麦門冬湯
		痰の多く出る咳	清肺湯
		痰の出ない咳	滋陰降火湯
疲労倦怠	当帰芍薬散, 十全大補湯, 小建中湯, 人参養栄湯, 清暑益気湯	肺炎	小柴胡湯, 柴胡桂枝湯, 竹筎温胆湯
夏やせ	補中益気湯, 清暑益気湯	肝機能障害	大柴胡湯, 柴胡桂枝湯
暑気あたり	五苓散, 柴苓湯, 胃苓湯, 清暑益気湯	慢性肝炎における肝機能障害	小柴胡湯
寝汗	十全大補湯, 黄耆建中湯, 人参養栄湯	黄疸	大柴胡湯, 茵蔯蒿湯
		小児虚弱体質	小建中湯
多汗症	防已黄耆湯, 補中益気湯	下痢	五苓散, 猪苓湯, 四君子湯, 啓脾湯, 清暑益気湯
ほてり	白虎加人参湯		
手足のほてり	三物黄芩湯	醱酵性下痢	半夏瀉心湯
冷え (手足)	十全大補湯, 人参養栄湯	水瀉性下痢	柴苓湯
(足腰)	温経湯	消化不良	半夏瀉心湯, 真武湯, 六君子湯, 平胃散, 啓脾湯
(腰)	苓姜朮甘湯		
(下肢)	半夏白朮天麻湯	腹痛	桂枝加芍薬湯, 芍薬甘草湯, 大建中湯, 当帰湯, 胃苓湯
浮腫	五苓散, 防已黄耆湯, 木防已湯		
浮腫 (腰以下)	猪苓湯	下腹部痛	当帰四逆加呉茱萸生姜湯, 当帰建中湯
むくみ	防風通聖散, 六味丸, 牛車腎気丸, 柴苓湯, 茵蔯五苓散		
		悪心	大柴胡湯, 五苓散, 二陳湯
口渇	白虎加人参湯	嘔吐	大柴胡湯, 五苓散, 呉茱萸湯, 六君子湯, 四君子湯, 二陳湯, 茵蔯五苓散
熱性疾患の初期	葛根湯		
諸種の急性熱性病	小柴胡湯		
		嘔吐(急性胃腸炎, 湿性胸膜炎, 水腫性胸水, 蓄膿症)	小半夏加茯苓湯
▶小児科			
感冒	葛根湯, 小柴胡湯, 柴胡桂枝湯, 小青竜湯, 麻黄湯, 補中益気湯, 五積散, 参蘇飲, 竹筎温胆湯, 川芎茶調散, 麻黄附子細辛湯	食欲不振	大柴胡湯, 補中益気湯, 六君子湯, 十全大補湯, 平胃散, 人参養栄湯, 清暑益気湯
		腎臓病	苓甘姜味辛夏仁湯
感冒 (初期)	桂枝湯, 香蘇散, 升麻葛根湯	慢性腎臓病	柴胡加竜骨牡蛎湯
流感	柴胡桂枝湯	腎炎	八味地竜丸, 防已黄耆湯, 越婢加朮湯, 猪苓湯
インフルエンザ	竹筎温胆湯		
インフルエンザ (初期)	麻黄湯	慢性腎炎	当帰芍薬散
		ネフローゼ	五苓散, 防已黄耆湯, 越婢加朮湯, 真武湯, 茵蔯蒿湯
気管支炎	小柴胡湯, 小青竜湯, 麦門冬湯, 四逆散, 神秘湯, 柴朴湯, 苓甘姜味辛夏仁湯, 麻黄附子細辛湯	浮腫	五苓散, 防已黄耆湯, 木防已湯
		浮腫 (腰以下)	猪苓湯
		むくみ	防風通聖散, 六味丸, 牛車腎気丸, 柴苓湯, 茵蔯五苓散
気管支喘息	小柴胡湯, 小青竜湯, 麻黄湯, 麦門冬湯, 麻杏甘石湯, 神秘湯, 五虎湯, 柴朴湯, 苓甘姜味辛夏仁湯	めまい	黄連解毒湯, 五苓散, 半夏白朮天麻湯, 苓桂朮甘湯
		小児夜尿症	桂枝加竜骨牡蛎湯, 小建中湯
小児喘息	麻杏甘石湯, 神秘湯, 柴朴湯	夜尿症	越婢加朮湯, 苓姜朮甘湯
咳	半夏厚朴湯, 参蘇飲, 柴陥湯, 竹筎温胆湯, 滋陰至宝湯, 五虎湯, 柴朴湯	小児夜啼症 (夜泣き)	柴胡加竜骨牡蛎湯, 抑肝散, 甘麦大棗湯, 抑肝散加陳皮半夏, 小建中湯

付　　　録　　135

付表1　漢方薬のおもな適応疾患による分類（つづき）

疾患	漢方薬	疾患	漢方薬
小児疳症	抑肝散, 抑肝散加陳皮半夏	浮腫	五苓散, 防已黄耆湯, 木防已湯
てんかん	柴胡加竜骨牡蛎湯		猪苓湯
ひきつけ	甘麦大棗湯	浮腫（腰以下）	
神経症	柴胡桂枝乾姜湯, 半夏瀉心湯,	むくみ	防風通聖散, 六味丸, 牛車腎
	抑肝散, 湯泡飲, 柴胡清肝湯,		気丸, 柴苓湯, 茵蔯五苓散
	抑肝散加陳皮半夏, 温経湯,	リンパ腺炎	葛根湯, 小柴胡湯
	大承気湯, 加味帰脾湯	切れ痔	乙字湯
寝汗	十全大補湯, 黄耆建中湯, 人	いぼ痔	乙字湯
	参養栄湯	痔（疾）	大柴胡湯, 桂枝茯苓丸, 大黄牡
哺乳困難	麻黄湯		丹皮湯, 補中益気湯, 当帰建中湯
乳児の鼻閉塞	麻黄湯	痔核による疼痛	紫雲膏
中耳炎	葛根湯	脱肛	補中益気湯
慢性扁桃炎	荊芥連翹湯, 柴胡清肝湯	脱肛の痛み	当帰建中湯
急性湿疹	十味敗毒湯	肛門裂傷	紫雲膏
慢性湿疹（分泌物	当帰飲子	痔出血	芎帰膠艾湯, 三黄瀉心湯
の少ないもの）		打撲（症）	桂枝茯苓丸, 通導散
湿疹	黄連解毒湯, 越婢加朮湯, 治頭	打撲による腫れ	治打撲一方
	瘡一方, 柴胡清肝湯, 温経湯	および痛み	
乳幼児の湿疹	治頭瘡一方	火傷	紫雲膏
くさ	治頭瘡一方		
じんま疹	葛根湯, 十味敗毒湯, 大柴胡	**▶整形・運動器**	
	湯, 茵蔯五苓散, 茵蔯蒿湯	腰痛	八味地黄丸, 当帰四逆加呉茱
分泌物が多く,	消風散		萸生姜湯, 疎経活血湯, 桃核
かゆみの強い			承気湯, 五積散, 通導散, 牛
慢性の皮膚病			車腎気丸, 苓姜朮甘湯
（湿疹,じんま疹,水虫,		肩こり	葛根湯
あせも,皮膚瘙痒症）		五十肩	二朮湯
		しびれ	牛車腎気丸
▶外科, 周術期		下肢痛	牛車腎気丸
病後の体力低下	補中益気湯, 十全大補湯, 黄	筋肉痛	薏苡仁湯, 疎経活血湯, 芍薬
	耆建中湯, 人参養栄湯		甘草湯, 麻杏薏甘湯
肝機能障害	大柴胡湯, 柴胡桂枝湯	急激に起こる筋	芍薬甘草湯
慢性肝炎におけ	小柴胡湯	肉の痙攣を伴	
る肝機能障害		う疼痛	
黄疸	大柴胡湯, 茵蔯蒿湯	神経痛	桂枝加朮附湯, 疎経活血湯,
食欲不振	大柴胡湯, 補中益気湯, 六君		五積散, 麻杏薏甘湯
	子湯, 十全大補湯, 平胃散,	神経痛（上半身）	葛根湯
	人参養栄湯, 清暑益気湯	坐骨神経痛	八味地黄丸
下痢	五苓散, 猪苓湯, 四君子湯,	リウマチ	真武湯
	啓脾湯, 清暑益気湯	関節リウマチ	麻黄湯, 越婢加朮湯
醗酵性下痢	半夏瀉心湯	関節リウマチ	大防風湯
水瀉性下痢	柴苓湯	（下肢）	
便秘（症）	大黄牡丹皮湯, 潤腸湯, 桃核	関節痛	桂枝加朮附湯, 薏苡仁湯, 疎
	承気湯, 防風通聖散, 調胃承		経活血湯, 五積散, 芍薬甘草
	気湯, 大黄甘草湯, 通導散,		湯, 麻杏薏甘湯
	三黄瀉心湯, 麻子仁丸	関節炎	防已黄耆湯
急性便秘	大承気湯	慢性関節炎	大防風湯
腹部膨満感	大建中湯, 当帰湯	筋炎	防已黄耆湯

付表1 漢方薬のおもな適応疾患による分類 (つづき)

疾　患	漢方薬	疾　患	漢方薬
▶産婦人科		子宮ならびにそ	桂枝茯苓丸
つわり	半夏厚朴湯, 小半夏加茯苓湯,	の付属器の炎症	
	人参湯, 茯苓飲合半夏厚朴湯	帯下 (こしけ)	桂枝茯苓丸, 竜胆瀉肝湯, 温
妊娠中の諸病	当帰芍薬散		経湯
(浮腫, 習慣性流		切れ痔	乙字湯
産, 痔, 腹痛)		いぼ痔	乙字湯
妊娠腎	防已黄耆湯	痔 (疾)	大柴胡湯, 桂枝茯苓丸, 大黄
産後回復不全	小柴胡湯		牡丹皮湯, 補中益気湯, 当帰
産後あるいは流	四物湯		建中湯
産後の疲労回復		痔 (妊娠中)	当帰芍薬散
乳腺炎	葛根湯	痔核による疼痛	紫雲膏
更年期障害	柴胡桂枝乾姜湯, 当帰芍薬散,	脱　肛	補中益気湯
	加味逍遙散, 桂枝茯苓丸, 温	脱肛の痛み	当帰建中湯
	清飲, 五積散, 通導散, 温経	肛門裂傷	紫雲膏
	湯, 三黄瀉心湯	痔出血	芎帰膠艾湯, 三黄瀉心湯
血の道症	柴胡桂枝乾姜湯, 黄連解毒湯,	膀胱炎	八味地黄丸
	加味逍遙散, 温清飲, 女神散,	尿道炎	猪苓湯
	四物湯, 三黄瀉心湯, 川芎茶		
	調散, 桂枝茯苓丸加薏苡仁	**▶皮膚科**	
月経時や産後の	桃核承気湯	皮膚病	防已黄耆湯
精神不安		分泌物が多く,	消風散
産前産後の神経症	女神散	かゆみの強い	
冷え症	加味逍遙散, 桂枝茯苓丸, 五	慢性の皮膚病	
	積散, 四物湯	(湿疹, じんま疹, 水虫,	
冷え (手足)	十全大補湯, 人参養栄湯	あせも, 皮膚瘙痒症)	
(足腰)	温経湯	皮膚炎	黄連解毒湯, 升麻葛根湯
(腰)	苓姜朮甘湯	患部が発赤, 腫	排膿散及湯
(下肢)	半夏白朮天麻湯	脹して疼痛を	
貧　血	当帰芍薬散, 十全大補湯, 帰	伴った化膿症	
	脾湯, 人参養栄湯, 加味帰脾湯	化膿性皮膚疾	十味敗毒湯
月経不順	防已黄耆湯, 当帰芍薬散, 加	患・急性皮膚	
	味逍遙散, 桂枝茯苓丸, 大黄牡	疾患の初期	
	丹皮湯, 温清飲, 桃核承気湯,	急性湿疹	十味敗毒湯
	女神散, 四物湯, 通導散, 温	慢性湿疹 (分泌物	当帰飲子
	経湯, 桂枝茯苓丸加薏苡仁	の少ないもの)	
不妊症	当帰芍薬散	湿　疹	黄連解毒湯, 越婢加朮湯, 治頭
月経困難(症)	当帰芍薬散, 加味逍遙散, 桂		瘡一方, 柴胡清肝湯, 温経湯
	枝茯苓丸, 大黄牡丹皮湯, 温	く　さ	治頭瘡一方
	清飲, 桃核承気湯, 温経湯	じんま疹	葛根湯, 十味敗毒湯, 大柴胡
月経痛	五積散, 通導散, 当帰建中湯		湯, 茵蔯五苓散, 茵蔯蒿湯
下腹部痛	当帰四逆加呉茱萸生姜湯, 当	皮膚瘙痒症	黄連解毒湯
	帰建中湯	老人性瘙痒症	真武湯
腰　痛	八味地黄丸, 当帰四逆加呉茱	かゆみ	当帰飲子, 六味丸, 牛車腎気
	萸生姜湯, 疎経活血湯, 桃核		丸
	承気湯, 五積散, 通導散, 牛	癰 (よう)	防已黄耆湯
	車腎気丸, 苓姜朮甘湯	癤 (せつ)	防已黄耆湯, 排膿散及湯
子宮下垂	補中益気湯	瘍 (よう)	排膿散及湯
子宮内膜炎	桂枝茯苓丸	面　疔	排膿散及湯

付　　　録　　137

付表1　漢方薬のおもな適応疾患による分類（つづき）

疾　患	漢方薬	疾　患	漢方薬
癰腫症	排膿散及湯	鼻かぜ	葛根湯
にきび	荊芥連翹湯，清上防風湯，桂枝茯苓丸加薏苡仁	鼻(出)血	黄連解毒湯，三黄瀉心湯
		神経性食道狭窄症	半夏厚朴湯
しもやけ	当帰四逆加呉茱萸生姜湯，四物湯，温経湯	扁桃炎	葛根湯，小柴胡湯加桔梗石膏，桔梗湯
水　虫	十味敗毒湯	慢性扁桃炎	荊芥連翹湯，柴胡清肝湯
し　み	四物湯，桂枝茯苓丸加薏苡仁	扁桃周囲炎	小柴胡湯加桔梗石膏，桔梗湯
火　傷	紫雲膏	しわがれ声	半夏厚朴湯
手足のあれ	桂枝茯苓丸加薏苡仁	口内炎	半夏瀉心湯，黄連湯，茵蔯蒿湯
▶泌尿器科		**▶精神・神経科**	
膀胱炎	八味地黄丸	神経症	柴胡桂枝乾姜湯，半夏瀉心湯，抑肝散，温清飲，柴胡清肝湯，抑肝散加陳皮半夏，温経湯，大承気湯，加味帰脾湯
尿道炎	猪苓湯		
淋　炎	猪苓湯		
前立腺肥大	八味地黄丸		
排尿困難	六味丸，牛車腎気丸，猪苓湯合四物湯	ノイローゼ	大柴胡湯，黄連解毒湯，苓桂朮甘湯
残尿感	猪苓湯，五淋散，竜胆瀉肝湯，清心蓮子飲，猪苓湯合四物湯	ヒステリー	柴胡加竜骨牡蛎湯，四逆散
		不安神経症	半夏厚朴湯，柴朴湯，茯苓飲合半夏厚朴湯
排尿痛	猪苓湯，五淋散，竜胆瀉肝湯，清心蓮子飲，猪苓湯合四物湯	精神不安	加味帰脾湯
頻　尿	五淋散，六味丸，牛車腎気丸，清心蓮子飲，猪苓湯合四物湯	神経質	四逆散，苓桂朮甘湯，小建中湯
		神経衰弱（症）	柴胡加竜骨牡蛎湯，桂枝加竜骨牡蛎湯，真武湯
血　尿	猪苓湯		
尿のにごり	竜胆瀉肝湯	性的神経衰弱	桂枝加竜骨牡蛎湯
睾丸炎	桂枝茯苓丸	不眠（症）	大柴胡湯，柴胡桂枝乾姜湯，黄連解毒湯，半夏厚朴湯，抑肝散，帰脾湯，抑肝散加陳皮半夏，酸棗仁湯，温経湯，加味帰脾湯
陰囊水腫	防已黄耆湯		
陰　萎	八味地黄丸，柴胡加竜骨牡蛎湯，桂枝加竜骨牡蛎湯，補中益気湯		
遺　精	桂枝加竜骨牡蛎湯	てんかん	柴胡加竜骨牡蛎湯
下腹部痛	当帰四逆加呉茱萸生姜湯，当帰建中湯	**▶眼　科**	
腹部膨満感	大建中湯，当帰湯	結膜炎	葛根湯
		角膜炎	葛根湯
▶耳鼻咽喉科		アレルギー性結膜炎	小青竜湯
中耳炎	葛根湯	老人のかすみ目	牛車腎気丸
めまい	黄連解毒湯，五苓散，半夏白朮天麻湯，苓桂朮甘湯	**▶歯・口腔科**	
		抜歯後の疼痛	立効散
アレルギー性鼻炎	小青竜湯	歯　痛	立効散
鼻　炎	小青竜湯，四逆散	口内炎	半夏瀉心湯，黄連湯，茵蔯蒿湯
慢性鼻炎	葛根湯加川芎辛夷，荊芥連翹湯，辛夷清肺湯	口　渇	白虎加人参湯
蓄膿症	葛根湯加川芎辛夷，荊芥連翹湯，辛夷清肺湯	患部が発赤，腫脹して疼痛を伴った化膿症	排膿散及湯
鼻づまり	葛根湯加川芎辛夷，辛夷清肺湯		

†　"ツムラ医療用漢方製剤（2018年3月更新版）"より転載．

138 付　　　録

付録3　二次代謝産物の生合成経路

　本書に示した各生薬中に含有される主要成分は，一見きわめて複雑で多様性に富む化合物群であるが，実際は一定の規則性を有している．これらの規則性や簡単な構造の前駆物質との関連性は，その生合成経路の研究の進歩とともに明らかにされた．個々の成分の構造を考えるとき，どのような経路で生合成されたのかを理解することは，膨大な数の化合物群を整理し，統一的に理解するうえで重要かつ有用なことと考え，以下に簡単にその経路ならびに代表的二次代謝産物を示した．

1　酢酸-マロン酸経路

　天然フェノール性化合物，キノン類などが代表的な例である．鎖延長の出発単位がアセチル CoA であり，鎖延長単位の前駆体はアセチル CoA が炭酸化されたマロニル CoA で，これが順次鎖延長され，直鎖飽和脂肪酸である C_{16} のパルミチン酸，C_{18} のステアリン酸などが生成する．オレイン酸などの不飽和脂肪酸はこれらの酸化により生成し，アラキドン酸カスケード代謝物であるプロスタグランジンなども脂肪酸に由来して産生する．

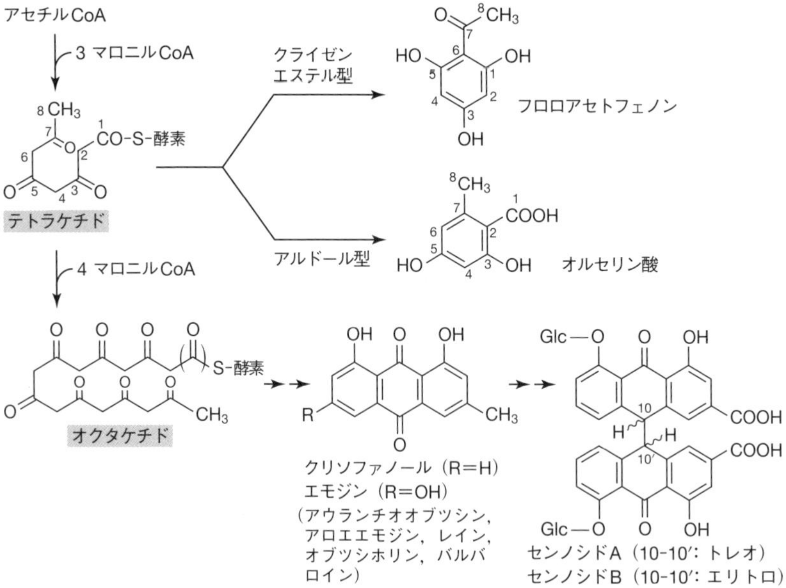

図1　酢酸-マロン酸経路

付　　　録　　139

一方，これら脂肪酸生合成と異なり，β-ケトアシル中間体が還元を受けず，つぎつぎ鎖延長反応が進行することによりポリケチド中間体が生成し，環化生成物としてテトラケチドを経由し，オルセリン酸，フロロアセトフェノンなどのフェノール性化合物が生じる．さらにオクタケチドを経由するものとして，アントラキノン化合物であるエモジン，さらには二量化したセンノシドA, Bなどを与える（図1）．

2　イソプレノイド経路（メバロン酸経路, 非メバロン酸経路）

C_5 のイソプレン単位からなる化合物群はイソプレノイドとよばれ，一般的にはメバロン酸を共通の中間体として生合成されるため，メバロン酸経路とよばれる．一方，メバロン酸を経由せず，ピルビン酸由来の C_2 単位と解糖系から供給されるグリセルアルデヒド3-リン酸の C_3 単位が結合した後，転移反応を経て枝分かれした 2-C-メチル-D-エリトリトール 4-リン酸を経由しメバロン酸からと同様イソペンテニル二リン酸（イソペンテニルピロリン酸）へと進行する経路も最近見いだされた〔デオキシキシルロースリン酸経路(非メバロン酸経路)〕．モノテルペン（C_{10}），セスキテルペン（C_{15}），ジテルペン（C_{20}），セスタテルペン（C_{25}）などはイソプレン単位が head-to-tail 型に縮合して生合成され，またトリテルペン（C_{30}）は C_{15} 単位が tail-to-tail 縮合したスクアレンから生成する．これらを一般的にテルペノイドと総称する．次ページ図3にその経路を示す．

3　シキミ酸経路

ケイ皮酸，クマリン，リグナンなど，多くの C_6-C_3 単位の骨格を有する化合物（フェニルプロパノイド類）群は，シキミ酸を共通の中間体として生合成されるフェニルアラニン，チロシン，トリプトファンなどの芳香族アミノ酸を前駆体として生成される（図2）．C_6-C_3 単位が二量化するとリグナンを生じ，さらに重合したものは材部を形成するリグニンとなる．

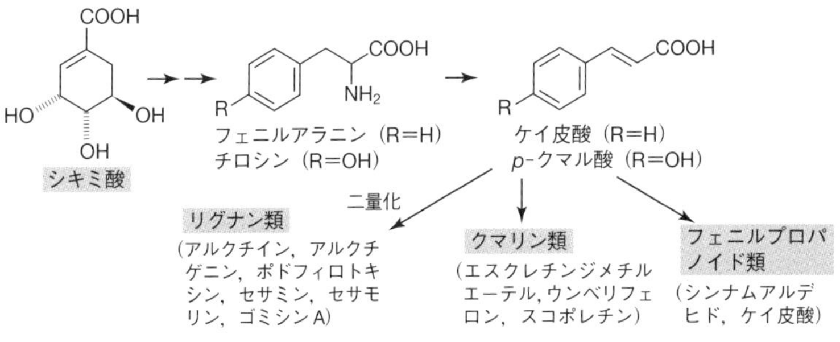

図2　シキミ酸経路

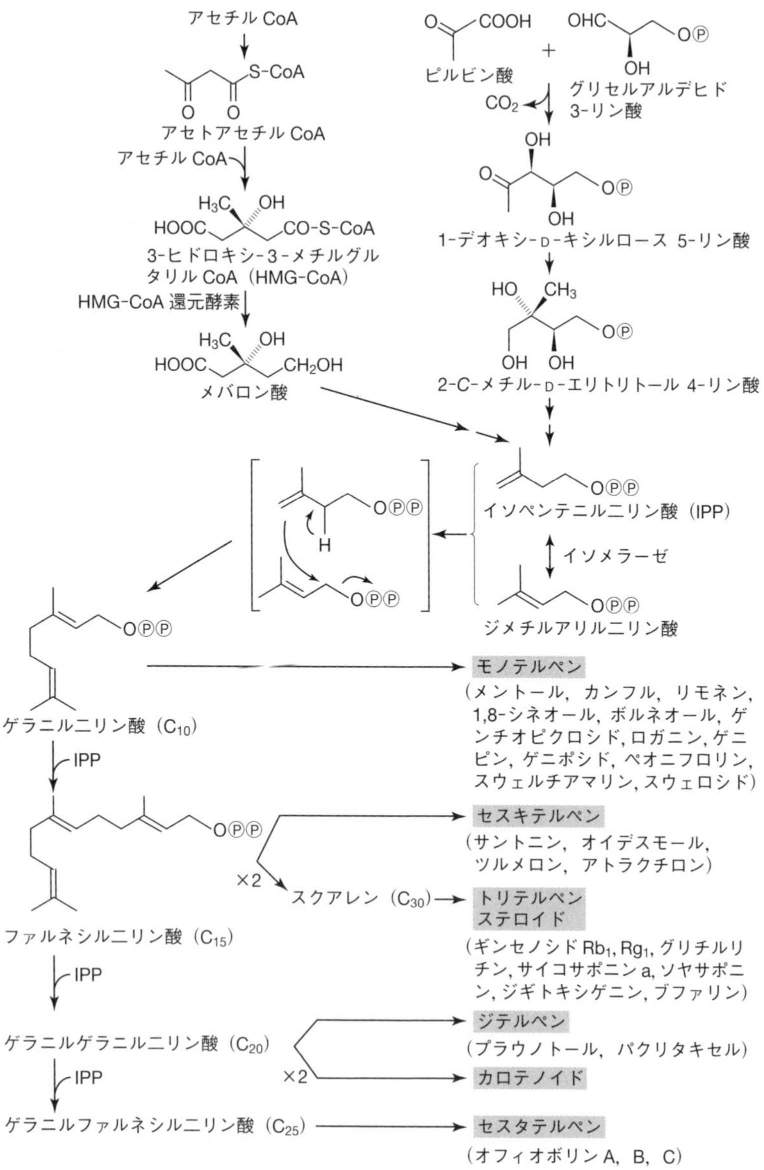

140　付　　　録

図3　イソプレノイド経路

4 アミノ酸経路

アミノ酸のアミノ基が最終産物まで保持されると含窒素成分となる．大部分の**アルカロイド**およびペプチド類がアミノ酸を生合成起源としている．多くのアルカロイドは植物由来の塩基性化合物で強い生物活性を有し，医薬品として用いられるものもある．生合成前駆体となるアミノ酸は，オルニチン，リシンなどの脂肪族アミノ酸のほか，フェニルアラニン，チロシン，トリプトファンなどの芳香族アミノ酸がおもな供給源となっている．多くの場合，アルカロイド生合成の最初の反応はアミノ酸の脱炭酸であり，対応するアミンが種々の交換を受けて最終産物を与えている．

① 脂肪族アミノ酸起源のアルカロイド（図4）

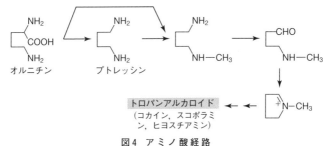

図4 アミノ酸経路

② 芳香族アミノ酸起源のアルカロイド
▶インドールアルカロイド（エルゴタミン，エルゴメトリン，フィゾスチグミン）
▶ベンジルイソキノリンアルカロイド（パパベリン，ベルベリン，モルヒネ，コデイン，ツボクラリン）
▶フェネチルイソキノリンアルカロイド（コルヒチン）

†ほかにアミノ酸の窒素原子が直接関与しないアルカロイドがあり，プソイドアルカロイド（偽アルカロイド）とよばれている．代表的なものにエフェドリンやアコニチンなどがある．

5 複合経路

すでに述べた生合成経路が複合することにより生合成される化合物がある．
① **フラボノイド類**
▶シキミ酸経路＋酢酸-マロン酸経路（図5）
② **カンナビノイド**
▶酢酸-マロン酸経路＋イソプレノイド経路：テトラヒドロカンナビノール

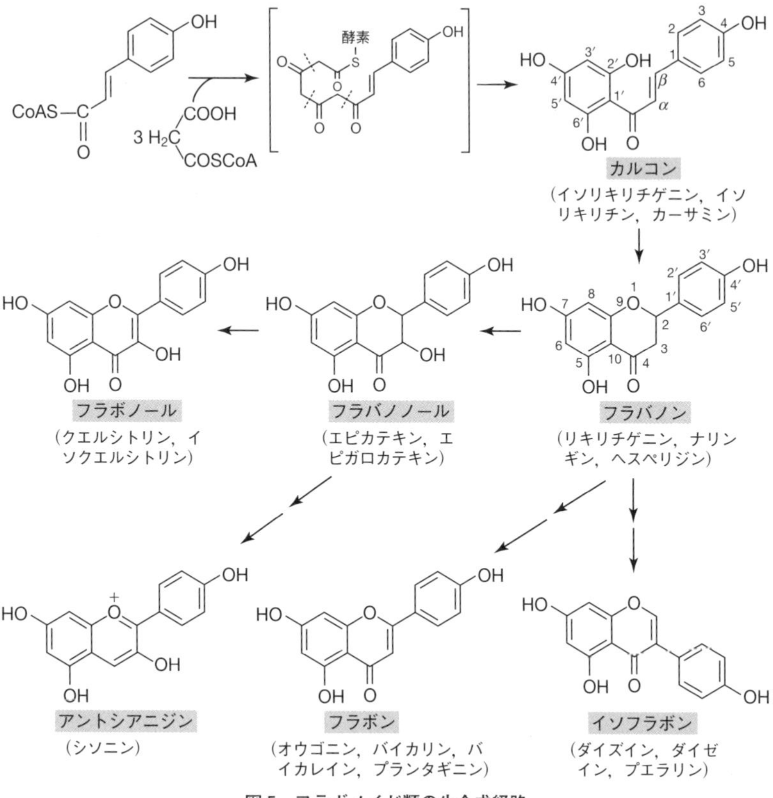

図5 フラボノイド類の生合成経路

③ **インドールアルカロイド**
- ▶アミノ酸経路＋イソプレノイド経路：トリプタミン（トリプトファン由来）＋セコロガニン（モノテルペン配糖体）→ レセルピン，ストリキニーネ，ビンクリスチン，ビンブラスチン

④ **イソキノリンアルカロイド**
- ▶アミノ酸経路＋イソプレノイド経路：ドパミン＋セコロガニン → エメチン

⑤ **キノリンアルカロイド**
- ▶アミノ酸経路＋イソプレノイド経路：トリプタミン＋セコロガニン → カンプトテシン，キニーネ，キニジン

付録4 植物用語図解

1 葉の組織

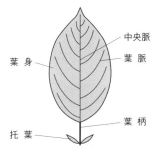

2 葉の形

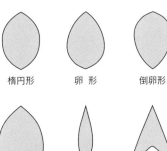

3 葉縁の形

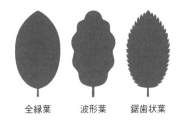

4 茎の付き方

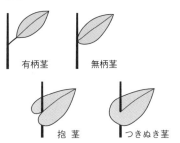

5 葉の付き方

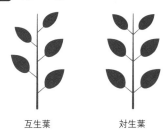

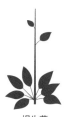

144 付録

6 複葉の形

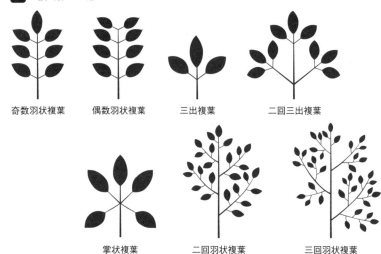

7 花序の形

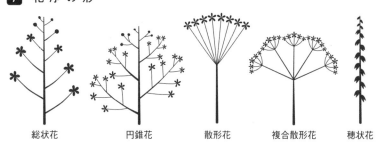

8 花の構造

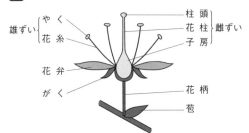

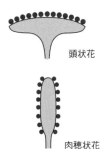

付　　録　145

付録5　生薬一覧表

付表2　生薬一覧表

生薬名	基原植物または基原動物	薬用部位	頁
アカメガシワ	トウダイグサ科 アカメガシワ	樹皮	—
アキョウ（阿膠）	ウマ科 ロバ	皮，骨の膠	—
アセンヤク（阿仙薬）	アカネ科 *Uncaria gambir*	枝葉の水製エキス	—
アヘン（阿片）	ケシ科 ケシ	未熟果の乳液	1
アマチャ（甘茶）	ユキノシタ科 アマチャ	葉および枝先	—
アラビアゴム	マメ科 *Acacia senegal* など	幹および枝の分泌物	—
アロエ（蘆薈）	ユリ科 *Aloe ferox* など	葉の液汁	2
アンソッコウ（安息香）	エゴノキ科 *Styrax benzoin* など	樹脂	—
イレイセン（威霊仙）	キンポウゲ科 サキシマボタンヅルなど	根，根茎	—
インチンコウ（茵蔯蒿）	キク科 カワラヨモギ	頭花	3
インヨウカク（淫羊藿）	メギ科 ホザキイカリソウなど	地上部	—
ウイキョウ（茴香）	セリ科 ウイキョウ	果実	4
ウコン（鬱金）	ショウガ科 ウコン	根茎	5
ウバイ（烏梅）	バラ科 ウメ	未熟果	—
ウヤク（烏薬）	クスノキ科 テンダイウヤク	根	—
ウワウルシ	ツツジ科 クマコケモモ	葉	7
エイジツ（営実）	バラ科 ノイバラ	偽果または果実	—
エンゴサク（延胡索）	ケシ科 *Corydalis turtschaninovii*	塊茎	7
オウギ（黄耆）	マメ科 キバナオウギなど	根	8
オウゴン（黄芩）	シソ科 コガネバナ	根	10
オウセイ（黄精）	ユリ科 ナルコユリなど	根茎	—
オウバク（黄柏）	ミカン科 キハダなど	樹皮	11
オウヒ（桜皮）	バラ科 ヤマザクラなど	樹皮	—
オウレン（黄連）	キンポウゲ科 オウレンなど	根茎	12
オンジ（遠志）	ヒメハギ科 イトヒメハギ	根または根皮	13
ガイシ（芥子）	アブラナ科 カラシナ	種子	—
ガイヨウ（艾葉）	キク科 ヨモギ，オオヨモギ	葉および枝先	15
カゴソウ（夏枯草）	シソ科 ウツボグサ	花穂	—
カシ（訶子）	シクンシ科 ミロバランノキ	果実	—
カシュウ（何首烏）	タデ科 ツルドクダミ	塊根	—
ガジュツ（莪蒁）	ショウガ科 ガジュツ	根茎	6
カッコウ（藿香）	シソ科 パチョリ	地上部	—
カッコン（葛根）	マメ科 クズ	根	16
カッセキ（滑石）	含水ケイ酸アルミニウム，二酸化ケイ素	粘土鉱物	—
カノコソウ（吉草根）	オミナエシ科 カノコソウ	根および根茎	—
カロコン（栝楼根）	ウリ科 キカラスウリ，オオカラスウリ	根	17

146　付　　録

付表 2　生 薬 一 覧 表（つづき）

生薬名	基原植物または基原動物	薬用部位	頁
カロニン（栝楼仁）	ウリ科 キカラスウリ，オオカラスウリ	種子	17
カンキョウ（乾姜）	ショウガ科 ショウガ	根茎	60
カンゾウ（甘草）	マメ科 *Glycyrrhiza uralensis* など	根，ストロン	18
カンテン（寒天）	テングサ科 マクサ（テングサ）など	粘液を凍結脱水したもの	—
カントウカ（款冬花）	キク科 フキタンポポ	花	—
キキョウ（桔梗根）	キキョウ科 キキョウ	根	20
キクカ（菊花）	キク科 キク，シマカンギク	頭花	—
キコク（枳殻）	ミカン科 ダイダイ，ナツミカン	成熟に近い緑色果実	90
キササゲ	ノウセンカズラ科 キササゲなど	果実	—
キジツ（枳実）	ミカン科 ダイダイ，ナツミカン	未熟果実	90
キジュ（喜樹）	ヌマミズキ科 カンレンボク	果実，根	124
キ ナ	アカネ科 アカキナノキなど	樹皮	21
キュウシ（韮子）	ユリ科 ニラ	種子	—
キョウカツ（羌活）	セリ科 *Notopterygium incisum* など	根茎，根	22
キョウニン（杏仁）	バラ科 ホンアンズ，アンズなど	種子	23
キンギンカ（金銀花）	スイカズラ科 スイカズラ	花	—
クコシ（枸杞子）	ナス科 クコ	果実	—
クジン（苦参）	マメ科 クララ	根	24
クラーレ	ツヅラフジ科 *Chondodendron tomentosum* またはマチン科 *Srtychnos toxifera*	樹皮，つるから得た濃縮水製エキス	25
ケイガイ（荊芥穂）	シソ科 ケイガイ	花穂	26
ケイカンカ（鶏冠花）	ヒユ科 ケイトウ	花序	—
ケイヒ（桂皮）	クスノキ科 *Cinnamomum cassia*	樹皮	27
ケジギタリス	ゴマノハグサ科 ケジギタリス	葉	52
ケツメイシ（決明子）	マメ科 エビスグサなど	種子	28
ケンゴシ（牽牛子）	ヒルガオ科 アサガオ	種子	—
ゲンジン（玄参）	ゴマノハグサ科 ゴマノハグサ	根	—
ゲンチアナ	リンドウ科 *Gentiana lutea*	根，根茎	70
ゲンノショウコ	フウロソウ科 ゲンノショウコ	地上部	29
コウイ（膠飴）	イネ科 イネなど	デンプンを糖化したもの	30
コウカ（紅花）	キク科 ベニバナ	花	31
コウジン（紅参）	ウコギ科 オタネニンジン	根	96
コウブシ（香附子）	カヤツリグサ科 ハマスゲ	根茎	32
コウベイ（粳米）	イネ科 イネ	えい果	31
コウボク（厚朴）	モクレン科 ホオノキなど	樹皮	33
コウホン（藁本）	セリ科 *Ligusticum sinense* など	根茎	—
ゴオウ（牛黄）	ウシ科 ウシ	胆嚢の結石	66
コカヨウ	コカノキ科 コカノキなど	葉	34
ゴシツ（牛膝）	ヒユ科 ヒナタイノコズチなど	根	35

付　　録　147

付表2　生薬一覧表（つづき）

生薬名	基原植物または基原動物	薬用部位	頁
ゴシュユ（呉茱萸）	ミカン科 ゴシュユ など	果実	36
ゴボウシ（牛蒡子）	キク科 ゴボウ	果実	—
ゴマ（胡麻）	ゴマ科 ゴマ	種子	37
ゴミシ（五味子）	マツブサ科 チョウセンゴミシ	果実（液果）	38
コルヒクム	ユリ科 イヌサフラン	種子，球茎	39
コロンボ	ツヅラフジ科 *Jateorhiza columba*	根	—
コンズランゴ	ガガイモ科 *Marsdenia cundurango*	樹皮	—
サイコ（柴胡）	セリ科 ミシマサイコ	根	40
サイシン（細辛）	ウマノスズクサ科 ウスバサイシン，ケイリンサイシン	根，根茎	41
サイチャ（細茶）	ツバキ科 チャ	葉	43
サフラン（番紅花）	アヤメ科 サフラン	柱頭	44
サンキライ（山帰来）	ユリ科 *Smilax glabra*	塊茎	45
サンザシ（山査子）	バラ科 サンザシ	偽果	—
サンシシ（山梔子）	アカネ科 クチナシ	果実	46
サンシュユ（山茱萸）	ミズキ科 サンシュユ	偽果の果肉	47
サンショウ（山椒）	ミカン科 サンショウ	成熟果皮	48
サンソウニン（酸棗仁）	クロウメモドキ科 サネブトナツメ	種子	77
サンヤク（山薬）	ヤマノイモ科 ヤマノイモ，ナガイモ	根茎（担根体）	49
ジオウ（地黄）	ゴマノハグサ科 アカヤジオウ など	根	50
シオン（紫苑）	キク科 シオン	根	—
ジギタリス	ゴマノハグサ科 ジギタリス	葉	51
シゴカ（刺五加）	ウコギ科 エゾウコギ	根茎	—
ジコッピ（地骨皮）	ナス科 クコ	根皮	—
シコン（紫根）	ムラサキ科 ムラサキ	根	53
シツリシ（蒺藜子）	ハマビシ科 ハマビシ	果実	—
シテイ（柿蒂）	カキノキ科 カキ	宿存がく（へた）	—
シナカ	キク科 シナ	蕾期の頭花	54
シャクヤク（芍薬）	ボタン科 シャクヤク	根	54
ジャショウシ（蛇床子）	セリ科 *Cnidium monnieri*	果実	—
シャゼンシ（車前子）	オオバコ科 オオバコ	種子	56
シャゼンソウ（車前草）	オオバコ科 オオバコ	花期の全草	57
ジュウヤク（十薬）	ドクダミ科 ドクダミ	花期の地上部	58
シュクシャ（縮砂）	ショウガ科 *Amomum xanthioides*	種子塊	59
ショウキョウ（生姜）	ショウガ科 ショウガ	根茎	60
ショウズク（小豆蒄）	ショウガ科 *Elettaria cardamomum*	種子	—
ショウボク（樟木）	クスノキ科 クスノキ	材	61
ショウマ（升麻）	キンポウゲ科 サラシナショウマ など	根茎	62
シンイ（辛夷）	モクレン科 タムシバ，コブシ，ハクモクレン	つぼみ	63
シンキク（神麹）	小麦粉，麹にオナモミ等を加えて発酵させたもの		—
ジンギョウ（秦艽）	リンドウ科 *Gentiana macrophylla* など	根	—

148　付　　　録

付表 2　生 薬 一 覧 表（つづき）

生薬名	基原植物または基原動物	薬用部位	頁
ジンコウ（沈香）	ジンチョウゲ科 *Aquillaria agallocha*	樹脂を含む心材	—
セイヨウイチイ（西洋一位）	イチイ科 セイヨウイチイ，タイヘイヨウイチイ	樹皮，葉，小枝	125
セッコウ（石膏）	含水硫酸カルシウム，無水硫酸カルシウムなど		64
セネガ	ヒメハギ科 セネガ，ヒロハセネガ	根	14
センキュウ（川芎）	セリ科 センキュウ	根茎	87
ゼンコ（前胡）	セリ科 ノダケなど	根	—
センコツ（川骨）	スイレン科 コウホネ	根茎	—
センソ（蟾酥）	ヒキガエル科 シナヒキガエルなど	耳腺の分泌物	65
センタイ（蝉退）	セミ科 スジアカクマゼミなど	幼虫のぬけがら	—
センナ	マメ科 *Cassia angustifolia* など	小葉	68
センブリ（当薬）	リンドウ科 センブリ	開花期の全草	69
センレンシ（川棟子）	センダン科 トウセンダン	果実	—
ソウジュツ（蒼朮）	キク科 ホソバオケラなど	根茎	103
ソウハクヒ（桑白皮）	クワ科 マグワ	根皮	71
ソボク（蘇木）	マメ科 *Caesalpinia sappan*	心材	—
ソヨウ（紫蘇葉）	シソ科 シソ，チリメンジソ	葉，枝先	72
ダイオウ（大黄）	タデ科 *Rheum palmatum* など	根茎	74
ダイズ（大豆）	マメ科 ダイズ	種子	75
タイソウ（大棗）	クロウメモドキ科 ナツメ	果実	76
ダイフクヒ（大腹皮）	ヤシ科 ビンロウジュ	果皮	—
タイマ（大麻）	クワ科 アサ	未熟果穂を含む枝先，葉	78
タクシャ（沢瀉）	オモダカ科 サジオモダカ	塊茎	80
ダツラ（曼陀羅葉）	ナス科 ヨウシュチョウセンアサガオなど	葉	123
チクジョ（竹筎）	イネ科 ハチク，マダケ	稈の内層	—
チクセツニンジン（竹節人参）	ウコギ科 トチバニンジン	根茎	96
チモ（知母）	ユリ科 ハナスゲ	根茎	81
チョウジ（丁香）	フトモモ科 チョウジ	つぼみ	82
チョウトウコウ（釣藤鉤）	アカネ科 カギカズラなど	とげ	83
チョレイ（猪苓）	サルノコシカケ科 チョレイマイタケ	菌核	85
チンピ（陳皮）	ミカン科 ウンシュウミカンなど	成熟果皮	90
テンナンショウ（天南星）	サトイモ科 マイヅルテンナンショウなど	根茎	—
テンマ（天麻）	ラン科 オニノヤガラ	塊茎	—
テンモンドウ（天門冬）	ユリ科 クサスギカズラ	根	—
トウガシ（冬瓜子）	ウリ科 トウガ	種子	—
トウガラシ（蕃椒）	ナス科 トウガラシ	果実	—
トウキ（当帰）	セリ科 トウキ，ホッカイトウキ	根	86
トウシンソウ（燈心草）	イグサ科 イ，フトイ	茎の髄	—

付　　録　　149

付表 2　生 薬 一 覧 表（つづき）

生薬名	基原植物または基原動物	薬用部位	頁
トウドクカツ（唐独活）	セリ科 シシウド	根	92
トウニン（桃仁）	バラ科 モモなど	種子	88
トウヒ（橙皮）	ミカン科 ダイダイなど	成熟果皮	89
ドクカツ（独活）	ウコギ科 ウド	根茎	91
トコン（吐根）	アカネ科 Cephaelis ipecacuanha など	根および根茎	93
トチュウ（杜仲）	トチュウ科 トチュウ	樹皮	93
ドベッコウ（土別甲）	スッポン科 スッポン，シナスッポン	背甲	―
トラガント	マメ科 Astragalus gummifer	幹から得た分泌物	―
トンシ（豚脂）	イノシシ科 ブタ	脂肪	―
ニガキ（苦木）	ニガキ科 ニガキ	木部	―
ニクズク（肉荳蔲）	ニクズク科 Myristica fragrans	種子	―
ニチニチソウ（長春花）	キョウチクトウ科 ニチニチソウ	葉	126
ニュウコウ（乳香）	カンラン科 ニュウコウジュ	樹脂	―
ニンジン（人参）	ウコギ科 オタネニンジン	根	94
ニンドウ（忍冬）	スイカズラ科 スイカズラ	茎葉	―
バイモ（貝母）	ユリ科 アミガサユリ	鱗茎	―
バクガ（麦芽）	イネ科 オオムギ	発芽種子	―
バクモンドウ（麦門冬）	ユリ科 ジャノヒゲ	根の膨大部	97
ハズ（巴豆）	トウダイグサ科 ハズ	種子	―
ハチミツ（蜂蜜）	ミツバチ科 ヨーロッパミツバチ，トウヨウミツバチ	巣に集められた蜜	―
ハッカ（薄荷）	シソ科 ハッカ	地上部	98
バッカク（麦角）	バッカクキン科 バッカクキン	菌核	99
ハマボウフウ（浜防風）	セリ科 ハマボウフウ	根，根茎	110
ハンゲ（半夏）	サトイモ科 カラスビシャク	塊茎	100
ビャクゴウ（百合）	ユリ科 オニユリ，ハカタユリ	鱗茎	―
ビャクシ（白芷）	セリ科 ヨロイグサ	根	101
ビャクジュツ（白朮）	キク科 オケラ，オオバナオケラ	根茎	102
ビワヨウ（枇杷葉）	バラ科 ビワ	葉	―
ビンロウジ（檳榔子）	ヤシ科 ビンロウ	種子	―
ブクリュウカン（伏竜肝）	黄土で作ったかまどの焼け土，鉄，ケイ素		―
ブクリョウ（茯苓）	サルノコシカケ科 マツホド	菌核	104
ブシ（附子）	キンポウゲ科 ハナトリカブト，オクトリカブト	塊根	106
プラウノイ	トウダイグサ科 Croton sublyratus	葉，茎	126
ベラドンナコン	ナス科 Atropa belladonna	根	123
ヘンズ（扁豆）	マメ科 フジマメ	種子	―
ボウイ（防已）	ツヅラフジ科 オオツヅラフジ	つる性の茎，根茎	108
ボウコン（茅根）	イネ科 チガヤ	根茎	―
ボウショウ（芒硝）	硫酸ナトリウム水和物		―
ボウフウ（防風）	セリ科 Saposhnikovia divaricata	根，根茎	109

150　付　　　録

付表 2　生 薬 一 覧 表 (つづき)

生薬名	基原植物または基原動物	薬用部位	頁
ボクソク (樸樕)	ブナ科 クヌギなど	樹皮	—
ボタンピ (牡丹皮)	ボタン科 ボタン	根皮	111
ポドフィルムコン	メギ科 *Podophyllum peltatum*	根茎	111
ホミカ (馬銭子)	マチン科 *Strychnos nux-vomica*	種子	112
ボレイ (牡蛎)	イタボガキ科 カキ	貝殻	67
マオウ (麻黄)	マオウ科 *Ephedra sinica* など	地上茎	113
マクリ (海人草)	フジマツモ科 マクリ	全藻	114
マシニン (火麻仁)	クワ科 アサ	果実	79
マンケイシ (蔓荊子)	クマツヅラ科 ハマゴウ，ミツバハマゴウ	果実	—
ミツロウ (蜜蝋) 〔オウロウ (黄蝋)〕	ミツバチ科 トウヨウミツバチ，ヨーロッパミツバチ	巣から得たろう	—
モクツウ (木通)	アケビ科 アケビ，ミツバアケビ	つる性の茎	115
モッカ (木瓜)	バラ科 ボケ	果実	—
モッコウ (木香)	キク科 *Saussurea lappa* など	根	116
ヤクチ (益智)	ショウガ科 *Alpinia oxyphylla*	果実	117
ヤクモソウ (益母草)	シソ科 メハジキ	花期の地上部	—
ヤボランジヨウ	ミカン科 *Pilocarpus jaborandi* など	小葉	118
ユウタン (熊胆)	クマ科 *Ursus arctos* など	胆汁	68
ヨウバイヒ (楊梅皮)	ヤマモモ科 ヤマモモ	幹皮	—
ヨクイニン (薏苡仁)	イネ科 ハトムギ	種子	119
ラウオルフィア (印度蛇木)	キョウチクトウ科 インドジャボク	根	120
リュウガンニク(竜眼肉)	ムクロジ科 リュウガン	仮種皮	—
リュウコツ (竜骨)	炭酸カルシウム，リン酸カルシウム	化石化した骨	65
リュウタン (竜胆)	リンドウ科 トウリンドウなど	根，根茎	70
リョウキョウ (良姜)	ショウガ科 *Alpinia officinarum*	根茎	—
レキセイ (瀝青)	マメ科 キアイなど	茎葉	—
レンギョウ (連翹)	モクセイ科 レンギョウ，シナレンギョウ	果実	120
レンニク (連肉)	ハス科 ハス	種子	—
ロジン (コロホニウム)	マツ科 *Pinus* 属諸種植物	樹脂	—
ロートコン	ナス科 ハシリドコロなど	根茎，根	122
ローヤルゼリー	ミツバチ科 ヨーロッパミツバチなど	頭部分泌腺の分泌物	—

和 文 索 引

あ

アイ（藍） 38
アウクビン（aucubin） 56, 94
アウランチオオブツシン
　　（aurantioobtusin） 29
アカキナノキ 21
アカネ科の生薬
　キ　ナ 21
　サンシシ 46
　チョウトウコウ 83
　トコン 93
アカメガシワ 145
アカヤジオウ 50
アガロース（agarose） 115
アキウコン 6
アキサンゴ 47
アキョウ（阿膠） 145
アキラントシド
　　（achyranthoside） 35
アクテオシド（acteoside）
　　　　　　　　　50, 56
アケビ 115
アケビ科の生薬
　モクツウ 115
アケボシド St（akeboside St）
　　　　　　　　　　116
アコニチン（aconitine） 106
ア　サ 78, 79
l-アサリニン（l-asarinin） 42
アサロン（asarone） 63
アジマリン（ajimaline） 120
アスチルビン（astilbin） 45
アストラガロシドⅠ
　　（astragaloside Ⅰ） 9
アセチルシコニン
　　（acetylshikonin） 53
アセチルソヤサポニン
　　（acetylsoyasaponin） 76
アセンヤク（阿仙薬） 145

アチシン（atisine） 106
アデニン（adenine） 16
アトラクタン（atractan） 103
アトラクチロジン
　　（atractylodin） 104
アトラクチロン（atractylon）
　　　　　　　　　103
アトロピン（atropine）
　　　　　118, 122, 123
アナギリン（anagyrine） 24
アネトール（anethole） 4
アネマラン（anemaran） 81
アピゲニン（apigenin） 73
アピゲニン-7-O-β-グルコシ
　ド（apigenin-7-O-β-
　　　　　　　glucoside） 26
アフゼリン（afzerin） 48
アヘン（阿片） 1
アポアトロピン（apoatropine）
　　　　　　　　122, 123
アマロゲンチン（amarogentin）
　　　　　　　　　　69
アミグタリン（amygdalin）
　　　　　　　　　23, 88
γ-アミノ酪酸（γ-aminobutyric
　　　　　　　　　acid） 9
アミリン 72
アヤメ科の生薬
　サフラン 44
アラビノ-3,6-ガラクタン
　　（arabino-3,6-galactan） 9, 86
アラビノガラクツロナン
　　（arabinogalacturonane） 101
アリストロキア酸
　　　42, 109, 116, 117
アリスモール（alismol） 80
アリソール（alisol） 80
アリソールモノアセタート
　　（alisol monoacetate） 80
アルカリ可溶グルカン 85
アルカロイド 141
3-アルギニルスベラート
　　（3-arginylsuberate） 66

アルクチイン（arctiin） 121
アルクチゲニン（arctigenin）
　　　　　　　　　121
アルタブシン（artabsin） 15
アルテミシン（artemisin） 54
アルビフロリン（albiflorin） 55
アルブチン（arbutin） 7
アロイノシド（aloinoside） 2
アロエ 2
アロエエモジン（aloe-emodin）
　　　　　　　2, 68, 74
α-アロカイニン酸
　　（α-allokainic acid） 115
アンゲロール（angelol） 92
アンズ 23
杏蘇散 → きょうそさん
アンソッコウ（安息香） 145
安中散 7
アントシアニジン 142
アントロン（anthrone） 29
アンレキサノクス
　　（amlexanox） 11

い

イグナビン（ignavine） 106
イソインペラトリン
　　（isoimperatorin） 22
イソクエルシトリン
　　（isoquercitrin） 58
イソシノメニン
　　（isosinomenine） 108
イソテルケビン（isoterchebin）
　　　　　　　　　47
イソバルバロイン
　　（isobarbaloin） 2
イソブチルシコニン
　　（isobutylshikonin） 53
N-イソブチル-2,4,8,10,12-テ
　トラデカペンタエンアミド
　（N-isobutyl-2,4,8,10,12-
　　tetradecapentaenamide） 48

イソフラキシジン（isofraxidin）
　　　　109
イソフラボン　142
イソプレノイド経路　139
イソリキリチゲニン
　　　（isoliquiritigenin）　18
イソリキリチン（isoliquiritin）
　　　　18
イソリンコフィリン
　　　（isorhyncophylline）　83
イチイ（一位）　125
イトヒメハギ　13
胃内停水　130
イヌサフラン　39
イヌリン（inulin）　20, 104
イ　ネ　30, 31
イネ科の生薬
　コウイ　30
　コウベイ　31
　ヨクイニン　119
イノコステロン（inokosterone）
　　　　35
イノシトール（inositol）
　　　　79, 126
胃風湯　103
イペコシド（ipecoside）　93
いぼとり　119
イリノテカン（irinotecan）　124
イレイセン（威霊仙）　145
胃苓湯　85
陰　128
インチンコウ（茵蔯蒿）　3
茵蔯蒿湯　4
茵蔯五苓散　4
インドジャボク（印度蛇木）
　　　　120
インペラトリン（imperatorin）
　　　　102, 110
インヨウカク（淫羊藿）　145

う～お

ウイキョウ（茴香）　4
ウコギ科の生薬
　コウジン　96
　チクセツニンジン　96
　ドクカツ　91
　ニンジン　94
ウコン（鬱金）　5
郁金（ウコン）　6
ウ　シ　66

ウズ（烏頭）　106
ウスバサイシン　41
ウ　ド　91
ウバイ（烏梅）　145
ウマノスズクサ　116, 117
ウマノスズクサ科の生薬
　サイシン　41
ウヤク（烏薬）　145
ウリ科の生薬
　カロコン　17
　カロニン　17
ウルソール酸（ursolic acid）
　　　　47, 57
ウワウルシ　7
温経湯　87
ウンシュウミカン　90
温清飲　87
温胆湯　90

エイジツ（営実）　145
エクジステロン（ecdysterone）
　　　　35
エスクレチンジメチルエーテル
　（esculetin dimethyl ether）　3
エストラゴール（estragole）　4
エストラジオール-17β
　　　（estradiol-17β）　23
エストロン（estrone）　23
エゾエンゴサク　8
越婢加朮湯　64
エデスチン（edestin）　79
エトポシド（etoposide）　112
l-エピカテキン
　　　（l-epicatechin）　27, 43
l-エピカテキンガラート
　　　（l-epicatechin gallate）　43
l-エピガロカテキン
　　　（l-epigallocatechin）　43
l-エピガロカテキンガラート
　　　（l-epigallocatechin gallate）
　　　　43
エビスグサ　28
エフェドリン（ephedrine）　101
l-エフェドリン（l-ephedrine）
　　　　114
エブリコ酸（eburicoic acid）
　　　　105
エボジアミン（evodiamine）　36
エムルシン（emulsin）
　　　　23, 79, 88
エメチン（emetine）　93
エモジン（emodin）　29, 74

LSD（リゼルグ酸ジエチルアミ
　　ド）　100
エルゴクロム（ergochrome）　99
エルゴシニン（ergosinine）　99
エルゴシン（ergosine）　99
エルゴステロール（ergosterol）
　　　　85, 105
エルゴタミニン（ergotaminine）
　　　　99
エルゴタミン（ergotamine）　99
エルゴメトリン（ergometrine）
　　　　99
エルスホルチアケトン
　　　（elsholtziaketone）　73
β-エレメン（β-elemene）　95
エレモール（elemol）　104
エンゴサク（延胡索）　7
遠志 → オンジ
円錐花　144
延年半夏湯　101

オイカルボン（eucarvone）　42
オイゲニイン（eugeniin）　82
オイゲノール（eugenol）　82
オイゲノールアセタート
　　　（eugenol acetate）　82
α-オイデスモール
　　　（α-eudesmol）　33
β-オイデスモール
　　　（β-eudesmol）　33, 104
オウギ（黄耆）　8
黄耆建中湯　9
オウゴニン（wogonin）　10
オウゴノシド（wogonoside）　10
オウゴン（黄芩）　10
黄芩湯　10
応鐘散　75
オウセイ（黄精）　145
オウバク（黄柏）　11
オウバクノン（obakunone）　11
オウヒ（桜皮）　145
往来寒熱　130
オウレン（黄連）　12
黄連阿膠湯　13
黄連解毒湯　12
黄連湯　13
オオカラスウリ　17
オオツヅラフジ　108
オオバコ　56, 57
オオバナオケラ　102
オオヨモギ　15
悪　寒　28

和 文 索 引　153

オキシジヒドロモルシン
　　　(oxydihydromorusin)　72
オキシポイセダニン
　　　(oxypeucedanin)　102
オキシマトリン (oxymatrine)
　　　24
11-オキソ-ククルビタ-5-エ
　ン-3,24,25-トリオール (11-
　oxo-cucurbit-5-ene-
　　　3,24,25-triol)　17
オクタケチド　138
オクトリカブト　106
瘀血　129
オケラ　102
オステノール (osthenol)　110
オストール (osthole)　92
オタネニンジン (御種人参)
　　　94,96
乙字湯　62
オニドコロ　50
オノミ (苧実)　79
オフィオポゴナノン
　　　(ophiopogonanone)　98
オフィオポゴニン
　　　(ophiopogonin)　98
オフィオポゴノン
　　　(ophiopogonone)　98
悪風　28
オブツシホリン (obtusifolin)　29
オモダカ科の生薬
　　タクシャ　79
オルセリン酸　138
オレアノール酸 (oleanolic acid)
　　　47,116,121
オレイン酸 (oleic acid)
　　　37,76,79
温経湯 → うんけいとう
オンジ (遠志)　13
オンジサポニン (onjisaponin)
　　　13,15
温清飲 → うんせいいん
温胆湯 → うんたんとう

か

塊茎　100
カイケイジオウ　50
ガイシ (芥子)　145
ガイソシジンメチルエーテル
　　(geissoschizine methyl ether)
　　　83

回虫駆除薬　54,115
α-カイニン酸 (α-kainic acid)
　　　115
海人草 → マクリ
ガイヨウ (艾葉)　15
カキ　67
カギカズラ　83
柿蒂湯 → していとう
加工ブシ　107
カゴソウ (夏枯草)　145
カーサミン (carthamin)　31
カシ (訶子)　145
花糸　144
カシュウ (何首烏)　145
ガジュツ (莪蓮)　6
化食養脾湯　59
化石　65
カタルポール (catalpol)　50
花柱　144
カッコウ (藿香)　145
藿香正気散　73
カッコン (葛根)　16
葛根黄連湯芩湯　17
葛根加朮附湯　107
葛根紅花湯　32
葛根湯　17
葛根湯加川芎辛夷　64
カッセキ (滑石)　145
カノコソウ (吉草根)　145
カピラリシン (capillarisin)　3
カピラルテミシン
　　(capillartemisin)　3
カフェイン (caffeine)　43
花柄　144
加味温胆湯　14
加味帰脾湯　14
加味解毒湯　12
加味逍遙散　14
加味逍遙散合四物湯　56
加味平胃散　34
カヤツリグサ科の生薬
　　コウブシ　32
カラスウリ　17
カラスビシャク　100
カラスリン (karasurin)　17
ガラノラクトン (galanolactone)
　　　60
カラハジカミ　37
唐ビャクジュツ　103
β-カリオフィレン
　　(β-caryophyllene)　82
花龍骨　65

カルコン　142
ガルデノシド (gardenoside)　46
l-カルボン (l-carvone)　99
カロコン (栝楼根)　17
カロジツ (栝楼実)　18
カロテノイド　140
カロニン (栝楼仁)　17,18
カロヒ (栝楼皮)　18
川芎 → センキュウ
カワラヨモギ　3
カンキョウ (乾姜)　60
乾姜人参半夏丸　101
含水硫酸カルシウム
　　(calcium sulfate)　64
カンゾウ (甘草)　18
甘草瀉心湯　19
甘草湯　19
カンテン (寒天)　146
カントウカ (款冬花)　146
カンナビクロメン
　　(cannabichromene)　78
カンナビクロメン酸
　　(cannabichromenic acid)　78
カンナビジオール (cannabidiol)
　　　78
カンナビジオール酸
　　(cannabidiolic acid)　78
カンナビノール (cannabinol)
　　　78
寒熱　129
甘麦大棗湯　77
カンファー → カンフル
カンフェン (camphene)
　　　4,32,61
カンプトテシン (camptothecin)
　　　124
カンフル (camphor)　32
d-カンフル (d-camphor)
　　　59,61
l-カンフル (l-camphor)　54
dl-カンフル (dl-camphor)　62
カンペステロール
　　(campesterol)　11,88
関木通　116
カンレンボク　124

き

気　129
気鬱　129
キカラスウリ　17

154　和 文 索 引

帰耆建中湯　9
気　逆　129
気　虚　129
キキョウ（桔梗）　20
桔梗石膏　64
桔梗湯　20
キクカ（菊花）　146
キク科の生薬
　インチンコウ　3
　ガイヨウ　15
　コウカ　31
　シナカ　54
　ソウジュツ　103
　ビャクジュツ　102
　モッコウ　116
キコク（枳殻）　90
キササゲ　146
キジツ（枳実）　90
キジュ（喜樹）　124
奇数羽状複葉　144
気　滞　129
ギタロキシン（gitaloxin）　52
吃　逆　83
ギトキシン（gitoxin）　52
F-ギトニン（F-gitonin）　52
キ　ナ　21
キナ酸（quinic acid）　21
キニジン（quinidine）　21
キニーネ（quinine）　21
キハダ　11
キバナオウギ　8
帰脾湯　78
キャッサバ　30
牛黄 → ゴオウ
炙甘草湯 → しゃかんぞうとう
芎帰膠艾湯　16
芎帰調血飲　33
芎帰調血飲第一加減　33
キュウキュウ（芎藭）　87
キュウシ（韮子）　146
牛膝 → ゴシツ
姜黄（キョウオウ）　6
キョウカツ（羌活）　22
胸脇苦満　130
響声破笛丸　121
杏蘇散　73
キョウチクトウ科の生薬
　ニチニチソウ　126
　ラウオルフィア　120
キョウニン（杏仁）　23
鋸歯状葉　143
虚　証　129

キンギンカ（金銀花）　146
ギンゲロール（gingerol）　60
ギンセノシド（ginsenoside）　95, 96
キンポウゲ科の生薬
　オウレン　12
　ショウマ　62
　ブ　シ　106

く

偶数羽状複葉　144
クエルシトリン（quercitrin）　48, 58
クエルセチン（quercetin）　7, 30
クエン酸（citric acid）　38, 79
クコシ（枸杞子）　146
クジン（苦参）　24
苦参湯　25
ク　ズ　16
クズサポゲノール（kudzusapogenol）　17
クスノキ　61
クスノキ科の生薬
　ケイヒ　27
　ショウボク　61
クチナシ　46
グッタペルカ（guttapercha）　94
クニジリド（cnidilide）　87
クニジリン（cnidilin）　22
クヌギ　150
駆風解毒散　65
ク　マ　68
クマコケモモ　7
熊胆 → ユウタン
クマリン類　139
p-クマロイルアルフィテン酸（p-coumaroyl alphitolic acid）　77
九味檳榔湯　117
クララ　24
クラリジノール（kuraridinol）　24
クラリノール（kurarinol）　24
クラリノン（kurarinone）　24
C-クラリン（C-curarine）　25
クラーレ　25
クリソファノール（chrysophanol）　68, 74
グリチルリチン（glycyrrhizin）　19

l-クリン（l-curine）　25
クルクミン（curcumin）　5
クルクメノール（curcumenol）　6
クルクメノン（curcumenone）　6
sec-O-グルコシルハマウドール（sec-O-glucosylhamaudol）　109
4′-O-グルコシル-5-O-メチルビサミノール（4′-O-glucosyl-5-O-methylvisaminol）　109
グルコース（glucose）　31, 77
クルジオン（curdione）　6
クロウメモドキ科の生薬
　サンソウニン　77
　タイソウ　76
クロシン（crocin）　44, 46
クロセチン（crocetin）　44
クロセチンジゲンチオビオースエステル（crocetin digentiobiose ester）　46
クローブ　83
クワ科の生薬
　ソウハクヒ　71
　タイマ　78
　マシニン　79
クワノン（kuwanon）　72
桑白皮 → ソウハクヒ

け, こ

ケイガイ（荊芥）　26
荊芥連翹湯　27
ケイカンカ（鶏冠花）　146
鶏肝丸　50
ケイシ（桂枝）　28
桂枝加黄耆湯　28
桂枝加葛根湯　56
桂枝加厚朴杏仁湯　34
桂枝加芍薬生姜人参湯　95
桂枝加芍薬大黄湯　75
桂枝加芍薬湯　28
桂枝加朮附湯　107
桂枝加竜骨牡蛎湯　65
桂枝加苓朮附湯　107
桂枝湯　28
桂枝人参湯　95
桂枝茯苓丸　105
桂枝茯苓丸料加薏苡仁　119
桂芍知母湯　107

和 文 索 引　　155

ケイヒ（桂皮）　27
ケイヒアルデヒド
　　（cinnamic aldehyde）　27
ケイ皮酸（cinnamic acid）　27
啓脾湯　50
荊防敗毒散　110
桂麻各半湯　24
鶏鳴散加茯苓　36
ケイリンサイシン　41
ケシ　1
ケシ科の生薬
　アヘン　1
　エンゴサク　7
ケジギタリス　52
血　129
血　虚　129
厥陰病　128
ケツメイシ（決明子）　28
ゲニスチン（genistin）　76
ゲニステイン（genistein）
　　　　　　　　　16, 76
ゲニピン（genipin）　46
ゲニピンゲンチオビオシド
　（genipingentiobioside）　46
ゲニポシジン酸
　　（geniposidicacid）　56
ゲニポシド（geniposide）　46, 94
ゲラニイン（geraniin）　30
ゲラニオール（geraniol）　48
ケロール（khellol）　62
ケンゴシ（牽牛子）　146
ゲンジン（玄参）　146
ゲンチアナ　70
ゲンチオピクロシド
　　（gentiopicroside）　70, 71
ゲンチジン（gentisin）　70, 71
堅中湯　101
ゲンノショウコ　29
ケンフェロール（kaempferol）
　　　　　　　　　30, 69

コイキサン（coixan）　119
コイキセノリド（coixenolide）
　　　　　　　　　119
コウイ（膠飴）　30, 146
コウカ（紅花）　31
コウシコン（硬紫根）　53
甲字湯　88
香砂平胃散　59
香砂養胃湯　59
香砂六君子湯　95
コウジン（紅参）　95, 96

硬石膏　64
香蘇散　33
光知母　81
コウブシ（香附子）　32
鉱物生薬　64
コウベイ（粳米）　31, 146
コウボク（厚朴）　33
厚朴生姜半夏人参甘草湯　34
コウホン（藁本）　146
ゴオウ（牛黄）　66
コカイン（cocaine）　35
コガネバナ　10
コカノキ　34
コカヨウ　34
コクラウリン（coclaurine）　63
コケモモ　7
五虎湯　72
ゴシツ（牛膝）　35, 146
牛膝散　8
五積散　90
牛車腎気丸　48
ゴシュユ（呉茱萸）　36
呉茱萸湯　36
コスツノリド（costunolide）
　　　　　　　　　117
互生葉　143
五　臓　130
コデイン（codeine）　1
コハク酸（succinic acid）　126
コブシ　63
コブシン（kobusine）　106
コプチシン（coptisine）　12
ゴボウシ（牛蒡子）　147
ゴマ（胡麻）　37
ゴマノハグサ科の生薬
　ケジギタリス　52
　ジオウ　50
　ジギタリス　51
ゴマ油（胡麻油）　37
ゴミシ（五味子）　38
ゴミシン（gomisin）　38
五物解毒散　59
d-コリダリン（d-corydaline）
　　　　　　　　　8
コリナンテイン
　　（corynantheine）　83
コリン（choline）　16, 79
五淋散　57
コール酸（cholic acid）　67, 68
コルヌスタンニン
　　（cornus-tanin）　47
コルヒクム　39

コルヒコシド（colchicoside）
　　　　　　　　　39
コルヒチン（colchicine）　39
五苓散　85
コロンボ　147
コンズランゴ　147
根生葉　143
コンドデンドリン
　　（chondodendrine）　25

さ

柴陥湯　18
サイクリック AMP
　　（cyclic AMP）　77
サイコ（柴胡）　40
柴胡加竜骨牡蛎湯　67
柴胡桂枝乾姜湯　18
柴胡桂枝湯　41
サイコサポニン（saikosaponin）
　　　　　　　　　40
柴胡清肝湯　46
サイコトリン（psychotrine）　93
柴芍六君子湯　91
サイシン（細辛）　41
サイチャ（細茶）　43
柴朴湯　41
柴苓湯　85
さく果　1
酢酸-マロン酸経路　138
サジオモダカ　80
サスペンサシド（suspensaside）
　　　　　　　　　121
サツマイモ　30
サトイモ科の生薬
　ハンゲ　100
左突膏　38
サネブトナツメ　77
サフラナール（safranal）　44
サフラワー油（safflower oil）
　　　　　　　　　32
サフラン（番紅花）　44
サフロール（safrole）　42, 63
サフロール黄（safflor yellow）
　　　　　　　　　32
サポシニコバン
　　（saposhinikovan）　109
サラシナショウマ　62
サリチルアルデヒド
　　（salicylaldehyde）　27
サルトリイバラ　45

156 和文索引

サルノコシカケ科の生薬
チョレイ　85
ブクリョウ　104
三黄瀉心湯　10
酸化アルミニウム
　（alminium oxide）　64
三回羽状複葉　144
酸化鉄（iron oxide）　64
酸化マグネシウム
　（magnesium oxide）　64
サンキライ（山帰来）　45
散形花　144
サンザシ（山査子）　147
サンシシ（山梔子）　46
三七人参　97
三出複葉　144
サンシュユ（山茱萸）　47
サンジョイニン（sanjoinine）　78
サンショウ（山椒）　48
サンショオール（sanshool）　48
参蘇飲 → じんそいん
サンソウニン（酸棗仁）　77
酸棗仁湯　78
$l-\alpha-$サントニン
　（$l-\alpha-$santonin）　54
三物黄芩湯　25
サンヤク（山薬）　49
参苓白朮散 → じんりょうびゃく
　　　　　　　じゅつさん

し

ジアセチルアトラクチロジオール（diacetylatractylodiol）　103
滋陰降火湯　82
滋陰至宝湯　82
紫雲膏　54
ジェサコニチン（jesaconitine）　106
ジオウ（地黄）　50
ジオスゲニン（diosgenin）　49
ジオスゲニングリコシド
　（diosgenin glycoside）　45
シオン（紫苑）　147
ジギタリス　51
ジギトキシン（digitoxin）　52
シキミ酸経路　139
四逆散　90
シクロモルシン（cyclomorusin）　72
四君子湯　103

滋血潤腸湯　51
シゴカ（刺五加）　147
ジゴキシン（digoxine）　53
ジコッピ（地骨皮）　147
シコニン（shikonin）　53
シコン（紫根）　53
シザンドリン（schizandrin）　38
シウド　92
ジシノメニン（disinomenine）　108
梔子柏皮湯　47
ジジフスアラビナン
　（zizyphus arabinan）　77
ジジフスサポニン
　（zizyphus saponin）　77
雌ずい　144
治頭瘡一方 → ぢづそういっぽう
シ　ソ　72
シソ科の生薬
　オウゴン　10
　ケイガイ　26
　ソヨウ　72
　ハッカ　98
シソシ（紫蘇子）　73
シソニン（shisonin）　73
シゾネペトシド
　（shizonepetoside）　26
シソヨウ（紫蘇葉）　72
治打撲一方 → ぢだぼくいっぽう
七物降下湯　84
実脾飲　105
シツリシ（蒺藜子）　147
シテイ（柿蒂）　147
柿蒂湯　83
ジテルペン　140
ジテルペン酸　91
$\beta-$シトステロール（$\beta-$sitosterol）
　11, 49, 57, 88, 98
$\beta-$シトステロールグルコシド
　（$\beta-$sitosterolglucoside）　98
シトラール（citral）　38, 63, 74
シトロスタジエノール
　（citrostadienol）　88
シトロネラール（citronellal）　48
シナカ　54
シナクチン（sinacutine）　108
シナヒキガエル　65
シナモン　28
シネオール（cineole）
　15, 32, 42, 54
1,4-シネオール（1,4-cineole）　6

1,8-シネオール（1,8-cineole）　118
シネフリン（synephrin）　36
$l-$シネフリン（$l-$synephrin）　89
シノブファギン（cinobufagin）　66
シノブホタリン（cinobufotalin）　66
シノメニン（sinomenine）　108
3,4-ジヒドロキシベンズアルデヒドジグルコシド（3,4-dihydroxybenzaldehyde diglucoside）　101
ジヒドロコリナンテイン
　（dihydrocorynantheine）　83
シペロール（cyperol）　32
$\alpha-$シペロン（$\alpha-$cyperone）　32
ジペンテン（dipentene）　4
子　房　144
シマハスノカズラ　109
シミゲノール（cimigenol）　62
シミゲノール-3-O-アラビノシド（cimigenol-3-O-arabinoside）　62
シミシフゲニン（cimicifugenin）　62
シミシフゴシド
　（cimicifugoside）　62
シミフギン（cimifugin）　62, 109
$\beta,\beta-$ジメチルアクリルシコニン
　（$\beta,\beta-$dimethylacrylshikonin）　53
四物湯　51
ジャガイモ　30
炙甘草　19
炙甘草湯　19
シャクヤク（芍薬）　54
芍薬甘草湯　56
鷓鴣菜湯　115
ジャショウシ（蛇床子）　147
蛇床子湯　25
シャゼンシ（車前子）　56
シャゼンソウ（車前草）　57
しゃっくり　83
ジャテオリジン（jateorrhizine）　11, 12
ジャノヒゲ　97
シャンジシド（shanzhiside）　46
GU-2　85
GU-3　85
GU-4　85

和 文 索 引　　157

修　治 96
　ブシの―― 106
　カンキョウの―― 60
　コウジンの―― 96
　炙甘草の―― 19
　熟ジオウの―― 50
十全大補湯 96
十味敗毒湯 110
ジュウヤク（十薬） 58
熟ジオウ 50
シュクシャ（縮砂） 59
ジュジュボサポニン
　　（jujubosaponin） 78
ジュズダマ 119
潤腸湯 24
証 129
少陰病 128
小茴香 5
ショウガ 60
ショウガ科の生薬
　ウコン 5
　ガジュツ 6
　カンキョウ 60
　シュクシャ 59
　ショウキョウ 60
　ヤクチ 117
蒸眼一方 32
ショウキョウ（生姜） 60
生姜瀉心湯 61
小建中湯 77
小柴胡湯 41
小柴胡湯加桔梗石膏 20
生ジオウ 50
少承気湯 75
掌状複葉 144
ショウズク（小豆蒄） 147
小青竜湯 114
小青竜湯加石膏 114
小青竜湯合麻杏甘石湯 114
焼セッコウ 65
樟　脳 61
ショウノウ → カンフル
椒梅湯 49
小半夏加茯苓湯 61
消風散 129
ショウボク（樟木） 61
生干桔梗 20
生干芍薬 55
ショウマ（升麻） 62
升麻葛根湯 63
逍遙散 86,99
少陽病 128

ショーガオール（shogaol） 60
女神散 → にょしんさん
シリンギン（syringin） 56
四苓湯 105
シロバナヨウシュチョウセンア
　　　　　　サガオ 123
シンイ（辛夷） 63
辛夷清肺湯 64
シンキク（神麹） 147
α-ジンギベレン
　　（α-zingiberene） 60
ジンギョウ（秦艽） 147
秦艽羌活湯 23
秦艽防風湯 110
心　形 143
ジンコウ（沈香） 148
シンコナレッド
　　（cinchona red） 21
シンコニジン（cinchonidine）
　　　　　　21
シンコニン（cinchonine） 21
人参 → ニンジン
真　芍 55
シンゼイラノール
　　（cinnzeylanol） 27
シンゼイラミン
　　（cinnzeylamine） 27
参蘇飲 117
シンナムアルデヒド
　　（cinnamic aldehyde） 27
シンナムタンニン
　　（cinnamtannin） 27
シンナモイルコカイン
　　（cinnamoylcocaine） 35
神秘湯 24
真武湯 107
参苓白朮散 106

す～そ

水 129
穂状花 144
随証治療 129
水　毒 129
スウェルチアマリン
　　（swertiamarin） 69,71
スウェロシド（sweroside）
　　　　　33,47,69
スクテラレイン-7-グルコシド
　　（scutellarein-7-glucoside）
　　　　　　57

スクロース（sucrose） 77
スゲトリオール酢酸エステル
　　　　（sugetriol） 32
l-スコポラミン
　　（l-scopolamine） 122,123
スコポリン（scopolin） 122,124
スコポレチン（scopoletin）
　　　　109,122,124
スタキオース（stachyose） 50
スチグマステロール
　　　　（stigmasterol） 98
スッポン 149
cis-8-ステアリン酸
　　（cis-8-stearic acid） 119
ステアリン酸（stearic acid）
　　　　　76,119
ステロイド 140
ストリキニーネ（strychnine）
　　　　　113
ストロン 18
スピノシン（spinosin） 78
スペアミント 99
スミラクスサポニン
　　（smilax saponin） 45

清肌安蛔湯 115
清湿化痰湯 102
清上蠲痛湯 102
清上防風湯 102
清暑益気湯 86
清心蓮子飲 57
清肺湯 46
セイヨウイチイ（西洋一位）
　　　　　125
セイヨウハッカ 99
セカロン酸 99
赤　芍 55
セサミン（sesamin） 37,42
セサモリン（sesamolin） 37
セサモール（sesamol） 37
セスキテルペン 139,140
セスタテルペン 139,140
セッコウ（石膏） 64
折衝飲 111
セネガ 14
セネギン（senegin） 14,15
セファエリン（cephaeline） 93
セリ科の生薬
　ウイキョウ 4
　キョウカツ 22
　サイコ 40
　センキュウ 87

158 和文索引

セリ科の生薬（つづき）
　トウキ 86
　トウドクカツ 92
　ハマボウフウ 110
　ビャクシ 101
　ボウフウ 109
セルペンチン（serpentine） 120
セルロイド 61
セロトニン 66
繊維石膏 64
センキュウ（川芎） 87
川芎茶調散 44
センキュウノリド
　　　（senkyunolide） 87
千金鶏鳴散 86
ゼンコ（前胡） 148
センコツ（川骨） 148
銭氏白朮散 117
センソ（蟾酥） 65
センタイ（蝉退） 148
センナ 68
センノシド（sennoside） 68, 74
センブリ（当薬） 69
腺　毛 98
センレンシ（川楝子） 148

ソウジュツ（蒼朮） 103
ソウハクヒ（桑白皮） 71
束　荊 9
疎経活血湯 108
蘇子降気湯 73
側　根 10
ソボク（蘇木） 148
ソホラノール（sophoranol） 24
ソヤサポゲノール
　　　（soyasapogenol） 17
ソヤサポニン（soyasaponin）
　　　　　　　　　　　　76
ソヨウ（紫蘇葉，蘇葉） 72
ソラレン（psoralen） 109, 110
ソンゴリン（songorine） 106

た，ち

太陰病 128
大茴香 5
ダイオウ（大黄） 74
大黄甘草湯 19
大黄牡丹皮湯 111
大建中湯 49

大柴胡湯 41
大柴胡湯去大黄 41
大承気湯 75
ダイジン（daidzin） 16, 76
ダイズ（大豆） 75
ダイズ油（大豆油） 75
対生葉 143
ダイゼイン（daidzein） 16, 76
タイソウ（大棗） 76
ダイダイ 89, 90
大半夏湯 101
ダイフクヒ（大腹皮） 148
タイヘイヨウイチイ 125
大防風湯 94
タイマ（大麻） 78
タイマニン（大麻仁） 79
太陽病 128
タウロウルソデオキシコール酸
　　（tauroursodeoxycholic acid）
　　　　　　　　　　　　68
タキソテール 125
タキソール 125
タクシャ（沢瀉） 80
托　葉 143
ダツラ 123
タデ科の生薬
　ダイオウ 74
タムシバ 63
陀羅尼助 12
担根体 49
炭酸カルシウム
　　　（calcium carbonate） 65, 67
胆汁酸（bile acid） 67, 68

チクジョ（竹筎） 148
竹筎温胆湯 98
チクセツサポニン
　　　（chikusetsusaponin） 97
チクセツニンジン（竹節人参）
　　　　　　　　　　　　96
治打撲一方 75
治頭瘡一方 121
チモ（知母） 81
チモサポニン（timosaponin）
　　　　　　　　　　　　81
知母肉 81
チャ（茶） 43
チャビコール（chavicol） 82
チャミグレン（chamigrene） 38
中黄膏 6
柱　頭 144
調胃承気湯 19

チョウコウ（丁香） 82
丁香柿蔕湯 83
チョウジ（丁子） 82
長春花 126
長　石 64
チョウセンゴミシ 38
チョウトウコウ
　　（釣藤鈎，釣藤鈎） 83
釣藤散 84
調鑪湯 88
チョレイ（猪苓） 85
猪苓湯 80
猪苓湯合四物湯 80
チョレイマイタケ 85
チンピ（陳皮） 90
沈　脈 130

つ～と

通導散 116
つきぬき茎 143
α-ツジョン（α-thujone） 15
ツツジ科の生薬
　ウワウルシ 7
ツヅラニン（tuduranine） 108
ツヅラフジ科の生薬
　クラーレ 25
　ボウイ 108
ツバキ科の生薬
　サイチャ 43
d-ツボクラリン
　　（d-tubocurarine） 25
ツボクラリン塩化物
　　（tubocurarine chloride） 25
釣藤鈎 → チョウトウコウ
ツルメロン（turmerone） 5
つわり（悪阻） 101

テアサポニン（theasaponin） 43
テアニン（theanine） 43
デオキシカピラルテミシン
　　（deoxycapillartemisin） 3
デオキシコール酸
　　（deoxycholic acid） 67
1-デオキシノジリマイシン
　　（1-deoxynojirimycin） 72
テオフィリン（theophylline） 43
デカノイルアセトアルデヒド
　　（decanoylacetaldehyde） 58
デキストリン（dextrin） 79

和文索引　159

デスガロイルオイゲニイン
　（desgalloyleugeniin）　82
デスラノシド（deslanoside）　53
デセルピジン（deserpidine）
　　　　　　　　　　120
テトラガロイルグルコース
　（tetragalloylglucose）　7
テトラケチド　138
テトラヒドロカンナビノール
　（tetrahydrocannabinol）　78
テトラヒドロカンナビノール酸
　（tetrahydrocannabinolic acid）
　　　　　　　　　　78
l-テトラヒドロコプチシン
　（l-tetrahydrocoptisine）　8
dl-テトラヒドロパルマチン
　（dl-tetrahydropalmatine）　8
テヌイホリン（tenuifolin）　13
7-デヒドロアベナステロール
　（7-dehydroavenasterol）　88
デヒドロエボジアミン
　（dehydroevodiamine）　36
デヒドロコスツスラクトン
　（dehydrocostus lactone）　117
デメコルシン（demecolcine）
　　　　　　　　　　39
テリマグランジン
　（tellimagrandin）　47
デルトイン（deltoin）　109
l-α-テルピネオール
　（l-α-terpineol）　54
テルピネン（terpinene）　54
天花粉　18
田　七　97
テンナンショウ（天南星）　148
デンプン（starch）
　　　　　16, 17, 30, 49, 80, 119
テンマ（天麻）　148
テンモンドウ（天門冬）　148

豆　果　28
桃核承気湯　88
トウガシ（冬瓜子）　148
トウキ（当帰）　86
当帰飲子　51
当帰建中湯　61
当帰散　86
当帰四逆加呉茱萸生姜湯　36
当帰四逆湯　116
当帰芍薬散　56
当帰芍薬散加附子　56
当帰湯　86

当帰貝母苦参丸料　25
頭状花　144
トウシンソウ（燈心草）　148
トウダイグサ科の生薬
　コウイ　30
　ブラウノイ　126
トウドクカツ（唐独活）　92
トウニン（桃仁）　88
トウヒ（橙皮）　89
動物生薬　65
ドウモイ　115
ドウモイ酸　115
トウモロコシ　30
当　薬　69
倒卵形　143
トウリンドウ　70
トキシフェリン（toxiferine）　25
ドクカツ（独活）　91
ドクダミ　58
トコン（吐根）　93
ドサイシン（土細辛）　43
ドセタキセル（docetaxel）　125
トチバニンジン　96
トチュウ（杜仲）　93
ドッカツ（独活）　91
独活葛根湯　92
独活湯　92
ドベッコウ（土別甲）　149
トラクリソン（torachrysone）
　　　　　　　　　　29
トラパイン（trapain）　47
トララクトン（toralactone）　29
トリカブト　108
トリガロイルグルコース
　（trigalloylglucose）　7
トリコサン（trichosan）　18
トリコサンチン（trichosantin）
　　　　　　　　　　17
トリコサント酸
　（trichosantic acid）　17
トリゴネリン（trigonelline）　79
トリテルペン　140
土龍骨　65
トロパコカイン（tropacocaine）
　　　　　　　　　　35
トンシ（豚脂）　149

な　行

ナガイモ　49

ナス科の生薬
　コウイ　30
　ダツラ　123
　ベラドンナコン　123
　ロートコン　122
ナツミカン　90
ナツメ　76
ナリンギン（naringin）　89
ナンシコン（軟紫根）　53
軟石膏　64

二回羽状複葉　144
二回三出複葉　144
肉穂状花　144
二酸化ケイ素（silicon dioxide）
　　　　　　　　　　64
二朮湯　103
ニチニチソウ（長春花，日日草）
　　　　　　　　　　126
二陳湯　91
ニッケイ（肉桂）　28
ニュウコウ（乳香）　149
女神散　87
ニンジン（人参）　94
人参湯　96
人参養栄湯　39
ニンドウ（忍冬）　149

ネオヘスペリジン
　（neohesperidin）　89

ノスカピン（noscapine）　1
ノダケニン（nodakenin）　22
ノダケネチン（nodakenetin）
　　　　　　　　　　22
ノートカトン（nootkatone）　118
ノトプテロール（notopterol）
　　　　　　　　　　22
ノトプトール（notoptol）　22

は，ひ

バイカリン（baicalin）　10
バイカレイン（baicalein）　10
排膿散　21
排膿散及湯　21
排膿湯　21
バイモ（貝母）　149
パキマ酸（pachymic acid）　105
バクガ（麦芽）　149

160　和文索引

白芷 → ビャクシ
白朮 → ビャクジュツ
ハクジン（白参）　95
ハクモクレン　63
バクモンドウ（麦門冬）　97
麦門冬湯　98
パクリタキセル（paclitaxel）　125
ハシッシュ　79
ハシリドコロ　122
ハズ（巴豆）　127, 149
八味地黄丸　51
ハチミツ（蜂蜜）　149
ハッカ（薄荷）　98
八　角　5
バッカク（麦角）　99
バッカクキン　99
バッカツ（菝葜）　45
ハトムギ　119
パナキシトリオール
　　（panaxytriol）96
パナキシノール（panaxynol）
　　　　　　　　95, 110
ハナスゲ　81
ハナトリカブト　106
ハナヤナギ　115
バニリン（vanillin）　82
パパベリン（papaverine）　1
パヒマン（pachyman）　105
ハブ茶　29
ハマウドル（hamaudol）109
ハマスゲ　32
ハマボウフウ（浜防風）
　　　　　　　　110, 149
バラ科の生薬
　　キョウニン　23
　　トウニン　88
ハルウコン　6
ハルコガネバナ　47
バルバロイン（barbaloin）　2
パルマチン（palmatine）
　　　　　　　　11, 12
パルミチン酸（palmitic acid）
　　　　　　　　76, 119
ハンゲ（半夏）　100
半夏厚朴湯　34
半夏瀉心湯　101
半夏白朮天麻湯　9
番紅花 → サフラン

ヒキガエル　66
ピクロクロシン（picrocrocin）
　　　　　　　　　　44

ヒゲナミン（higenamine）
　　　　　　　　36, 42
披針形　143
ビスアミノール（bisaminol）62
ビタミンK$_1$　76
10-ヒドロキシカンプトテシン
　　（10-hydroxycamptothecin）
　　　　　　　　　　124
ヒドロキシα-サンショオール
　　（hydroxy α-sanshool）48
3-ヒドロキシ-9,10-ジメトキシ
　　プテロカルパン（3-hydroxy-
　　9,10-dimethoxypterocarpan）
　　　　　　　　　　9
2-ヒドロキシテラコサン酸
　　（2-hydroxyteracosanoic acid）
　　　　　　　　　　85
p-ヒドロキシフェネチルアニ
　　サート（p-hydroxyphenethyl
　　anisate）22
ヒナタイノコズチ　35
ひねしょうが　60
ヒネソール（hinesol）　104
ピネン（pinene）　61
l-α-ピネン（l-α-pinene）
　　　　　　　　32, 54
α-ピネン（α-pinene）　4, 6
β-ピネン（β-pinene）
　　　　　　　　42, 118
ピノレシノール（pinoresinol）
　　　　　　　　94, 121
ピノレシノールグルコシド
　　（pinoresinol glucoside）121
ピノレシノールジグルコシド
　　（pinoresinol diglucoside）94
ヒパコニチン（hypaconitine）
　　　　　　　　　　106
ヒペロシド（hyperoside）　7
ヒメハギ科の生薬
　　オンジ　13
　　セネガ　14
ビャクアンゲリコール
　　（byakangelicol）102
ビャクアンゲリシン
　　（byakangelicin）102
ビャクゴウ（百合）　149
ビャクシ（白芷）　101
白　芍　54
ビャクジュツ（白朮）102
百草丸　91
白虎加桂枝湯　28
白虎加人参湯　64

白虎湯　82
ヒユ科の生薬
　　ゴシツ　35
表　裏　129
l-ヒヨスチアミン
　　（l-hyoscyamine）122, 124
ビリルビン（bilirubin）　67
ヒルガオ科の生薬　30
　　アサガオ　146
　　コウイ　30
ヒルスチン（hirsutine）　83
ヒルステイン（hirsuteine）　83
ピロカルピジン（pilocarpidine）
　　　　　　　　　　118
ピロカルピン（pilocarpine）118
ヒロハセネガ　14
ビワヨウ（枇杷葉）　149
ビンクリスチン（vincristine）
　　　　　　　　　　126
ビンブラスチン（vinblastine）
　　　　　　　　　　126
ビンロウジ（檳榔子）　149

ふ，へ

フィリリン（phillyrin）　121
フウロウソウ科の生薬
　　ゲンノショウコ　29
フェニルプロパノイド類　139
プエラリン（puerarin）　16
β-フェランドレン
　　（β-phellandrene）48
フェルラ酸（ferulic acid）　12
6′-O-（trans-フェルロイル）-
　　ノダケニン〔6′-O-（trans-
　　feruloyl）-nodakenin〕22
プエロシド（pueroside）　17
フェロデンドリン
　　（phellodendrine）11
フェロプテリン（phellopterin）
　　　　　　　　　　102
フェンコン（fenchone）　4
フェンネル　5
不換金正気散　91
複合経路　141
複合散形花　144
複　葉　144
ブクリュウカン（伏竜肝）149
伏竜肝湯　61
ブクリョウ（茯苓）　104

和文索引　161

茯苓飲　105
茯苓飲加半夏　106
茯苓飲合半夏厚朴湯　73
茯苓沢瀉湯　81
ブシ（附子）　106
フジマツモ科の生薬
　マクリ　114
附子理中湯　107
d-プソイドエフェドリン
　（d-pseudoephedrine）　113
プソイドチモサポニン
　（pseudotimosaponin）　81
ブチリデンフタリド
　（butylidenephthalide）　86
フトモモ科の生薬
　チョウジ　82
ブファジエノリド
　（bufadienolide）　66
ブファリン（bufalin）　66
ブプレウラン（bupleuran）　40
ブホステロイド（bufosteroid）
　　　66
ブホタリン（bufotalin）　66
ブホテニジン（bufotenidine）
　　　66
浮　脈　130
フムレン（humulene）　82
プラウノイ　126
プラウノトール　126
フラキシジン（fraxidin）　109
プラチコジン（platycodin）　20
フラバノール　142
フラバノン　142
フラボノイド類　141
フラボノール　142
フラボン　142
プランタギニン（plantaginin）
　　　57
プランタゴームチラゲA
　（plantago-mucilage A）　56
プランタマヨシド
　（plantamajoside）　57
C-フルオロクリン
　（C-fluorocurine）　25
ブルガリン（vulgarin）　15
フルクトース（fructose）　77
ブルシン（brucine）　113
プルナシン（prunasin）　88
l-プレゴン（l-pulegone）　26
プロカイン（procaine）　35
プロトパナキサジオール
　（protopanaxadiol）　96

プロトパナキサトリオール
　（protopanaxatriol）　96
プロトピン（protopine）　8
フロロアセトフェノン　138
分消湯　104

平胃散　104
閉　塞　129
ペオニフロリゲノン
　（paeoniflorigenone）　55
ペオニフロリン（paeoniflorin）
　　　55, 111
ペオノシド（paeonoside）　111
ペオノリド（paeonolide）　111
ペオノール（paeonol）　111
ペクチン性多糖　19
ヘスペリジン（hesperidin）
　　　26, 48, 89
ベツリン（betulin）　20
ベツリン酸（betulinic acid）　72
ヘデラゲニン（hederagenin）
　　　116
ベニバナ　31
ペパーミント　99
ベラドンナコン　123
ベリジホリン（bellidifolin）
　　　69～71
ペリトリン（pellitorine）　42
ペリラケトン（perillaketone）
　　　74
l-ペリルアルデヒド
　（l-perillaldehyde）　73
ベルガプテン（bergaptene）
　　　22, 109, 110
ベルガプトール（bergaptol）　22
ベルガプトール-O-β-グルコ
　ピラノシド（bergaptol-O-
　β-glucopyranoside）　22
ベルベリン（berberine）　11, 12
ヘロイン（heroin）　2
ヘンズ（扁豆）　149
1,2,3,4,6-ペンタ-O-ガロイル-
　D-グルコース（1,2,3,4,6-penta-
　O-galloyl-D-glucose）　55
ペントサン（pentosan）　79

ほ

苞　144
ボウイ（防已）　108
防已黄耆湯　109

防已茯苓湯　109
方解石　64
抱　茎　143
ボウショウ（芒硝）　149
ボウフウ（防風）　109
防風通聖散　110
ホオノキ　33
ホオノキオール（honokiol）　33
補気建中湯　11
ボクソク（樸樕）　150
ホソバオケラ　103
ボタン　111
ボタン科の生薬
　シャクヤク　54
　ボタンピ　111
ボタンピ（牡丹皮）　111
補中益気湯　9
ホッカイトウキ　86
ポドフィルムコン　111
ポドフィロトキシン
　（podophyllotoxin）　112
ポドフィロトキシングルコシド
　（podophyllotoxin glucoside）
　　　112
補肺湯　39
ポピーシード　2
ホミカ（馬銭子）　112
ホミシン（vomicine）　113
ホモゲンチジン酸
　（homogentisic acid）　101
ホモプランタギニン
　（homoplantaginin）　57
ポリガラシン（polygalacin）　20
ホルシチアシド（forsythiaside）
　　　121
d-ボルネオール（d-borneol）
　　　59
ホルボールエステル　127
ホルモノネチン（formononetin）
　　　9, 16
ボレイ（牡蛎）　67
ホンアンズ　23
ポンシリン（poncirin）　89

ま　行

マオウ（麻黄）　113
麻黄湯　114
麻黄附子細辛湯　107
麻杏甘石湯　24
麻杏薏甘湯　119

162　和文索引

マグノクラリン
　　　（magnocurarine)　33
マグノサリン (magnosalin)　63
マグノシニン (magnoshinine)
　　　　　　　　　　　63
マグノフロリン (magnoflorine)
　　　　　　12, 33, 108
マグノロール (magnolol)　33
マクリ（海人草）114
マグワ　71
マシニン（火麻仁，麻子仁）79
麻子仁丸　79
麻酔剤　123
マタイレシノール
　　　（matairesinol)　121
マチン科の生薬
　クラーレ　25
　ホミカ　112
馬銭子　112
マツブサ科の生薬
　ゴミシ　38
マツホド　104
マトリン (matrine)　24
マメ科の生薬
　オウギ　8
　カッコン　16
　カンゾウ　18
　クジン　24
　ケツメイシ　28
　センナ　68
　ダイズ　75
　マラリア　21
マリファナ (marihuana)　79
マルトース (maltose)　31
マルトトリオース (maltotriose)
　　　　　　　　　　　31
マンギフェリン (mangifelin)
　　　　　　　　81, 82
マンケイシ（蔓荊子）150
曼陀羅葉　123
マンナン (mannan)　49
マンニトール (mannitol)　17, 50

ミカン科の生薬
　オウバク　11
　キコク　90
　キジツ　90
　ゴシュユ　36
　サンショウ　48
　チンピ　90
　トウヒ　89
　ヤボランジヨウ　118

ミコシグサ　29
ミシマサイコ　40
ミズキ科の生薬
　サンシュユ　47
ミツバアケビ　115
ミツバチ　150
ミツバハマゴウ　150
ミツロウ（蜜蝋）150
ミドリハッカ　99
ミブヨモギ　54
ミョウガ　61

無コウイ大建中湯　49
無水硫酸カルシウム　64
無柄茎　143
ムラサキ　53

メギ科の生薬
　ポドフィルムコン　111
メサコニチン (mesaconitine)
　　　　　　　　　　106
メチルアルブチン
　　　（methylarbutin)　7
メチルイソコンドデンドリン
　　　(methylisochondodendrin)
　　　　　　　　　　　25
l-メチルエフェドリン
　　　(*l*-methylephedrine)　113
メチルオイゲノール
　　　(methyleugenol)　42, 63
メチルオフィオポゴノン
　　　(methylophiopogonone)　98
O-メチルサイコトリン
　　　(*O*-methylpsychotrine)　93
25-*O*-メチルシミゲノール
　　　(25-*O*-methylcimigenol)　62
25-*O*-メチルシミゲノール-
　　　3-*O*-キシロシド (25-*O*-
　　　methylcimigenol-3-*O*-
　　　　　　　xyloside)　62
24-メチレンシクロアルタノール
　　　(24-methylenecycloartanol)
　　　　　　　　　　　88

メバロン酸経路　139
l-メントール (*l*-menthol)　99
d-メントン (*d*-menthone)　26
l-メントン (*l*-menthone)　99
dl-メントン (*dl*-menthone)
　　　　　　　　　　　26

毛知母　81
もぐさ　16

モクセイ科の生薬
　レンギョウ　120
モクツウ（木通）115
木防已湯　109
モクレン科の生薬
　コウボク　33
　シンイ　63
モッカ（木瓜）150
モッコウ（木香）116
モノテルペン　140
モ　モ　88
モラノリン (moranoline)　72
モラン A (moran A)　72
モルシノール (morusinol)　72
モルシン (morusin)　72
モルヒネ (morphine)　1, 109
モロニシド (morroniside)　47

や　行

や　く　144
ヤクチ（益智）117
ヤクチノン (yakuchinone)　118
ヤクモソウ（益母草）150
矢　毒　26, 108
ヤボランジヨウ　118
ヤマノイモ　49
ヤマモモ　150
八味地黄丸→はちみじおうがん
八味逍遙散→はちみしょうよ
　　　　　　　　　うさん

雄ずい　144
ユウタン（熊胆）68
有柄茎　143
ユリ科の生薬
　アロエ　2
　コルヒクム　39
　サンキライ　45
　チ　モ　81
　バクモンドウ　97

陽　128
ヨウシュチョウセンアサガオ
　　　　　　　　　　　123
ヨウバイヒ（楊梅皮）150
楊柏散　12
葉　柄　143
陽明病　128
ヨクイニン（薏苡仁）119

和文索引　163

薏苡仁湯　119
抑肝散　84
抑肝散加陳皮半夏　84
ヨモギ　15
ヨロイグサ　101

ら，り

ライムギ　99
ラウオルフィア　120
ラウリルアルデヒド
　　（laurylaldehyde）　58
ラナトシド C（lanatoside C）
　　53
リキリチゲニン（liquiritigenin）
　　18
リグスチリド（ligustilide）
　　86, 87
リグナン類　139
リコゲニン（licogenin）　50
理石　64
リゼルグ酸ジエチルアミド
　　（lysergic acid diethylamide）
　　100
六君子湯　101
立効散　42
リドカイン（lidocaine）　35
リトスペルミン酸
　　（lithospermic acid）　53
リナロール（linalool）　59
リノール酸（linoleic acid）
　　32, 37, 76, 79
リノレン酸（linolenic acid）
　　76, 79
リパーゼ（lipase）　79
リモニン（limonin）　11, 36, 89

リモネン（limonene）　42, 63
d-リモネン（d-limonene）
　　4, 26, 89
l-リモネン（l-limonene）　4
dl-リモネン（dl-limonene）
　　48
リュウガンニク（竜眼肉）　150
リュウコツ（竜骨）　65
リュウタン（竜胆）　70
竜胆瀉肝湯　71
苓甘姜味辛夏湯　42
リョウキョウ（良姜）　150
苓姜朮甘湯　105
苓桂甘棗湯　77
苓桂朮甘湯　28
リンゴ酸（malic acid）　38
リンコフィリン
　　（rhyncophylline）　83
リン酸カルシウム
　　（calcium phosphate）　65, 67
輪生薬　143
リンドウ科の生薬
　　ゲンチアナ　70
　　センブリ　69
　　リュウタン　70

る～ろ

ルチン（rutin）　121
ルテオリン（luteolin）　73
ルテオリン-7-O-β-グルコシ
　　ド（luteolin-7-O-β-
　　glucoside）　26, 52
ルテカルピン（rutaecarpine）
　　36
レイン（rhein）　68, 74

レキセイ（瀝青）　38, 150
レシチン（lecithin）　79
レシナミン（rescinnamine）
　　120
レジブホゲニン（resibufogenin）
　　66
レセルピン（reserpine）　120
レチクリン（reticuline）　63
裂果　116
レトシニン（rhetsinine）　36
レーマイオノシド
　　（rehmaionoside）　50
レーマニオシド
　　（rehmannioside）　50
レンギョウ（連翹）　120
レンギョオール　121
レンニク（蓮肉）　150
蘆薈（ロカイ）　2
ロガニン（loganin）
　　33, 47, 113
六君子湯 → りっくんしとう
六病位　128
6分岐 β1→3 グルカン　85
六味丸　51
ロジン（コロホニウム）　150
ロスマリン酸
　　（rosmarinic acid）　53, 73
ロゼット　2
ロートコン　122
ローヤルゼリー　150

わ

ワシントン条約　68
和ビャクジュツ　102
ワルファリン　76

欧 文 索 引

A

acetylshikonin（アセチルシコニン） 53
acetylsoyasaponin（アセチルソヤサポニン） 76
Achyranthes bidentata 35
Achyranthes fauriei 35
Achyranthes Root（ゴシツ） 35
achyranthoside（アキラントシド） 35
Aconite Root（ブシ） 106
aconitine（アコニチン） 106
Aconitum carmichaeli 106
Aconitum japonicum 106
acteoside（アクテオシド） 50, 56
adenine（アデニン） 16
afzerin（アフゼリン） 48
agarose（アガロース） 115
ajimaline（アジマリン） 120
Akebia quinata 115
Akebia Stem（モクツウ） 115
Akebia trifoliata 115
akeboside St（アケボシド St） 116
albiflorin（アルビフロリン） 55
Alisma orientale 80
Alisma Tuber（タクシャ） 80
Alismataceae（オモダカ科） 80
alismol（アリスモール） 80
alisol（アリソール） 80
alisol monoacetate（アリソールモノアセタート） 80
α-allokainic acid（α-アロカイニン酸） 115
alminium oxide（酸化アルミニウム） 64
Aloe（アロエ） 2
Aloe arborescens 3
aloe-emodin（アロエエモジン） 2, 68, 74
Aloe ferox 2
aloinoside（アロイノシド） 2
Alpinia oxyphylla 117
Amaranthaceae（ヒユ科） 35
amarogentin（アマロゲンチン） 69
γ-aminobutyric acid（γ-アミノ酪酸） 9

amlexanox（アンレキサノクス） 11
Amomum Seed（シュクシャ） 59
Amomum xanthioides 59
amygdalin（アミグダリン） 23, 88
anagyrine（アナギリン） 24
anemaran（アネマラン） 81
Anemarrhena asphodeloides 81
Anemarrhena Rhizome（チモ） 81
anethole（アネトール） 4
Angelica acutiloba 86
Angelica dahurica 101
Angelica dahurica Root（ビャクシ） 101
Angelica pubescens 92
Angelica Root（トウドクカツ） 92
angelol（アンゲロール） 92
anthrone（アントロン） 29
apigenin（アピゲニン） 73
apigenin-7-O-β-glucoside
　　（アピゲニン-7-O-β-グルコシド） 26
apoatropine（アポアトロピン） 122, 123
Apocynaceae（キョウチクトウ科） 119, 126
Apricot Kernel（キョウニン） 23
arabino-3,6-galactan（アラビノ-3,6-ガラク
　　　　タン） 9, 86
arabinogalacturonane（アラビノガラクツロナ
　　　　ン） 101
Araceae（サトイモ科） 100
Aralia cordata 91
Aralia Rhizome（ドクカツ） 91
Araliaceae（ウコギ科） 91, 94, 97
arbutin（アルブチン） 7
arctigenin（アルクチゲニン） 121
arctiin（アルクチイン） 121
Arctostaphylos uva-ursi 7
3-arginylsuberate（3-アルギニルスベラート）
　　　　66
Aristolochia fangchi 109
Aristolochia manshuriensis 116
Aristolochia westlandi 109
Aristolochiaceae（ウマノスズクサ科） 41, 109
artabsin（アルタブシン） 15
Artemisia capillaris 3
Artemisia Capillaris Flower（インチンコウ） 3

欧 文 索 引　　165

Artemisia cina　54
Artemisia Leaf（ガイヨウ）　15
Artemisia maritima　54
Artemisia monogyna　54
Artemisia montana　15
Artemisia princeps　15
artemisin（アルテミシン）　54
l-asarinin（*l*-アサリニン）　42
asarone（アサロン）　63
Asiasarum dimidiatum　42
Asiasarum heterotropoides　41
Asiasarum Root（サイシン）　41
Asiasarum sieboldii　41
astilbin（アスチルビン）　45
astragaloside I（アストラガロシドI）　9
Astragalus membranaceus　8
Astragalus mongholicus　8
Astragalus Root（オウギ）　8
atisine（アチシン）　106
atractan（アトラクタン）　103
Atractylodes Lancea Rhizome（ソウジュツ）　103
Atractylodes Rhizome（ビャクジュツ）　102
atractylodin（アトラクチロジン）　104
Atractyloides chinensis　103
Atractyloides japonica　102
Atractyloides lancea　103
Atractyloides macrocephala　102
Atractyloides ovata　102
atractylon（アトラクチロン）　103
Atropa belladonna　123
atropine（アトロピン）　118, 122, 123
aucubin（アウクビン）　56, 94
aurantioobtusin（アウランチオオブツシン）
　　　　　　　　　　　　　　　29

B, C

baicalein（バイカレイン）　10
baicalin（バイカリン）　10
barbaloin（バルバロイン）　2
Bear Bile（ユウタン）　68
Bearberry Leaf（ウワウルシ）　7
Belladonna Root（ベラドンナコン）　123
bellidifolin（ベリジホリン）　69〜71
Berberidaceae（メギ科）　112
berberine（ベルベリン）　11, 12
bergaptene（ベルガプテン）　22, 109, 110
bergaptol（ベルガプトール）　22
bergaptol-*O*-β-glucopyranoside（ベルガプ
　　トール-*O*-β-グルコピラノシド）　22

betulin（ベツリン）　20
betulinic acid（ベツリン酸）　72
bile acid（胆汁酸）　67, 68
bilirubin（ビリルビン）　67
bisaminol（ビスアミノール）　62
Bitter Cardamon（ヤクチ）　117
Bitter Orange Peal（トウヒ）　89
Boraginaceae（ムラサキ科）　53
d-borneol（*d*-ボルネオール）　59
Bos taurus　66
Bovidae（ウシ科）　66
Brown Rice（コウベイ）　31
brucine（ブルシン）　113
bufadienolide（ブファジエノリド）　66
bufalin（ブファリン）　66
Bufo bufo gargarizans　65
Bufo bufo melanostictus　66
Bufonidae（ヒキガエル科）　65
bufosteroid（ブホステロイド）　66
bufotalin（ブホタリン）　66
bufotenidine（ブホテニジン）　66
bupleurum（ブプレウラン）　40
Bupleurum falcatum　40
Bupleurum Root（サイコ）　40
butylidenephthalide（ブチリデンフタリド）　86
byakangelicin（ビャクアンゲリシン）　102
byakangelicol（ビャクアンゲリコール）　102

caffeine（カフェイン）　43
calcium carbonate（炭酸カルシウム）　65, 67
calcium phosphate（リン酸カルシウム）　65, 67
calcium sulfate（硫酸カルシウム）　64
Camellia sinensis　43
Campanulaceae（キキョウ科）　20
campesterol（カンペステロール）　11, 88
camphene（カンフェン）　4, 32, 61
camphor（カンフル）　32
d-camphor（*d*-カンフル）　59, 61
l-camphor（*l*-カンフル）　54
dl-camphor（*dl*-カンフル）　62
Camphor Tree（ショウボク）　61
Camptotheac（キジュ）　124
Camptotheca acuminata　124
camptothecin（カンプトテシン）　124
cannabichromene（カンナビクロメン）　78
cannabichromenic acid（カンナビクロメン酸）　78
cannabidiol（カンナビジオール）　78
cannabidiolic acid（カンナビジオール酸）　78
cannabinol（カンナビノール）　78
Cannabis sativa　78, 79
Cannabis（タイマ）　78
capillarisin（カピラリシン）　3

capillartemisin（カピラルテミシン） 3
carthamin（カーサミン） 31
Carthamus tinctorius 31
l-carvone（*l*-カルボン） 99
β-caryophyllene（*β*-カリオフィレン） 82
Cassia acutifolia 68
Cassia angustifolia 68
Cassia obtusifolia 68
Cassia Seed（ケツメイシ） 28
Cassia tora 28
Cassia torasa 29
catalpol（カタルポール） 50
Catharanthus roseus 126
cephaeline（セファエリン） 93
Cephaelis acuminata 93
Cephaelis ipecacuanha 93
chamigrene（チャミグレン） 38
chavicol（チャビコール） 82
chikusetsusaponin（チクセツサポニン） 97
cholic acid（コール酸） 67, 68
choline（コリン） 16, 79
chondodendrine（コンドデンドリン） 25
Chondodendron tomentosum 25
Chondria armata 115
chrysophanol（クリソファノール） 68, 74
Cimicifuga dahurica 62
Cimicifuga foetida 62
Cimicifuga heracleifolia 62
Cimicifuga Rhizome（ショウマ） 62
Cimicifuga simplex 62
cimicifugenin（シミシフゲニン） 62
cimicifugoside（シミシフゴシド） 62
cimifugin（シミフギン） 62, 109
cimigenol（シミゲノール） 62
cimigenol-3-*O*-arabinoside（シミゲノール-
　　　　　　　3-*O*-アラビノシド） 62
Cinchona Bark（キナ） 21
cinchona red（シンコナレッド） 21
Cinchona succirubra 21
cinchonidine（シンコニジン） 21
cinchonine（シンコニン） 21
cineole（シネオール） 15, 32, 42, 54
1,4-cineole（1,4-シネオール） 6
1,8-cineole（1,8-シネオール） 118
cinnamic acid（ケイ皮酸） 27
cinnamic aldehyde（シンナムアルデヒド） 27
Cinnamomum burmannii 28
Cinnamomum camphora 61
Cinnamomum cassia 27
Cinnamomum obtusifolium 28
Cinnamomum okinawense 28
Cinnamomum sieboldii 28

Cinnamomum zeylanicum 28
Cinnamon Bark（ケイヒ） 27
cinnamoylcocaine（シンナモイルコカイン） 35
cinnamtannin（シンナムタンニン） 27
cinnzeylamine（シンゼイラミン） 27
cinnzeylanol（シンゼイラノール） 27
cinobufagin（シノブファギン） 66
cinobufotalin（シノブホタリン） 66
citral（シトラール） 38, 63, 74
citric acid（クエン酸） 38, 79
citronellal（シトロネラール） 48
citrostadienol（シトロスタジエノール） 88
Citrus aurantium 89, 90
Citrus natsudaidai 90
Citrus reticulata 90
Citrus unshiu 90
Citrus Unshiu Peel（チンピ） 90
Claviceps purpurea 99
Clavicipitaceae（バッカクキン科） 99
cnidilide（クニジリド） 87
cnidilin（クニジリン） 22
Cnidium officinale 87
Cnidium Rhizome（センキュウ） 87
Coca Leaf（コカヨウ） 34
cocaine（コカイン） 35
coclaurine（コクラウリン） 63
codeine（コデイン） 1
Coffea arabica 44
Coix lacryma-jobi 119
Coix Seed（ヨクイニン） 119
coixan（コイキサン） 119
coixenolide（コイキセノリド） 119
colchicine（コルヒチン） 39
colchicoside（コルヒコシド） 39
Colchicum autumnale 39
Colchicum Seed（コルヒクム） 39
Compositae（キク科） 3, 15, 54, 102, 103, 116
Coptis chinensis 12
Coptis deltoidea 12
Coptis japonica 12
Coptis Rhizome（オウレン） 12
Coptis teeta 12
coptisine（コプチシン） 12
Cornaceae（ミズキ科） 47
Cornus Fruit（サンシュユ） 47
Cornus officinalis 47
cornus-tanin（コルヌスタンニン） 47
d-corydaline（*d*-コリダリン） 8
Corydalis Tuber（エンゴサク） 7
Corydalis turtschaninovii 7
corynantheine（コリナンテイン） 83
costunolide（コスツノリド） 117

欧 文 索 引　167

3-O-cis-p-coumaroyl alphitolic acid（3-O-cis-p-クマロイルアルフィテン酸）77
crocetin（クロセチン）44
crocetin digentiobiose ester（クロセチンジゲンチオビオースエステル）46
crocin（クロシン）44, 46
Crocus sativus　44
Croton sublyratus　126
Croton tiglium　127
Cucurbitaceae（ウリ科）17
Curare（クラーレ）25
C-curarine（*C*-クラリン）25
Curcuma aromatica　6
Curcuma kwangsiensis　6
Curcuma longa　5
Curcuma phaeocaulis　6
Curcuma Rhizome（ガジュツ）6
Curcuma wenyujin　6
Curcuma zedoaria　6
curcumenol（クルクメノール）6
curcumenone（クルクメノン）6
curcumin（クルクミン）5
curdione（クルジオン）6
l-curine（*l*-クリン）25
cyclic AMP（サイクリック AMP）77
cyclomorusin（シクロモルシン）72
Cyperaceae（カヤツリグサ科）32
cyperol（シペロール）32
α-cyperone（α-シペロン）32
Cyperus Rhizome（コウブシ）32
Cyperus rotundus　32

D

daidzein（ダイゼイン）16, 76
daidzin（ダイジン）16, 76
Datura stramonium　123
Datura tatula　123
decanoylacetaldehyde（デカノイルアセトアルデヒド）58
7-dehydroavenasterol（7-デヒドロアベナステロール）88
dehydrocostus lactone（デヒドロコスツスラクトン）117
dehydroevodiamine（デヒドロエボジアミン）36
deltoin（デルトイン）109
demecolcine（デメコルシン）39
deoxycapillartemisin（デオキシカピラルテミシン）3

deoxycholic acid（デオキシコール酸）67
1-deoxynojirimycin（1-デオキシノジリマイシン）72
deserpidine（デセルピジン）120
desgalloyleugeniin（デスガロイルオイゲニイン）82
deslanoside（デスラノシド）53
dextrin（デキストリン）31, 79
diacetylatractylodiol（ジアセチルアトラクチロジオール）103
Digenea（マクリ）114
Digenea simplex　114
Digitalis（ジギタリス）51
Digitalis lanata　52
Digitalis purpurea　51
digitoxin（ジギトキシン）52
digoxine（ジゴキシン）53
dihydrocorynantheine（ジヒドロコリナンテイン）83
3,4-dihydroxybenzaldehyde diglucoside（3,4-ジヒドロキシベンズアルデヒドジグルコシド）101
β,β-dimethylacrylshikonin（β,β-ジメチルアクリルシコニン）53
Dioscorea alata　50
Dioscorea batatas　49
Dioscorea doryophora　50
Dioscorea japonica　49
Dioscorea macrostachya　50
Dioscorea Rhizome（サンヤク）49
Dioscorea tokoro　50
Dioscoreaceae（ヤマノイモ科）49
diosgenin（ジオスゲニン）49
diosgenin glycoside（ジオスゲニングリコシド）45
dipentene（ジペンテン）4
disinomenine（ジシノメニン）108
docetaxel（ドセタキセル）125

E

eburicoic acid（エブリコ酸）105
ecdysterone（エクジステロン）35
edestin（エデスチン）79
β-elemene（β-エレメン）95
elemol（エレモール）104
elsholtziaketone（エルスホルチアケトン）74
emetine（エメチン）93
emodin（エモジン）29, 74

168　欧 文 索 引

emulsin（エムルシン）　23, 79, 88
Ephedra equisetina　113
Ephedra Herb（マオウ）　113
Ephedra intermedia　113
Ephedra sinica　113
Ephedraceae（マオウ科）　113
ephedrine（エフェドリン）　101, 114
l-epicatechin（*l*-エピカテキン）　27, 43
l-epicatechin gallate（*l*-エピカテキンガラート）　43
l-epigallocatechin（*l*-エピガロカテキン）　43
l-epigallocatechin gallate（*l*-エピガロカテキンガラート）　43
ergochrome（エルゴクロム）　99
ergometrine（エルゴメトリン）　99
ergosine（エルゴシン）　99
ergosinine（エルゴシニン）　99
ergosterol（エルゴステロール）　85, 105
Ergot（バッカク）　99
ergotamine（エルゴタミン）　99
ergotaminine（エルゴタミニン）　99
Ericaceae（ツツジ科）　7
Erythroxylaceae（コカノキ科）　34
Erythroxylon coca　34
Erythroxylon novogranatense　34
esculetin dimethyl ether（エスクレチンジメチルエーテル）　3
estradiol-17β（エストラジオール-17β）　23
estragole（エストラゴール）　4
estrone（エストロン）　23
etoposide（エトポシド）　112
eucarvone（オイカルボン）　42
Eucommia Bark（トチュウ）　93
Eucommia ulmoides　93
Eucommiaceae（トチュウ科）　93
α-eudesmol（α-オイデスモール）　33
β-eudesmol（β-オイデスモール）　33, 104
Eugenia caryophyllata　82
eugeniin（オイゲニイン）　82
eugenol（オイゲノール）　82
eugenol acetate（オイゲノールアセタート）　82
Euodia bodinieri　36
Euodia Fruit（ゴシュユ）　36
Euodia officinalis　36
Euodia rutaecarpa　36
Euphorbiaceae（トウダイグサ科）　126
Evodia bodinieri　36
Evodia officinalis　36
Evodia rutaecarpa　36
evodiamine（エボジアミン）　36

F, G

fenchone（フェンコン）　4
Fennel（ウイキョウ）　4
ferulic acid（フェルラ酸）　12
C-fluorocurine（*C*-フルオロクリン）　25
Foeniculum vulgare　4
formononetin（ホルモノネチン）　9, 16
Forsythia Fruit（レンギョウ）　120
Forsythia suspensa　120
Forsythia viridissima　120
forsythiaside（ホルシチアシド）　121
fraxidin（フラキシジン）　109
fructose（フルクトース）　77

galanolactone（ガラノラクトン）　60
Gardenia Fruit（サンシシ）　46
Gardenia jasminoides　46
gardenoside（ガルデノシド）　46
geissoschizine methyl ether（ガイゾシジンメチルエーテル）　83
genipin（ゲニピン）　46
genipingentiobioside（ゲニピンゲンチオビオシド）　46
geniposide（ゲニポシド）　46, 94
geniposidicacid（ゲニポシジン酸）　56
genistein（ゲニステイン）　16, 76
genistin（ゲニスチン）　76
Gentian（ゲンチアナ）　70
Gentiana lutea　70
Gentiana manshurica　70
Gentiana scabra　70
Gentiana triflora　70
Gentianaceae（リンドウ科）　69, 70
gentiopicroside（ゲンチオピクロシド）　70, 71
gentisin（ゲンチジン）　70, 71
Geraniaceae（フウロソウ科）　29
geraniin（ゲラニイン）　30
geraniol（ゲラニオール）　48
Geranium Herb（ゲンノショウコ）　29
Geranium thunbergii　29
Ginger（ショウキョウ）　60
gingerol（ギンゲロール）　60
Ginseng（ニンジン）　94
ginsenoside（ギンセノシド）　95, 96
gitaloxin（ギタロキシン）　52
F-gitonin（F-ギトニン）　52
gitoxin（ギトキシン）　52
Glehnia littoralis　110
Glehnia Root and Rhizome　110

欧 文 索 引　　169

glucose（グルコース）　31, 77
*sec-O-*glucosylhamaudol（*sec-O-*グルコシル
　　ハマウドール）　109
4′-*O-*glucosyl-5-*O-*methylvisaminol（4′-
　*O-*グルコシル-5-*O-*メチルビサミノール）
　　109
Glycine max　75
Glycyrrhiza glabra　18
Glycyrrhiza uralensis　18
Glycyrrhiza（カンゾウ）　18
glycyrrhizin（グリチルリチン）　19
gomisin（ゴミシン）　38
Gramineae（イネ科）　119
guttapercha（グッタペルカ）　94
Gypsum（セッコウ）　64

H, I

hamaudol（ハマウドール）　109
hederagenin（ヘデラゲニン）　116
Hedysarum polybotrys　9
Hemp Fruit（マシニン）　79
heroin（ヘロイン）　2
hesperidin（ヘスペリジン）　26, 48, 89
Heterotropa nipponica　43
higenamine（ヒゲナミン）　36, 42
hinesol（ヒネソール）　104
hirsuteine（ヒルステイン）　83
hirsutine（ヒルスチン）　83
homogentisic acid（ホモゲンチジン酸）　101
homoplantaginin（ホモプランタギニン）　57
honokiol（ホオノキオール）　33
Houttuynia cordata　58
Houttuynia Herb（ジュウヤク）　58
humulene（フムレン）　82
hydroxy *α-*sanshool（ヒドロキシ *α-*サンショ
　　オール）　48
10-hydroxycamptothecin（10-ヒドロキシカン
　　プトテシン）　124
3-hydroxy-9,10-dimethoxypterocarpan
　（3-ヒドロキシ-9,10-ジメトキシプテロカル
　　パン）　9
*p-*hydroxyphenethyl anisate（*p-*ヒドロキシ
　　フェネチルアニサート）　22
2-hydroxyteracosanoic acid（2-ヒドロキシテ
　　ラコサン酸）　85
*l-*hyoscyamine（*l-*ヒヨスチアミン）　122, 123
hypaconitine（ヒパコニチン）　106
hyperoside（ヒペロシド）　7

ignavine（イグナビン）　106
Ilicium verum　5
Immature Orange（キジツ）　90
imperatorin（インペラトリン）　102, 110
Indian Snake Root（ラウオルフィア）　120
inokosterone（イノコステロン）　35
inositol（イノシトール）　79, 126
inulin（イヌリン）　20, 104
Ipecac（トコン）　93
ipecoside（イペコシド）　93
Ipomoea batatas　30
Iridaceae（アヤメ科）　44
irinotecan（イリノテカン）　124
iron oxide（酸化鉄）　64
isobarbaloin（イソバルバロイン）　2
*N-*isobutyl-2,4,8,10,12-tetradecapentaenamide
　（*N-*イソブチル-2,4,8,10,12-テトラデカペン
　　タエンアミド）　48
isobutylshikonin（イソブチルシコニン）　53
isofraxidin（イソフラキシジン）　109
isoimperatorin（イソインペラトリン）　22
isoliquiritigenin（イソリキリチゲニン）　18
isoliquiritin（イソリキリチン）　18
isoquercitrin（イソクエルシトリン）　58
isorhyncophylline（イソリンコフィリン）
　　83
isosinomenine（イソシノメニン）　108
isoterchebin（イソテルケビン）　47

J, K

Jaborandi Leaf（ヤボランジョウ）　118
Japanese Angelica Root（トウキ）　86
Japanese Gentian（リュウタン）　70
Japanese Peel Zanthoxylum（サンショウ）
　　48
jateorrhizine（ジャテオリジン）　11, 12
jesaconitine（ジェサコニチン）　106
Jujube（タイソウ）　76
Jujube Seed（サンソウニン）　77
jujuboSaponin（ジュジュボサポニン）　78
kaempferol（ケンフェロール）　30, 69
*α-*kainic acid（*α-*カイニン酸）　115
karasurin（カラスリン）　17
khellol（ケロール）　62
kobusine（コブシン）　106
Koi（コウイ）　30
kudzusapogenol（クズサポゲノール）　17
kuraridinol（クラリジノール）　24

kurarinol（クラリノール） 24
kurarinone（クラリノン） 24
kuwanon（クワノン） 72

L

Labiatae（シソ科） 10, 26, 72, 98
lanatoside C（ラナトシド C） 53
Lardizabalaceae（アケビ科） 115
Lauraceae（クスノキ科） 27, 61
laurylaldehyde（ラウリルアルデヒド） 58
lecithin（レシチン） 79
Leguminosae（マメ科） 8, 16, 18, 24, 28, 68, 75
licogenin（リコゲニン） 50
lidocaine（リドカイン） 35
Ligusticum chuanxiong 87
ligustilide（リグスチリド） 86, 87
Liliaceae（ユリ科） 2, 39, 45, 81, 97
limonene（リモネン） 42, 63
d-limonene（*d*-リモネン） 4, 26, 89
l-limonene（*l*-リモネン） 4
dl-limonene（*dl*-リモネン） 48
limonin（リモニン） 11, 36, 89
linalool（リナロール） 59
linoleic acid（リノール酸） 32, 37, 76, 79
linolenic acid（リノレン酸） 76, 79
lipase（リパーゼ） 79
liquiritigenin（リキリチゲニン） 18
lithospermic acid（リトスペルミン酸） 53
Lithospermum erythrorhizon 53
Lithospermum euchroma 53
Lithospermum Root（シコン） 53
Loganiaceae（マチン科） 25, 112
loganin（ロガニン） 33, 47, 113
Longgu（リュウコツ） 65
luteolin（ルテオリン） 73
luteolin-7-*O*-*β*-glucoside（ルテオリン-7-
　　　　　　　O-*β*-グルコシド） 26, 52
lysergic acid diethylamide（リゼルグ酸ジエチ
　　　　　　　ルアミド） 100

M

Macrotomia euchroma 53
Madagascar Periwinkle（ニチニチソウ） 126
magnesium oxide（酸化マグネシウム） 64
magnocurarine（マグノクラリン） 33
magnoflorine（マグノフロリン） 12, 33, 108
Magnolia Bark（コウボク） 33

Magnolia biondii 63
Magnolia denudata 63
Magnolia Flower（シンイ） 63
Magnolia heptapeta 63
Magnolia kobus 63
Magnolia obovata 33
Magnolia officinalis 33
Magnolia salicifolia 63
Magnolia sprengeri 63
Magnoliaceae（モクレン科） 33, 63
magnolol（マグノロール） 33
magnosalin（マグノサリン） 63
magnoshinine（マグノシニン） 63
malic acid（リンゴ酸） 38
maltose（マルトース） 31
maltotriose（マルトトリオース） 31
mangifelin（マンギフェリン） 82
Manihot esculenta 30
mannan（マンナン） 49
mannitol（マンニトール） 17, 50
marihuana（マリファナ） 79
Marihuana（タイマ） 78
matairesinol（マタイレシノール） 121
matrine（マトリン） 24
May Apple Root（ポドフィルムコン） 111
Menispermaceae（ツヅラフジ科） 25, 108
Mentha arvensis 98
Mentha Herb（ハッカ） 98
Mentha piperita 99
Mentha spicata 99
l-menthol（*l*-メントール） 99
d-menthone（*d*-メントン） 26
l-menthone（*l*-メントン） 99
dl-menthone（*dl*-メントン） 26
mesaconitine（メサコニチン） 106
methylarbutin（メチルアルブチン） 7
24-methylenecycloartanol（24-メチレンシク
　　　　　　　ロアルタノール） 88
l-methylephedrine（*l*-メチルエフェドリン）
　　　　　　　113
methyleugenol（メチルオイゲノール） 42, 63
methylisochondodendrin（メチルイソコンドデ
　　　　　　　ンドリン） 25
methylophiopogonone（メチルオフィオポゴノ
　　　　　　　ン） 98
Moraceae（クワ科） 71, 78, 79
moran A（モラン A） 72
moranoline（モラノリン） 72
morphine（モルヒネ） 1, 108
morroniside（モロニシド） 47
Morus alba 71
morusin（モルシン） 72

欧 文 索 引　171

morusinol（モルシノール）　72
Moutan Bark（ボタンピ）　111
Mulberry Bark（ソウハクヒ）　71
Myrtaceae（フトモモ科）　82

N, O

naringin（ナリンギン）　89
neohesperidin（ネオヘスペリジン）　89
nodakenetin（ノダケネチン）　22
nodakenin（ノダケニン）　22
nootkatone（ノートカトン）　118
noscapine（ノスカピン）　1
notopterol（ノトプテロール）　22
Notopterygium（キョウカツ）　22
Notopterygium forbesii　22
Notopterygium incisum　22
notoptol（ノトプトール）　22
Nux Vomica（ホミカ）　112
Nyssaceae（ヌマミズキ科）　124

obakunone（オウバクノン）　11
obtusifolin（オブツシホリン）　29
Oleaceae（モクセイ科）　121
oleanolic acid（オレアノール酸）　47, 116, 121
oleic acid（オレイン酸）　37, 76, 79
25-*O*-methylcimigenol（25-*O*-メチルシミゲ
　　　　　　　　　　　　　ノール）　62
25-*O*-methylcimigenol-3-*O*-xyloside
　（25-*O*-メチルシミゲノール-3-*O*-キシロシ
　　　　　　　　　　　　　ド）　62
O-methylpsychotrine（*O*-メチルサイコトリ
　　　　　　　　　　　　　ン）　93
onjisaponin（オンジサポニン）　13, 15
Ophiopogon japonicus　97
Ophiopogon Root（バクモンドウ）　97
ophiopogonanone（オフィオポゴナノン）　98
ophiopogonin（オフィオポゴニン）　98
ophiopogonone（オフィオポゴノン）　98
Opium（アヘン）　1
Oriental Bezoar（ゴオウ）　66
Oryza sativa　30, 31
osthenol（オステノール）　110
osthole（オストール）　92
Ostrea gigas　67
Ostreidae（イタボガキ科）　67
11-oxo-cucurbit-5-ene-3,24,25-triol
　（11-オキソ-ククルビタ-5-エン-3,24,25-
　　　　　　　　　　　　　トリオール）　17
oxydihydromorusin（オキシジヒドロモルシン）
　　　　　　　　　　　　　72

oxymatrine（オキシマトリン）　24
oxypeucedanin（オキシボイセダニン）　102
Oyster Shell（ボレイ）　67

P

pachyman（パヒマン）　105
pachymic acid（パキマ酸）　105
paclitaxel（パクリタキセル）　125
Paeonia lactiflora　54
Paeonia moutan　111
Paeonia suffruticosa　111
Paeoniaceae（ボタン科）　54, 111
paeoniflorigenone（ペオニフロリゲノン）　55
paeoniflorin（ペオニフロリン）　55, 111
paeonol（ペオノール）　111
paeonolide（ペオノリド）　111
paeonoside（ペオノシド）　111
palmatine（パルマチン）　11, 12
palmitic acid（パルミチン酸）　76, 119
Panax ginseng　94, 96
Panax japonicus　96
Panax Japonicus Rhizome（チクセツニンジン）
　　　　　　　　　　　　　96
Panax schinseng　96
panaxynol（パナキシノール）　95, 110
panaxytriol（パナキシトリオール）　96
Papaver setigerum　2
Papaver somniferum　1
Papaveraceae（ケシ科）　1, 7
papaverine（パパベリン）　1
Paullinia cupana　44
Peach Kernel（トウニン）　88
Pedaliaceae（ゴマ科）　37
pellitorine（ペリトリン）　42
1,2,3,4,6-penta-*O*-galloyl-D-glucose
　（1,2,3,4,6-ペンタ-*O*-ガロイル-D-グル
　　　　　　　　　　　　　コース）　55
pentosan（ペントサン）　79
Peony Root（シャクヤク）　54
Perilla frutescens　72
Perilla Herb（ソヨウ）　72
perillaketone（ペリラケトン）　74
l-perillaldehyde（*l*-ペリルアルデヒド）　73
β-phellandrene（β-フェランドレン）　48
phellodendrine（フェロデンドリン）　11
Phellodendron amurense　11
Phellodendron Bark（オウバク）　11
Phellodendron chinense　11
phellopterin（フェロプテリン）　102
phillyrin（フィリリン）　121

172　欧 文 索 引

picrocrocin（ピクロクロシン）　44
pilocarpidine（ピロカルピジン）　118
pilocarpine（ピロカルピン）　118
Pilocarpus jaborandi　118
Pilocarpus pennatifolius　118
Pinellia ternata　100
Pinellia Tuber（ハンゲ）　100
pinene（ピネン）　61
l-α-pinene（*l*-α-ピネン）　32, 54
α-pinene（α-ピネン）　4, 6
β-pinene（β-ピネン）　42, 118
pinoresinol（ピノレシノール）　94, 121
pinoresinol diglucoside（ピノレシノールジグルコシド）　94
pinoresinol glucoside（ピノレシノールグルコシド）　121
Plantaginaceae（オオバコ科）　56, 57
plantaginin（プランタギニン）　57
Plantago asiatica　56, 57
Plantago depressa　57, 58
Plantago Herb（シャゼンソウ）　57
Plantago hostifolia　58
Plantago major　57
Plantago Seed（シャゼンシ）　56
plantago-mucilage A（プランタゴ-ムチラゲA）　56
plantamajoside（プランタマヨシド）　57
platycodin（プラチコジン）　20
Platycodon grandiflorus　20
Platycodon Root（キキョウ）　20
Plau-noi（プラウノイ）　126
podophyllotoxin（ポドフィロトキシン）　112
podophyllotoxin glucoside（ポドフィロトキシングルコシド）　112
Podophyllum peltatum　111
Podophyllum Rhizome（ポドフィルムコン）　111
Polygala Root（オンジ）　13
Polygala senega　14
Polygala tenuifolia　13
Polygalaceae（ヒメハギ科）　13, 14
polygalacin（ポリガラシン）　20
Polygonaceae（タデ科）　74
Polyporaceae（サルノコシカケ科）　85, 104
Polyporus Sclerotium（チョレイ）　85
Polyporus umbellatus　85
poncirin（ポンシリン）　89
Porea Sclerotium（ブクリョウ）　104
Poria cocos　104
procaine（プロカイン）　35
Processed Ginger（カンキョウ）　60
protopanaxatriol（プロトパナキサトリオール）　96

protopine（プロトピン）　8
prunasin（プルナシン）　88
Prunus armeniaca　23
Prunus persica　88
Prunus sibirica　23
d-pseudoephedrine（*d*-プソイドエフェドリン）　113
pseudotimosaponin（プソイドチモサポニン）　81
psoralen（ソラレン）　109, 110
psychotrine（サイコトリン）　93
Pueraria lobata　16
Pueraria Root（カッコン）　16
puerarin（プエラリン）　16
pueroside（プエロシド）　17
l-pulegone（*l*-プレゴン）　26

Q, R

quercetin（クエルセチン）　7, 30
quercitrin（クエルシトリン）　48, 58
quinic acid（キナ酸）　21
quinidine（キニジン）　21
quinine（キニーネ）　21

Ranunculaceae（キンポウゲ科）　12, 62, 106
Rauwolfia serpentina　120
Red Ginseng（コウジン）　96
rehmaionoside（レーマイオノシド）　50
Rehmannia glutinosa　50
rehmannioside（レーマニオシド）　50
rescinnamine（レシナミン）　120
reserpine（レセルピン）　120
resibufogenin（レジブホゲニン）　66
reticuline（レチクリン）　63
Rhamnaceae（クロウメモドキ科）　76, 77
rhein（レイン）　68, 74
Rhemannia Root（ジオウ）　50
Rheum coreanum　74
Rheum officinale　74
Rheum palmatum　74
Rheum tanguticum　74
Rhodomelaceae（フジマツモ科）　114
Rhubarb（ダイオウ）　74
rhyncophylline（リンコフィリン）　83
Rosaceae（バラ科）　23, 88
rosmarinic acid（ロスマリン酸）　53, 73
Rubiaceae（アカネ科）　21, 46, 83, 93
Rutaceae（ミカン科）　11, 36, 48, 90, 118
rutaecarpine（ルテカルピン）　36
rutin（ルチン）　121

S

safflor yellow（サフロール黄） 32
safflower oil（サフラワー油） 32
Safflower（コウカ） 31
Saffron（サフラン） 44
safranal（サフラナール） 44
safrole（サフロール） 42, 63
saikosaponin（サイコサポニン） 40
salicylaldehyde（サリチルアルデヒド） 27
sanjoinine（サンジョイニン） 78
sanshool（サンショオール） 48
Santonica（シナカ） 54
l−*α*−santonin（*l*−*α*−サントニン） 54
saposhinikovan（サポシニコバン） 109
Saposhnikovia divaricata 109
Saposhnikovia Root and Rhizome（ボウフウ）
　　　　　　　　　　　　　　　　　　109
Saururaceae（ドクダミ科） 58
Saussurea lappa 116
Saussurea Root（モッコウ） 116
Schisandra chinensis 38
Schisandra Fruit（ゴミシ） 38
Schisandraceae（マツブサ科） 38
schizandrin（シザンドリン） 38
Schizonepeta multifida 27
Schizonepeta Spike（ケイガイ） 26
Schizonepeta tenuifolia 26
l−scopolamine（*l*−スコポラミン） 122, 123
scopoletin（スコポレチン） 16, 109, 122, 124
Scopolia carniolica 122
Scopolia japonica 122
Scopolia parviflora 122
Scopolia Rhizome（ロートコン） 122
scopolin（スコポリン） 122, 124
Scrophulariaceae（ゴマノハグサ科） 50～52
scutellarein−7−glucoside（スクテラレイン−
　　　　　　　　　　　　7−グルコシド） 57
Scutellaria baicalensis 10
Scutellaria Root（オウゴン） 10
Secale cereale 99
Senega（セネガ） 14
senegin（セネギン） 14, 15
senkyunolide（センキュウノリド） 87
Senna Leaf（センナ） 68
sennoside（センノシド） 68, 74
serpentine（セルペンチン） 120
Sesame（ゴマ） 37
Sesame Oil（ゴマ油） 37
sesamin（セサミン） 37, 42

sesamol（セサモール） 37
sesamolin（セサモリン） 37
Sesamum indicum 37
shanzhiside（シャンジシド） 46
shikonin（シコニン） 53
shisonin（シソニン） 73
shizonepetoside（シゾネペトシド） 26
shogaol（ショーガオール） 60
silicon dioxide（二酸化ケイ素） 64
sinacutine（シナクチン） 108
sinomenine（シノメニン） 108
Sinomenium acutum 108
Sinomenium Stem and Rhizome（ボウイ） 108
β−sitosterol（*β*−シトステロール） 11, 49, 57,
　　　　　　　　　　　　　　　　88, 98
β−sitosterolglucoside（*β*−シトステロールグル
　　　　　　　　　　　　コシド） 98
Smilax china 45
Smilax glabra 45
Smilax Rhizome（サンキライ） 45
smilax saponin（スミラクスサポニン） 45
Solanaceae（ナス科） 122
Solanum tuberosum 30
songorine（ソンゴリン） 106
Sophora flavescens 24
Sophora Root（クジン） 24
sophoranol（ソホラノール） 24
soyasapogenol（ソヤサポゲノール） 17
soyasaponin（ソヤサポニン） 76
Soybean（ダイズ） 75
Soybean Oil（ダイズ油） 75
spinosin（スピノシン） 78
stachyose（スタキオース） 50
starch（デンプン） 16, 17, 30, 32, 49, 80, 119
stearic acid（ステアリン酸） 76, 119
cis−8−stearic acid（*cis*−8−ステアリン酸） 119
Stephania tetrandra 109
stigmasterol（スチグマステロール） 98
strychnine（ストリキニーネ） 113
Strychnos nux-vomica 112
Strychnos toxifera 25
succinic acid（コハク酸） 126
sucrose（スクロース） 77
sugetriol triacetate（スゲトリオール酢酸エス
　　　　　　　　　　　　テル） 32
suspensaside（サスペンサシド） 121
sweroside（スウェロシド） 33, 47, 69, 70
Swertia Herb（センブリ） 69
Swertia japonica 69
swertiamarin（スウェルチアマリン） 69, 71
synephrin（シネフリン） 36
l−synephrin（*l*−シネフリン） 89

174　欧 文 索 引

syringin（シリンギン）　56
Syzygium aromaticum　82

T

tauroursodeoxycholic acid（タウロウルソデオ
　　　　　　　　キシコール酸）　68
Taxaceae（イチイ科）　125
Taxus baccata　125
Taxus brevifolia　125
Taxus cuspidata　125
Tea Leaves（サイチャ）　43
tellimagrandin（テリマグランジン）　47
tenuifolin（テヌイホリン）　13
terpinene（テルピネン）　54
l-α-terpineol（l-α-テルピネオール）　54
tetragalloylglucose（テトラガロイルグルコー
　　　　　　　　　　　　　　　　ス）　7
tetrahydrocannabinol（テトラヒドロカンナビ
　　　　　　　　　　　　　ノール）　78
tetrahydrocannabinolic acid（テトラヒドロカン
　　　　　　　　　　ナビノール酸）　78
l-tetrahydrocoptisine（l-テトラヒドロコプチ
　　　　　　　　　　　　　シン）　8
dl-tetrahydropalmatine（dl-テトラヒドロパル
　　　　　　　　　　　　マチン）　8
Theaceae（ツバキ科）　43
theanine（テアニン）　43
theasaponin（テアサポニン）　43
Theobroma cacao　44
theophylline（テオフィリン）　43
Thorn Apple Leaf（ダツラ）　123
α-thujone（α-ツジョン）　15
timosaponin（チモサポニン）　81
Toad Cake（センソ）　65
torachrysone（トラクリソン）　29
toralactone（トララクトン）　29
toxiferine（トキシフェリン）　25
trapain（トラパイン）　47
trichosan（トリコサン）　18
Trichosanthes bracteata　17
Trichosanthes kirilowii　17
Trichosanthes Root（カロコン）　17
trichosantic acid（トリコサント酸）　17
trichosantin（トリコサンチン）　17
trigalloylglucose（トリガロイルグルコース）　7
trigonelline（トリゴネリン）　79
tropacocaine（トロパコカイン）　35

d-tubocurarine（d-ツボクラリン）　25
tubocurarine chloride（ツボクラリン塩化物）　25
tuduranine（ツヅラニン）　108
Turmeric（ウコン）　5
turmerone（ツルメロン）　5

U, V

Umbelliferae（セリ科）
　　　　　　　4, 22, 40, 87, 92, 101, 109, 110
umbelliferon　16
Uncaria macrophylla　83
Uncaria rhynchophylla　83
Uncaria sinensis　83
Ursidae（クマ科）　68
ursolic acid（ウルソール酸）　47, 57
Ursus arctos　68

Vaccinium vitisideaea　7
vanillin（バニリン）　82
vinblastine（ビンブラスチン）　126
Vinca major　126
Vinca rosea　126
vincristine（ビンクリスチン）　126
vomicine（ホミシン）　113
vulgarin（ブルガリン）　15

W~Z

wogonin（オウゴニン）　10
wogonoside（オウゴノシド）　10
Wolfiporia cocos　104
Worm Seed（シナカ）　54

yakuchinone（ヤクチノン）　118
Yew（セイヨウイチイ）　125

Zanthoxylum piperitum　48
Zea mays　30
Zingiber mioga　61
Zingiber officinale　60
Zingiberaceae（ショウガ科）　5, 6, 59, 60, 117
α-zingiberene（α-ジンギベレン）　60
zizyphus arabinan（ジジフスアラビナン）　77
Ziziphus jujuba　76, 77
zizyphus saponin（ジジフスサポニン）　77

第1版 第1刷 2004 年 3 月 10 日 発 行
第2版 第1刷 2012 年 3 月 19 日 発 行
第3版 第1刷 2018 年 9 月 7 日 発 行

薬学生・薬剤師のための
知っておきたい生薬100 含 漢方処方
— 第 3 版 —

© 2 0 1 8

編　　集　公益社団法人 日 本 薬 学 会
発 行 者　小 澤 美 奈 子
発　　行　株式会社 東京化学同人
東京都文京区千石 3 丁目 36-7(☎112-0011)
電話 03-3946-5311・FAX 03-3946-5317
URL http://www.tkd-pbl.com/

印　　刷　中央印刷株式会社
製　　本　株式会社 松 岳 社

ISBN978-4-8079-0950-6
Printed in Japan
無断転載および複製物（コピー, 電子データ
など）の無断配布, 配信を禁じます.

薬学教育モデル・コアカリキュラム（2013年改訂版）準拠

日本薬学会編
スタンダード薬学シリーズⅡ
全8巻 23冊

───── 編集委員会 ─────

総監修　市川　厚

編集委員　赤池昭紀・伊藤　喬・入江徹美・太田　茂
　　　　　奥　直人・鈴木　匡・中村明弘

B5判　2色刷　各冊 200～500 ページ

1 薬学総論
Ⅰ. 薬剤師としての基本事項
4800 円
Ⅱ. 薬学と社会
4500 円

2 物理系薬学
Ⅰ. 物質の物理的性質　4900 円
Ⅱ. 化学物質の分析　4900 円
Ⅲ. 機器分析・構造決定 4200 円

3 化学系薬学
Ⅰ. 化学物質の性質と反応
5600 円
Ⅱ. 生体分子・医薬品の
化学による理解
4600 円
Ⅲ. 自然が生み出す薬物 4800 円

4 生物系薬学
Ⅰ. 生命現象の基礎　5200 円
Ⅱ. 人体の成り立ちと
生体機能の調節
4000 円
Ⅲ. 生体防御と微生物　4900 円

5 衛生薬学 ─健康と環境─ 6100 円

6 医療薬学
Ⅰ. 薬の作用と体の変化および
薬理・病態・薬物治療（1）
4100 円
Ⅱ. 薬理・病態・薬物治療（2）
3800 円
Ⅲ. 薬理・病態・薬物治療（3）
3400 円
Ⅳ. 薬理・病態・薬物治療（4）
5500 円
Ⅴ. 薬物治療に役立つ情報 4200 円
Ⅵ. 薬の生体内運命　3200 円
Ⅶ. 製剤化のサイエンス 3500 円

7 臨床薬学 *
Ⅰ. 臨床薬学の基礎および
処方箋に基づく調剤
4000 円
Ⅱ. 薬物療法の実践　2500 円
Ⅲ. チーム医療および
地域の保健・医療・福祉への参画
4000 円

8 薬学研究　2900 円

＊ 第7巻は，日本薬剤師会，日本病院薬剤師会，
日本医療薬学会との共編.

表示の価格は本体価格，定価は本体価格＋税